A.-M. Beer (Hrsg.)

Naturheilverfahren in Gynäkologie und Geburtshilfe

Therapie – Rehabilitation – Prävention

Unter Mitarbeit von H. Anemueller, J. Derbolowsky, H. Ebel, C. Fürst, C. Goecke, H. Jung, R. Kovarik, L. Quaas, K. Schüle, B. Uehleke

Deutscher Ärzte-Verlag Köln

Mit 22 Abbildungen und 60 Tabellen

ISBN 3-7691-0350-5

Die Deutsche Bibliothek - CIP-Einheitsaufnahme

Naturheilverfahren in Gynäkologie und Geburtshilfe:
Therapie – Rehabilitation – Prävention; [mit 60 Tabel-
len] / A.-M. Beer. Unter Mitarb. von H. Anemueller ...
– Köln : Dt. Ärzte-Verl., 1999
ISBN 3-7691-0350-5

Die Dosierangaben sind Empfehlungen. Sie müssen
dem einzelnen Patienten und seinem Zustand angepaßt werden. Die angegebenen Dosierungen wurden sorgfältig überprüft. Da wir jedoch für die Richtig-
keit dieser Angaben keine Gewähr übernehmen können, bitten wir Sie dringend, insbesondere bei seltener
verordneten Arzneimitteln, die Dosierungsempfeh-
lungen des Herstellers zu beachten.

Copyright © 1999 by
Deutscher Ärzte-Verlag GmbH
Dieselstraße 2, 50859 Köln

Satz: Deutscher Ärzte-Verlag GmbH, Köln
Druck: Warlich Druck und Verlagsgesellschaft mbH,
53340 Meckenheim
Bindung: Buchbinderei Kaspers, Krefeld

Autorenverzeichnis

Dr. med. Helmut Anemueller
Wissenschaftliches Archiv
für Ernährung und Diätetik
Landhaus Bergham
83233 Bernau am Chiemsee

Dr. med. André-Michael Beer
Klinik Blankenstein
Modellklinik für Naturheilkunde
Im Vogelsang 5–11
45527 Hattingen

Dr. Jakob Derbolowsky
Private Akademie für Psychopädie PD AG
Streiflacherstr. 5a
82110 Germering

Frau Helga Ebel
Holzgraben 10
52062 Aachen

Christel Fürst
Karl-Marx-Str. 90
14532 Berlin

Prof. Dr. med. Claus Goecke
Itertalklinik
Eisenhütte 23-25
52076 Aachen

Heribert Jung
Kliniken der Landeshauptstadt Düsseldorf
Krankenhaus Gerresheim
Gräulingerstr. 120
40625 Düsseldorf

MUDr. med. Robert Kovarik
Kapuzinergraben 18-22
52062 Aachen

Prof. Dr. med. Ludwig Quaas
Evangelisches Diakoniekrankenhaus
Wirthstr. 11
79110 Freiburg

Prof. Dr. med. Klaus Schüle
Sporthochschule Köln
Carl-Diem-Weg 6
50933 Köln

Dr. med. Dr. rer. nat. Bernhard Uehleke
Kneipp-Werke
Winterhäuserstr. 81
97084 Würzburg

Inhaltsverzeichnis

Geleitwort

Vor fast 70 Jahren schrieb Laqueur im Stöckelschen Handbuch für Gynäkologie: „Die indirekten, mittelbaren Einwirkungen physikalisch-therapeutischer Maßnahmen bestehen darin, daß im Organismus Störungen hervorgerufen werden, welche ihrerseits Regulierungs- und Ausgleichsvorgänge auslösen. Auf diesen beruht nun die eigentliche Heilwirkung physikalischer Eingriffe. Im allgemeinen handelt es sich dabei um eine Verstärkung bzw. Auslösung natürlicher Abwehr- und Heilvorgänge des Körpers, und insofern ist man berechtigt, die physikalischen Methoden als Naturheilmethoden zu bezeichnen."

Die vorliegende Monographie von A.-M. Beer behandelt die klassische Naturheilkunde und ihren Einsatz in der Frauenheilkunde. Nach einer allgemeinen Einführung wird die Hydro- und Thermotherapie vorgestellt, wobei alle einzelnen Therapieformen, ihre Grundlagen, Einsatzmöglichkeiten und Nebenwirkungen detailliert geschildert werden. Die Phytotherapie wird ebenfalls in einem eigenen Kapitel eingehend dargestellt und ihre Indikationen und Kontraindikationen aufgelistet. Der Bewegungs- und Massagetherapie ist ein anderes Kapitel gewidmet. Die verschiedenen Spielarten dieser Therapieform werden erläutert und kritisch diskutiert. Das fünfte Kapitel befaßt sich mit der Ernährungstherapie. Bewährte Diätformen und ihre Verwendungsmöglichkeiten werden aufgezeigt. Im nächsten Kapitel wird die Atmungstherapie beschrieben und ihr Einsatz vor allem in der Onkologie und der Geburtshilfe skizziert. Hinsichtlich der Ordnungstherapie werden die verschiedenen Aspekte dieser Therapieform erläutert und der klinische Einsatz abgehandelt.

Nachdem so alle wichtigen Therapieformen der klassischen Naturheilkunde in Grundlage, Einsatzmöglichkeiten, Nutzen und Risiken beschrieben wurden, werden im letzten Kapitel typische Krankheitsbilder aus der Frauenheilkunde und ihre Therapierbarkeit mittels Naturheilverfahren dargestellt und definitive Therapievorschläge gegeben.

A.-M. Beer ist mit seiner Monographie eine überzeugende Darstellung der klassischen Naturheilkunde im Bereich der Frauenheilkunde gelungen. Sowohl die Abgrenzung der naturheilkundlichen Therapieformen gegenüber den Therapieformen der Schulmedizin als auch die Verflechtung beider Therapieansätze zum Nutzen der Patientinnen ist durch die Mitwirkung namhafter Experten vollständig geglückt. In einer Zeit zunehmender Besorgnis über die Entwicklung der Kosten im Bereich des Gesundheitswesens wie auch der steigenden Nachfrage nach Therapieverfahren der Naturheilkunde von seiten der Patientinnen stellt das Buch einen exzellenten Ratgeber für den niedergelassenen Gynäkologen und den in der Klinik tätigen Frauenarzt dar.

Prof. Dr. med. Werner Rath
Dr. Hendrik Jörn

Aachen
September 1998

Vorwort

Naturheilverfahren gewinnen als Ergänzung und Erweiterung der wissenschaftlichen Medizin (Schulmedizin) zunehmend an Akzeptanz und werden in der frauenärztlichen Praxis immer häufiger gewünscht und angewandt.

Das Buch wendet sich daher in erster Linie an Frauenärzte, bei denen es lebendiges Verständnis für die Naturheilverfahren wecken soll.

Es gibt aber auch Ärzten anderer Fachrichtungen, Studenten und Hebammen in Klinik und Praxis Anleitung zur Behandlung der wichtigsten Erkrankungen aus dem Gebiet der Frauenheilkunde, die mit klassischen Naturheilverfahren behandelt werden.

Voraussetzung für das Verständnis des Einsatzes klassischer Naturheilverfahren ist eine ausreichende und fundierte Kenntnis der allgemeinen Frauenheilkunde.

In den Kapitel 2–7 werden die klassischen Naturheilverfahren in bezug auf ihre Indikationen und Kontraindikationen in der Frauenheilkunde beschrieben.

Kapitel 8 führt die Erkenntnisse, bezogen auf ausgewählte Krankheitsbilder, zusammen. Dabei liegt der Akzent auf solchen Erkrankungen, die von praktischer Bedeutung sind. Therapeutische Möglichkeiten werden in Tabellenform übersichtlich dargeboten. Besonders ausführlich wird die Balneogynäkologie und Phytotherapie behandelt, deren reiche Anwendungsmöglichkeiten in der Frauenheilkunde noch viel zu wenig bekannt sind. Damit soll deutlich gemacht werden, wie sehr die moderne Frauenheilkunde durch den Einsatz klassischer Naturheilverfahren bereichert werden kann.

Für Kritik und Ratschläge danke ich in erster Linie meinem Lehrer, Herrn Professor Claus Goecke, Herrn J. Dietrich und Herrn Professor H.-D. Hentschel.

Besonderer Dank gebührt allen Damen und Herren, die bei der Vollendung des Buches geholfen haben. Unser Dank gilt den Mitarbeitern des Deutschen Ärzte-Verlages, insbesondere Frau Schröder und Frau Bosch, für ihre Unterstützung.

Ich würde es begrüßen, aus dem Leserkreis kritische Anmerkungen zu erhalten.

André-Michael Beer
September 1998

1
Naturheilverfahren: Grundlagen – Möglichkeiten – Grenzen

A.-M. Beer

1.1
Elemente und Wirkmechanismen der Naturheilverfahren

Die konventionellen Therapieverfahren beruhen auf den Methoden der Ausschaltung, Lenkung und Substitution.

Wirkfaktoren, Wirkprinzipien und Wirkweisen der verschiedenen Verfahren sind ausführlich bei Hentschel [12] nachzulesen.

Die **Ausschaltung** kann operativ, z. B. in Form der Ablatio Mammae beim Mammakarzinom, oder chemisch, z. B. durch eine Methotrexattherapie bei der extrauterinen Schwangerschaft, erfolgen.

Die **Lenkung** erfolgt durch Pharmakotherapie, z. B. mit Chlormadinonacetat bei der Akne, die **Substitution** z. B. durch eine Hormonersatztherapie in der Menopause, durch Insulingaben beim Diabetes mellitus, aber auch durch Organtransplantationen.

Im Unterschied zu der operativen, medikamentösen und substituierenden „künstlichen" Therapie bedeutet die „natürliche" Therapie [12] Schonung, Kräftigung und Regulierung durch Stimulation der Organfunktion.

Schonung soll die Patientin zur Ruhe bringen und sie von vielen belastenden Faktoren befreien. Schonfaktoren sind die Liegeruhe, der Milieuwechsel, Vermeidung von Doppelbelastungen durch Beruf und Familie, eine Ordnung des Tagesrhythmus und des Schlafes.

Durch **Kräftigung** soll das Leistungsvermögen des Organismus gesteigert werden. Es findet keine passive Substitution statt, sondern eine aktive, durch Training erzielte Leistungssteigerung.

Die **Regulierung** soll funktionelle Abweichungen normalisieren. Durch systematische Belastungen soll der Organismus mittels Wasseranwendungen, Bewegungsübungen, Massage, ballaststoffreicher Kost und Pflanzenverordnungen zur inneren Selbstordnung angeregt werden.

Durch die rasante Entwicklung der operativen Medizin, der Pharmakologie und Bestrahlungstherapie sind die „natürlichen" Therapien, die seit jeher Bestandteil der Schulmedizin waren, in den letzten 30 Jahren in den Hintergrund getreten.

Zwar gelten einige „natürliche" Therapien heute als obsolet, da neuere Therapiemethoden ihnen überlegen sind oder überlegen erscheinen. Im Laufe der medizinischen Entwicklung ist jedoch auch auf Therapiebausteine bei Langzeit- und chronischen Erkrankungen verzichtet worden, die dem Praktiker hilfreich sein können und sein Therapiespektrum erweitern.

Es wird deutlich, daß künftig, bedingt durch zunehmende Bedenken von Frauenärzten und Patientinnen gegenüber den Nebenwirkungen der Pharmakotherapie, der Weg von der substituierenden zur stimulierenden Therapie beschritten werden wird.

Viele Therapien sind empirisch belegt, aber auch in ihrer Wirksamkeit durch neuere wissenschaftliche Arbeiten bestätigt worden [9].

Die klassischen Naturheilverfahren umfassen mit ihren natürlichen Heilverfahren alle Maßnahmen, welche die Selbstheilungs- und Selbstregulierungskräfte des

Körpers unterstützen. Die Naturheilverfahren gebrauchen als Heilreize die sog. genuinen Naturfaktoren [17], wie Wärme und Kälte, Licht und Luft, Wasser und Erde (Peloide), Bewegung und Ruhe, Ernährung und Nahrungsenthaltung, Heilpflanzen und heilsame seelische Einflüsse.

Naturheilverfahren fördern durch dosierte Entlastung oder Belastung die dem Organismus eigenen Fähigkeiten zur Selbstheilung und werden auch als Reaktionstherapieverfahren bezeichnet. Sie wirken auf die Funktionseinheit der Gefäßendstrombahn, der Bindegewebszellen und der vegetativ-nervalen Endformation [15].

Die verschiedenen Wirkfaktoren müssen jedoch gezielt eingesetzt werden. Charakteristisch sind die meist leichten Anwendungsformen, die durch Anwendungswiederholung und Intensitätssteigerung zu einem länger anhaltenden Therapieerfolg führen können. Die Art der Anwendung und ihre sinnvolle Dosierung bestimmen, ob der gewünschte Behandlungserfolg erreicht wird. Welche Therapierichtung zum Einsatz kommt, hängt von der jeweiligen Situation ab. Häufig ist auch eine Kombinationstherapie sinnvoll.

Naturheilverfahren finden ihre Grenzen in der Notfallmedizin, aber auch dann, wenn der Organismus über keine Regulationskräfte mehr verfügt oder diese zu schwach sind, um durch Naturheilverfahren angeregt zu werden.

Erstmals wurde 1944 und 1989 im klinischen Wörterbuch von Pschyrembel [16] der Begriff Naturheilkunde aufgenommen und wie folgt definiert: „Lehre von der Behandlung und Vorbeugung von Krankheiten unter methodischem Einsatz von Faktoren der natürlichen Umwelt: physikalische Reize (Licht, Luft, Wärme, Kälte, Bewegung und Ruhe, vgl. Physiotherapie) alimentäre Faktoren (z.B. Vollkostdiäten), pflanzliche und natürliche Arzneistoffe (vgl. Phytotherapie, Homöopathie) sowie psychosoziale Einflußfaktoren (Gespräche, Beratung in Fragen der Lebensführung); vgl. Heilverfahren, alternative."

Das Wort „Naturheilkunde" wurde erstmalig 1846 von Rausse gebraucht. Es ist zu beachten, daß Ärzte und Laien im Rahmen der Geschichte der Naturheilkunde auch Frauenleiden behandelten und, wie auch Pfarrer Kneipp [7], ihre Erfahrungen niederschrieben. Brauchle veröffentlichte 1937 ein Buch über die Grundlagen und die Geschichte der Naturheilverfahren, in dem auch Aspekte zur Gynäkologie und Geburtshilfe enthalten sind.

Die Gynäkologie spaltete sich etwa in der zweiten Hälfte des 19. Jahrhunderts als eigenes Fachgebiet von der Chirurgie ab. Daraus wird deutlich, daß die gynäkologische Therapie primär chirurgisch geprägt gewesen sein mußte und der Anteil der konservativen Gynäkologie gering war.

Erst die Entwicklung u. a. der Endokrinologie erhöhte den Stellenwert der konservativen Gynäkologie. Begleitend zur operativen Therapie wurden jedoch auch schon im 19. Jahrhundert klassische Naturheilverfahren hinzugezogen.

In die Gynäkologie und Geburtshilfe wurden im 20. Jahrhundert zunehmend fachspezifisch die Ernährungstherapie, die Phytotherapie, die Bewegungstherapie, die Massage, die Balneogynäkologie [5], die Ordnungstherapie und die ausleitenden Verfahren integriert.

In der Deutschen Gesellschaft für Gynäkologie und Geburtshilfe befassen sich vor allem die Arbeitsgemeinschaften „Gynäkologische Balneotherapie, Physiotherapie und Rehabilitation" und „Naturheilverfahren und Umweltmedizin" mit naturheilkundlichen Vorgehensweisen, während die Arbeitsgemeinschaft „Deutsche Gesellschaft für Psychosomatische Geburtshilfe und Gynäkologie" sich der psychosomatischen Zusammenhänge und psychotherapeutischen Möglichkeiten annimmt, wobei Aspekte beinhaltet sind, die auch Teil der Ordnungstherapie sind.

Mit den klassischen Naturheilverfahren im engen Sinne, die Gegenstand dieses Buches sind, befaßt sich die „Europäische Gesellschaft für Klassische Naturheilverfahren", die jedoch nicht spezifisch auf die Belange der Frauenheilkunde ausgerichtet ist.

Im Bereich der Rehabilitationsmedizin und Kurortmedizin gibt es in der „Internationalen Gesellschaft für Medizinische Balneologie und Klimatologie" (ISMH), der weltweiten Dachorganisation, einen Fachausschuß für Balneogynäkologie. Weiterhin gibt es einen internationalen und einen nationalen Arbeitskreis für „Gynäkologische Balneotherapie und Rehabilitation".

Die Anwendung von Naturheilverfahren wird von Ärzten, Krankenkassen, Politikern und Bundesbürgern in zunehmendem Maße gefordert.

Es besteht eine positive Einstellung von Hausärzten gegenüber Naturheilverfahren. Eine Stichprobe in der Region Kassel bei 793 Ärzten [3] zeigt, daß zwei von drei Ärzten naturheilkundliche Methoden anwenden. Weiterhin kann ein großes Interesse an der Erlangung der Zusatzbezeichnung „Naturheilverfahren" beobachtet werden. 1993 wurden die Naturheilverfahren in den Gegenstandskatalog der ärztlichen Ausbildung aufgenommen. Eine spezielle naturheilkundliche Weiterbildung für den Frauenarzt gibt es zur Zeit noch nicht.

Immer mehr Bundesbürger wenden im Krankheitsfall Naturheilmittel an. Folgt man internationalen und nationalen epidemiologischen Studien, liegt der Wunsch nach naturheilkundlicher Behandlung bei 70–80%. Einer Umfrage entsprechend [8] zeigte sich, daß 65% der Bevölkerung heute zu den Anwendern von Naturheilmitteln zählen. 1970 waren es erst 52%.

Die Krankenkassen bieten in zunehmendem Maße die Möglichkeit an, die Kosten für Naturheilverfahren zu übernehmen und sichern damit den Leistungsstandard nach SGB V § 2.

In der Begutachtungsanleitung „unkonventionelle Untersuchungs- und Behandlungsmethoden" des Medizinischen Dienstes der Spitzenverbände der Krankenkassen e.V. spiegelt sich dieser Sachverhalt wider [20].

1.2 Klassische Naturheilverfahren

Zu den klassischen Naturheilverfahren zählen die Hydro-, Phyto-, Ernährungs-, Bewegungs- und die Ordnungstherapie sowie die ausleitenden Verfahren.

Die erstgenannten Verfahren zählen zu den physiotherapeutischen Verfahren [14]. Die ausleitenden Verfahren sind dem Gedankengut der humoralpathologischen Medizin nahestehend (s. 1.2.6).

1.2.1 Hydro-Thermo-Therapie

Wasser veranlaßt in verschiedenen Temperaturgraden und in individuell angepaßter Applikationsart, als Träger von thermischen, chemischen, mechanischen und hydroelektrischen Reizen, den Körper zu Reaktionen.

Durch Sebastian Kneipp und Vinzenz Prießnitz wurde die Wasserheilkunde im vorigen Jahrhundert populär. Die wissenschaftliche Erforschung der Wirkungsweise hydrotherapeutischer Maßnahmen begann im 19. Jahrhundert mit dem Wiener Kliniker Wilhelm Winternitz. Sie wurde später vor allem an einigen Universitätskliniken fortgeführt.

Heute stehen vor allem die Kneippschen Wasseranwendungen wie Waschungen, Güsse, Wickel, Heublumensäcke, Teilbäder, Kräuterbäder und die Sauna im Vordergrund.

In der Schwangerschaft wurden hydrotherapeutische Verfahren stets zurückhaltend eingesetzt. Der Einsatz unter der Geburt hingegen ist seit Hippokrates bekannt.

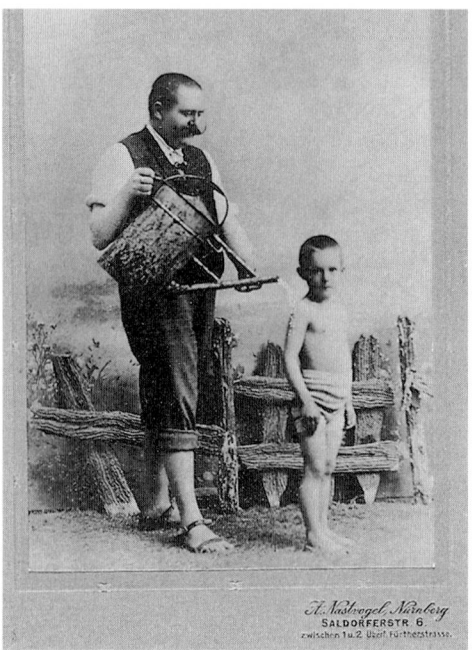

Abbildung 1-1: Kneipp-Therapie

Wechselwarme Knie-Waden-Güsse, Dreiviertelbäder mit 35°–37°C, das Hauffsche-Schweningersche Armbad mit steigender Wassertemperatur sowie feuchtwarme Wickel kommen z. B. bei der leichten Gestose zur Anwendung. Diese Therapien haben antihypertensive, diuretische, sedativ-spasmolytische und die Rheologie des Blutes verbessernde Eigenschaften.

In der Schwangerschaft auftretende Schlafstörungen oder allgemeine Müdigkeitserscheinungen lassen sich mit wechselwarmen Güssen bessern. Dabei unterstützen sie die Herztätigkeit, wirken blutdruckregulierend und fördern die Atmung.

Bäder unter der Geburt, mit oder ohne pflanzliche Zusätze, wie Rosmarin zur Anregung oder Baldrian zur Beruhigung, können geburtsbeschleunigend wirken.

Die Anwendung lauwarmer Vollbäder ist insbesondere in der Eröffnungsperiode günstig. Sie lassen die Wehen durch ihre spasmolytische Wirkung erträglicher werden und sind hilfreich bei der Geburtseinleitung bei übertragener Schwangerschaft.

1.2.2
Bewegungstherapie und Massage

Die Bewegungstherapie umfaßt alle Möglichkeiten der aktiven und passiven Bewegung. Dazu zählen Terrainkuren, Bewegungsbäder, Radfahren, Schwimmen, Gymnastik, Atmungstherapie sowie Massagen in verschiedenen Formen.

Noch bis in die 40er Jahre unseres Jahrhunderts war die Bewegungstherapie in der Schwangerschaft unbekannt. Erst mit Dick-Read in den 40er Jahren wurde bewußt gemacht, daß man mit Hilfe von Bewegung, Atmung und Entspannung den Angst-Spannungs-Schmerz-Kreis durchbrechen kann. Seit den 60er Jahren finden entsprechende geburtsvorbereitende Kurse statt, da erkannt wurde, daß durch den frühzeitigen Einsatz der Bewegungstherapie in der Geburtsvorbereitung der Geburtsschmerz vermindert und die Geburtsdauer verkürzt werden kann.

Zur Geburtsvorbereitung und auch zur Unterstützung unter der Geburt eignen sich besonders jene Übungen, welche die Beckenbodenmuskulatur trainieren. Des weiteren können venenentlastende Übungen, Stoffwechsel-, Dehnungsübungen und einer Ischialgie vorbeugende Übungen sowie Übungen zur Stärkung der brustumgebenden Muskulatur und der Rückenmuskulatur sinnvoll sein.

Bewegung im Wasser, wie Schwimmen und Wassergymnastik, hat eine entspannende Wirkung, da die Schwerkraft vermindert ist. Auch der massageähnliche Effekt beim Schwimmen für die Durchblutung der Haut ist nicht zu unterschätzen.

Nach der Entbindung schließt sich zur Rückbildung die Wochenbettgymnastik an. Für Frauen, die abgestillt haben, ist die Wochenbettgymnastik geboten, da der hormonelle Reiz für die Gebärmutterrückbildung fehlt. Deshalb sollte die Bewegungstherapie im Vordergrund stehen.

Die häufig in der Schwangerschaft entstehenden Krampfadern und unter der Geburt auftretenden Hämorrhoiden können durch geeignete gefäßbezogene Übungen gebessert werden.

1.2.3
Ernährungstherapie

Die klinische Diätetik der Schulmedizin entwickelte in den letzten Jahrzehnten eigene Kostformen für spezielle Erkrankungen, z. B. Diabetes, Gicht u. a. Demgemäß ist die Ernährungstherapie organ- und krankheitsbezogen ausgerichtet. Eine Ernährungstherapie als Naturheilverfahren, die unspezifisch auf den Gesamtorganismus ausgerichtet ist, hatten verschiedene Naturheilärzte des 19. Jahrhunderts geprägt, insbesondere Bircher-Benner und Kollath. Anemueller [2] orientierte sich daran in den 70er Jahren und entwickelte das Grunddiät-System. Kernstück ist dabei eine weitgehend naturbelassene vollwertige Grunddiät, die eine hohe ernährungsphysiologische Qualität besitzt und bei ausgewogener Nährstoffzusammensetzung zur Langzeiternährungstherapie wichtiger Krankheitsgruppen eingesetzt werden kann. Indikationsbezogen wird die Grunddiät dann nur in einzelnen Punkten abgewandelt.

Wird die Ernährungstherapie auf der Basis dieses Grunddiät-Systems betrieben, so sind Sonderernährungen nur noch z. B. bei der glutenfreien Diät bei Zöliakie und einer extrem eiweißarmen Diät bei fortgeschrittener Niereninsuffizienz erforderlich.

Einige wichtige Grundsätze für die Ernährung in der Schwangerschaft sind jedoch zu beachten: Bei den Kohlehydraten ist raffinierter Zucker möglichst zu vermeiden, da Zucker ein Vitaminräuber ist. Als Ersatz bieten sich Zuckeraustauschstoffe wie Fruchtzucker oder Sorbit an. Bezüglich der Fette wird zur Zeit diskutiert, vermehrt hochungesättigte Fettsäuren für die Bereitung der täglichen Mahlzeiten zu benutzen. Ebenso wichtig erscheint es jedoch, darauf zu achten, daß nicht zuviel Fett (insbesondere durch versteckte Fette) eingenommen wird.

Eiweißzufuhr ist nicht an Fleischzufuhr gebunden. Eine sehr günstige Proteinaufnahme bietet die Kombination von Kartoffeln und Ei. Fleisch ist zwar wichtig, andererseits läßt sich der Eiweißbedarf auch durch das Laktalbumin der Molke decken. Quark ist in der Schwangerschaft kontraindiziert, da er durch seinen Phosphatgehalt die Resorption von Kalzium verhindert.

Ballaststoffe gehören zur gesunden Ernährung. Übertrieben ballaststoffhaltige Nahrung kann jedoch zu verstärkter Gasbildung und zu Blähungen führen, was besonders in der Spätschwangerschaft belastend sein kann. Die Kost sollte also ausgewogen sein und sich den Bedürfnissen der Schwangerschaft und Stillzeit anpassen.

Konzentrierte Fruchtsäfte können im Wochenbett zur Übersäuerung von Blut und Gewebe und beim gestillten Neugeborenen zum Wundsein führen. Entsprechende Säfte sollten deshalb nur verdünnt getrunken werden.

Gerade im Hinblick auf Schwangerschaft und Ernährung haben sich in den letzten Jahren viele neue Erkenntnisse ergeben. Bei der Präeklampsie wurden bislang Obst- und Reistage sowie salzarme Kost verordnet. Diese diätetischen Maßnahmen bedeuteten für die Schwangere nicht nur eine große Belastung und Einschränkung ihrer Lebensqualität, sondern tragen auch die Gefahr der Hämokonzentration in sich und waren daher nicht effektiv, sondern eher schädlich. Heute wird dazu geraten, reichlich zu trinken, so daß ein Hämatokritwert von etwa 38 g% erreicht wird.

1.2.4
Phytotherapie

Unter Phytotherapie versteht man die Anwendung von Heilpflanzen bzw. deren Teilen und daraus abgeleiteten Zubereitungen, die das natürliche Vielstoffgemisch der Heilpflanze enthalten. In der modernen Phytotherapie finden ausschließlich mild wirksame und gut verträgliche Heilpflanzen Anwendung, bei denen unvermeidliche Variationen der Inhaltsstoffe nicht klinisch relevant sind. Die Phytotherapie ist lediglich hinsichtlich ihrer pharmazeutischen Besonderheit des komplexen natürlichen Vielstoffgemisches – mit wirksamkeitsrelevanten Stoffen sowie Begleitstoffen („Koeffektoren") – eine besondere Therapierichtung. Ansonsten entspricht die Phytotherapie der wissenschaftlichen Medizin. Es wird „allopathisch" dosiert, d. h. die Heilpflanze bzw. die daraus hergestellte Zubereitung wird so hoch dosiert, daß eine klinische Wirkung auftritt. Wirkung und Wirksamkeit werden mit den üblichen Methoden der Pharmakologie und klinischen Prüfung gesichert. Allerdings besteht bei der großen Anzahl der früher in der Medizin und Volksheilkunde verwendeten Heilkräuter noch ein Nachholbedarf, um einen modernen Kenntnisstand bezüglich Wirkung und Wirksamkeit zu erhalten. In den Jahren 1982–1995 erstellte eine interdisziplinär zusammengesetzte Expertenkommission am Bundesgesundheitsamt (Kommission E) für über 300 Pflanzen bzw. Pflanzenteile sog. Monographien zu als belegt angesehenen Indikationen und Anwendungshinweisen, die auch als Basis für die Zulassung von Arzneimitteln herangezogen werden. Gerade in der Gynäkologie wurden jedoch in früheren Zeiten über die positiv monographierten Pflanzen und Indikationen hinaus weitere Heilpflanzen eingesetzt, die nur wegen Fehlens von bewertbarem Erkenntnismaterial nicht monographiert sind. Im Kapitel Phytotherapie werden einige davon mit dem Hinweis auf die medizingeschichtliche bzw. traditionelle Anwendung erwähnt.

1.2.5
Ordnungstherapie

Die Ordnungstherapie bildet die Basis aller Naturheilverfahren. Sie unterstützt den Patienten bei der Erarbeitung von Ordnungsbeziehungen im körperlichen und seelischen Bereich. Dazu gehören die sinnvolle Nutzung von Licht, Luft, Wasser, Wärme, ein ausgewogener Wechsel von Schlaf- und Wachzeit, Bewegung und Ruhe, maßvoller Gebrauch von Speisen und Getränken, Regulierung des Stoffwechsels und Kultivierung der Gemütsbewegungen. Der Frauenarzt muß dazu beitragen, das Selbstverantwortungsgefühl der Patientin zu wecken und zu fördern. Dies bedeutet eine oft mühsame Hinführung der Patientin zu einer entsprechenden Lebensweise und zu selbständiger Gesundheitspflege.

Das Zusammenspiel von körperlichem Erleben, eigenen Gefühlen und Gedanken ist Gegenstand der gynäkologischen Psychosomatik.

Sie behandelt den Bereich, in dem die körperliche und die seelische Ebene vernetzt sind. Eine Lebensordnung als Voraussetzung für Gesundheit, Lebensqualität und – speziell in der Schwangerschaft – als seelische Vorbereitung auf die Geburt und Mutterrolle. Hilfestellung geben u. a. das Autogene Training, die Atmungstherapie, die künstlerische Therapie, Gesprächstherapie und die Musiktherapie. Die geschilderten therapeutischen Maßnahmen setzen immer eine aktive Beteiligung der Patientin voraus. Der Mensch wird in seinem eigenen Willensbereich angesprochen und kann die dabei freigesetzten Kräfte in seinem alltäglichen Leben einsetzen. Eine Gesprächstherapie, in Einzel- oder Gruppengesprächen, ermöglicht die Klärung vieler Fragen.

Im Bereich der Ordnungstherapie zeigt sich ganz besonders die Bedeutung einer stabilen Arzt-Patienten-Beziehung.

1.2.6
Ausleitende Verfahren

Die Humoralpathologie versteht unter Krankheiten eine Störung der Zusammensetzung der Säfte (Dyskrasie), die durch Ableitung und Ausscheidung über Haut, Nieren, Darm und Menstrualblut beseitigt werden kann. Die humoralpathologischen Vorstellungen beherrschten die Medizinlehre von der Antike bis ins 19. Jahrhundert, bis sie durch Virchow durch das Postulat der Zellpathologie abgelöst wurden. Differenziert sind die ausleitenden Verfahren in den 20er Jahren unseres Jahrhunderts von Aschner in seiner „Konstitutionstherapie" beschrieben [4].

Aschner, der Frauenarzt war, verwendete in seinen arzneilichen Anweisungen Begriffe wie „resolvierend" oder „antidyskratisch", die heute nur schwer nachvollziehbar sind. Er wies vor allem auf die emmenagoge Wirkung von Drogen hin. Richtig indiziert, können ausleitende Verfahren Erfolge zeigen.

In Bezug zur Frauenheilkunde werden das Schröpfverfahren, der Aderlaß und die Therapie mit Blutegeln dargestellt, da ein eigenes Kapitel eine Überbewertung der Verfahren bedeuten würde.

Schröpfmaßnahmen können blutig oder unblutig erfolgen. Beim Schröpfen werden eine oder mehrere Glasglocken gesetzt, wobei beim blutigen Schröpfen vorher die Haut mittels eines Schnäppers geritzt wird. Die Indikationen für das blutige Schröpfen sind Adnexitis, Beckenplethora, alle Menstruationsstörungen, Fluor und Beckenbodenschwäche.

Die Schröpfköpfe werden auf Reflexzonen gesetzt. Die Schröpfkopfbehandlung im Bereich der Brust ist bei Fluor und Hypermenorrhoe, die im Becken-Lenden-Bereich bei Adnexitis und Senkungsbeschwerden und im Unterbauchbereich zur Behandlung von Adhäsionsbeschwerden, Adnexitis, sekundärer Amenorrhoe und Blasenatonie indiziert.

Das Setzen der Schröpfköpfe auf der Oberschenkelinnenseite soll bei Fluor, bei sekundärer Amenorrhoe und zur Therapie der Blasenatonie indiziert sein.

Der **Aderlaß,** heute als hypovolämische Hämodilutionstherapie [18] bezeichnet, wurde in der Vergangenheit zu häufig und kritiklos eingesetzt. Heute ist die Indikation die Polyzythämie und die Hämochromatose. Neben ihrem Einsatz bei erhöhten Hämatokritwerten werden in der Frauenheilkunde der Aderlaß sowie die Blutegeltherapie bei folgenden Indikationen empfohlen: Amenorrhoe (die Blutegel werden dabei an den großen Labien angesetzt), Depressionen und Hämorrhoiden. Es handelt sich um eine bewährte Therapie bei Thrombophlebitiden und Beckenvenenthrombosen im Wochenbett.

Der **Blutegel,** Hirudo medicinalis, gibt verschiedene entzündungshemmende Stoffe ab. Die Anwendung findet heute, trotz vorliegender wissenschaftlicher Studien, seltener statt, da die Behandlung eine Zeit- und Raumfrage in der täglichen Praxis darstellt. Die von dem Blutegel aufgesaugte Blutmenge ist mit etwa 10 ml zwar gering, jedoch treten als Nachblutung noch einmal 40 ml Blut aus. Es werden in der Regel bis zu 10 Blutegel gesetzt. Damit dürfte auch ein Teil der Wirkung auf dem Aderlaß-Effekt beruhen.

Ein Schwerpunkt der Therapie Aschners ist die Wiederherstellung der normalen Regelblutung. Aschner führte die Menstruationsstörung als Ursache für viele andere Erkrankungen – von der Arthritis bis zur Depression – an. Dem Ausspruch Hippokrates folgend: „Wenn die Menses nicht abgesondert werden, erkranken die Frauen an ihrem Leibe", wurden Techniken der Emmenagogik entwickelt. Dazu gehörten die Phytotherapie und die ausleitenden Verfahren. Die Emmenagoga sind heute obsolet und werden nur zur Vervollständigung angeführt.

In der Literatur ist die nasale Beeinflussung von Funktionsstörungen des weiblichen Genitale beschrieben. Eine Beeinflussung erfolgt über die heute sehr selten eingesetzte Roeder-Methode, bei der u. a. ein Wattetupfer, der zuvor in ein Reflexöl getaucht wurde, beidseits in die Nasengänge eingeführt wird. Indikationen sind die Amenorrhoe, Dysmenorrhoe, Menorrhagien, Fluor. Weiterhin gelten als Indikationen die Sterilität, die Hyperemesis gravidarum, das Klimakterium, die „Neurosen der weiblichen Genitalorgane", Kreuz-Unterleibs-Schmerzen, Vaginismus und entzündliche Erkrankungen des weiblichen Genitale.

Im Einzelfall können ausleitende Verfahren in der gynäkologischen Praxis eingesetzt werden, wobei jeder Frauenarzt aufgefordert ist, seine eigenen Erfahrungen zu sammeln.

1.3
„Borderliner" der Naturheilverfahren

1.3.1
Mikrobiologische Therapie

Die mikrobiologische Therapie, früher als Symbioselenkung bezeichnet, wird oral oder parenteral als Immuntherapie mit Mikroorganismen durchgeführt. Bei der mikrobiologischen Therapie werden physiologische Bakterien zur Normalisierung der Reaktionslage eines erkrankten Organismus eingesetzt. Eine zunehmende Anzahl von Studien rückt die mikrobiologische Therapie näher zu den wissenschaftlich fundierten Naturheilverfahren. Die Therapie wird eingesetzt, um chemotherapieresistente, bakterielle, virale und mykotische Infektionen beherrschbar zu machen. Bei der Geburt wird durch den Kontakt über den Damm und den Kontakt mit dem Vaginalsekret die mikrobiologische Darmflora des Neonaten primär von der Mutter bestimmt. Es findet eine erste „Schluckimpfung" u. a. mit Enterokokken und Döderlein-Bakterien statt.

Bei entsprechender Darmanamnese der Mutter wird daher manchmal in der Spätschwangerschaft eine mikrobiologische Therapie durchgeführt.

Als weitere Indikationen werden rezidivierende vaginale Infektionen genannt.

Für den frauenheilkundlichen Bereich gilt, daß die mikrobiologische Therapie noch nicht den wissenschaftlich untermauerten Verfahren zugeordnet werden kann.

Die mikrobiologische Therapie wird oft als ein Therapeutikum für zahlreiche, in keinem ursächlichen Zusammenhang stehende Erkrankungen angesehen. So wird versucht, mit der mikrobiologischen Therapie die Darmflora nach antibiotischer Therapie wieder auszugleichen. Der exakte wissenschaftliche Nachweis einer Dauerwirkung ist, trotz vieler Untersuchungen auf diesem Gebiet, noch nicht erbracht. Im Fachgebiet der Frauenheilkunde gibt es zur mikrobiologischen Therapie nur sehr wenige Veröffentlichungen.

1.3.2
Neuraltherapie

Es gibt zwei Ansätze in der Neuraltherapie, die Segmenttherapie und die Störfeldtherapie. Die neuraltherapeutische Behandlung erfolgt über Hautmuskeln, Nerven und Ganglien.

Die Neuraltherapie bezieht sich in ihrer Hypothese darauf, daß jedem chronischen Krankheitsbild ein Störfeld im Körper zugrunde liegt. Eine Ausschaltung dieses Störfeldes mittels Injektionen von Lokalanästhetika soll die Heilung bewirken. Die wesentlichen Heilanzeigen der Neuraltherapie werden in den verschiedenen Formen der Funktionsstörungen gesehen.

Die Neuraltherapie findet in der Frauenheilkunde Anwendung. Sie basiert auf dem Grundgedanken, durch Beeinflussung segmentaler Nervenversorgungsgebiete eine Funktionsverbesserung im Störfeld zu erreichen. Sie kann neben der Bindegewebsmassage, Segmentmassage und Periostbehandlung als eine Form der Segmenttherapie angesehen werden. Therapieresistente, bereits chronifizierte Erkrankungen lassen ein Störfeld (häufig sind es Narbenbildungen) vermuten, das durch Injektionen eines Lokalanästhetikums direkt an der Störstelle oder über ein übergeordnetes Nervenzentrum beeinflußt werden kann. Die synthetisch-chemischen Substanzen, die im Rahmen dieser Regulationstherapie verabreicht werden, können nicht als Naturheilmittel im engeren Sinne bezeichnet werden [19].

Um allergische Reaktionen auf Lokalanästhetika auszuschließen, sollte ein Empfindlichkeitstest vor der ersten Behandlung durchgeführt werden.

Als Indikationen zur Neuraltherapie werden in der Frauenheilkunde [11] vor allem chronisch-entzündliche Erkrankungen der Beckenorgane genannt.

Weitere Indikationsgebiete sind die Pelveopathia spastica und Zyklusbeschwerden. Die spezielle Technik ist einem gesonderten Lehrbuch zu entnehmen [10].

1.4 Wissenschaftlich unzureichend untermauerte und paramedizinische Verfahren

Neben den klassischen Naturheilverfahren werden verschiedene Außenseitermethoden angeboten, deren wissenschaftliche Wirksamkeit nicht belegt ist. So sind z.B. die Elektroakupunktur, die Ozontherapie, die Sauerstoffmehrschritttherapie oder die Chelattherapie, wie sie auch von Frauenärzten angewandt werden, noch nicht ausreichend untersuchte und empirisch belegte Therapieverfahren. Sie gehören zu den sog. modernen Naturheilverfahren. Tabelle 1-1 zeigt die Untersuchungs- und Behandlungsmethoden, die der Bundes-

Tabelle 1-1: Nicht anerkannte Untersuchungs- und Behandlungsmethoden

- Elektro-Akupunktur nach Voll
- „Heidelberger Kapsel" (Säurewertmessung im Magen durch Anwendung der Endoradiosonde)
- Intravasale Insufflation von Sauerstoff und anderen Gasen
- Oxyontherapie (Behandlung mit ionisiertem Sauerstoff/Ozon-Gemisch)
- Behandlung mit niederenergetischem Laser (Soft- und Mid-Power-Laser)
- Sauerstoff-Mehrschritt-Therapie nach von Ardenne
- Immuno-augmentative Therapie
- Lymphozytäre Autovaccine-Therapie bei HIV-Patienten
- Magnetfeldtherapie ohne Verwendung implantierter Spulen
- Autohomologe Immuntherapie nach Kief
- Haifa-Therapie
- Doman-Delacto bzw. BIBIC-Therapie
- Verfahren der refraktiven Augenchirurgie
- Hyperthermiebehandlung
- Transurethrale Laseranwendung
- Hyperbare Sauerstofftherapie
- Bioresonanzdiagnostik, Bioresonanztherapie, Mora-Therapie und vergleichbare Verfahren
- Autogene Target Cytokine-Behandlung nach Klehr (ATC)

ausschuß der Ärzte und Krankenkassen nicht als neue Untersuchungs- und Behandlungsmethoden anerkennt.

In Anlage 2 zu den NUB-Richtlinien heißt es dazu: „Folgende Methoden sind für eine ausreichende, zweckmäßige und wirtschaftliche Versorgung der Versicherten unter Berücksichtigung des allgemein anerkannten Standes der medizinischen Erkenntnisse (§§ 2 Abs. 1, 12 Abs. 1, 28 Abs. 1, 70 Abs. 1 und 72 Abs. 2 SGB V) nicht erforderlich, so daß die Voraussetzungen für eine Anerkennung des diagnostischen und/oder therapeutischen Nutzens der Methode nicht vorliegen und diese Verfahren deshalb in der kassen- und vertragsärztlichen Versorgung nicht angewendet werden dürfen."

Im gynäkologischen Alltag ist die Anwendung dieser Methoden nicht erforderlich, zumal die Einbeziehung der klassischen Naturheilverfahren den ärztlichen Belangen und denen der Patientinnen erfahrungsgemäß ausreichend entgegenkommt.

Paramedizinische Verfahren wie die ophthalmotrope Phänomenologie, die Astromedizin, das Pendeln, die Wünschelrute, die Magnetopathie und das Handlesen müssen von den klassischen Naturheilverfahren ohnehin deutlich abgegrenzt werden.

2
Hydro- und Thermotherapie

C. Goecke, R. Kovarik

2.1
Balneotherapie

Balneotherapie zählt zu den ältesten Naturheilverfahren, die ihre Wurzeln am Anfang der Menschheitsgeschichte haben. Schon in der Bronzezeit erfolgte eine gezielte Anwendung warmer Wässer zu therapeutischen Zwecken, wie Funde entsprechender technischer Vorrichtungen zeigen. In späteren Jahrhunderten kamen Schlamm, Sand, Torf und Mineralwässer sowie CO_2-Gas hinzu. Klimatische Einflüsse und Sonneneinstrahlung runden die Balneotherapie heute ab. Bewegung und Ruhe, Ernährung und Nahrungsentzug, Heilkräuter und heilsame seelische Einflüsse, Psychotherapie, Musiktherapie, Autogenes Training u. ä. ergänzen das Angebot im Rahmen einer modernen Kurortmedizin.
Die empirischen heilsamen Anwendungen wurden durch Erkenntnisse ihrer Wirkungsmechanismen ersetzt.

Der Mensch ist von vielen natürlichen, äußeren Einflüssen abhängig und geprägt. Seine regulativen Anpassungen reagieren auf kleinste Änderungen der Umgebung sehr sensibel. Typische Situationen führen durch die sog. Mustererkennung im Gehirn zur Auslösung einer Kette vorbereiteter, sinnvoller Reaktionen. Diese angeborenen und gespeicherten Programme unseres Körpers hatten eine selektive Bedeutung in der Phylogenese. Auch heute lassen sie sich durch überlegte Naturreize während der Naturheilbehandlung therapeutisch nutzen und durch Wiederholungen trainieren und stabilisieren. Hierdurch können ungünstige, zivilisatorisch bedingte Fehlfunktionen kompensiert werden.

Die Balneotherapie ist sehr vielseitig. Dies ermöglicht uns, zahlreiche Funktionen des Körpers gezielt in gewünschter Richtung zu beeinflussen. Bei der Balneotherapie handelt es sich um keine unspezifische Reiztherapie spezifischer Funktionen, wie man früher aus Unkenntnis ihrer Wirkungsmechanismen dachte. Heute wissen wir z. B. von einzelnen Gegenregulationsmechanismen, daß die wissenschaftlich angewandte Balneotherapie als eine spezifische Therapie genutzt werden kann.

Es werden immer neue Indikationen, aber auch genauere Kontraindikationen, rationellere Applikationsarten und neue innovative Verfahren in einer die Chronobiologie berücksichtigenden Kurführung entwickelt. In zahlreichen wissenschaftlichen Studien sind detaillierte Informationen gesammelt, welche die ursprünglich empirisch verstandene Balneotherapie zu der wichtigsten ergänzenden Behandlungsmethode der modernen Medizin aufwertet. So gewannen z. B. die Untersuchungen zur Immersion im Rahmen der Raumfahrtforschung neuen Antrieb und Motivation.

Bei der heutigen operativ- und chemotherapeutisch-orientierten Ausbildung von Frauenärzten wird leider den konservativen physikalisch-therapeutischen und gynäkobalneologischen Methoden zu wenig Aufmerksamkeit gewidmet. Dies bleibt nur der Weiterbildung jedes einzelnen Frauenarztes überlassen. Mit der Kenntnis der Balneotherapie verfügt man über ein größeres therapeutisches Spektrum als zuvor [10].

Zu den natürlichen, ortsgebundenen Heilmitteln, die in der Frauenheilkunde Verwendung finden, zählen die Peloide, die Heilwässer und die Heilgase. Ihre Wirkung besteht aus biochemisch-pharmakologischen, physikalischen und psychologischen Effekten.

Durch Haut und Schleimhäute können anorganische und organische Substanzen in den Organismus aufgenommen werden und dort ihre spezifischen Wirkungen entfalten. Die physikalischen Eigenschaften der Heilmedien beruhen auf dem Wärmeaustausch, dem hydrostatischen Druck und dem Auftrieb im Bademedium. Die Anwendung dieser Heilmittel in der Naturheilkunde erfordert die Kenntnis ihrer Wirkungen und einer genauen Indikation. Für die Bedeutung der natürlichen Heilmittel bei der Behandlung von Frauenleiden sprechen heute auch ökonomische Gründe.

Therapeutisch genutzte Naturreize eines Kurortes tragen in biorhythmisch sinnvollen Kombinationen zu einer schnelleren Entspannung, Harmonisierung und Kräftigung der Regulationen bei. Neue Verhaltensregeln hinterlassen in einer ästhetisch betonten, psychisch und körperlich aufbauenden Umgebung eine viel tiefere „Erinnerung" als bei einer Therapie am Wohnort, welche den krankmachenden Einflüssen des Umfeldes nicht immer ausweichen kann.

Insbesondere Frauen, die unter psychologischen, psychosomatischen, hormonellen und neurovegetativen Störungen, gepaart mit den Belastungen durch Familie und Beruf leiden, brauchen eine komplex umgestaltende Kurorttherapie mehr als eine Kombination von verschiedenen physikalisch-medizinischen Anwendungen am Wohnort. Dies gilt auch für die Krebsnachbehandlung. Physikalisch-medizinische Anwendungen einer Kurorttherapie können dagegen bei bestimmten Indikationen auch von fachkundigen Frauenärzten am Wohnort vorteilhaft genutzt werden, sei es in der eigenen Praxis, im Krankenhaus oder in Reha-Einrichtungen. Sie sind besonders in solchen Fällen sinnvoll, bei denen die Behebung von zentralen Fehlre-

gulationen nicht zwingend nötig ist. Die gynäkobalneologischen Maßnahmen werden bei Bedarf aufgrund ihrer exakt definierten physikalisch-therapeutischen Teileffekte angewandt. Das sind z. B. ein Aufweichen des Kollagengewebes oder die Steigerung von resorptiven Vorgängen durch lokale, vaginale der ganzkörperliche Wärmeanwendungen mit Fango oder Torf, die Beruhigung einer lokalen Entzündung durch lokale Kälteapplikation, eine Normalisierung der gestörten Scheidenflora durch antiviral und antibakteriell wirkende vaginale Torftampons, eine Volumenverschiebung des Blutes und der Lymphe im Körper mit rheologischen, thromboprophylaktischen und diuretischen Effekten aufgrund des hydrostatischen Druckes des Bades und u. a. eine neurovegetative Umstellung.

2.1.1
Grundlagen

Ein therapeutisches Bad wird durch die Kombination und Dosierung der Variablen Auftrieb, hydrostatische Druckwirkung, Wärme-/Kältewirkung, Inhaltsstoffe und dynamischer Faktor zu einer jeweils typischen balneologischen Anwendung kompensiert und als definierter physiologischer Reiz charakterisiert. Auch der Zeitfaktor der Ruhe nach der Anwendung und des Abstandes zwischen den einzelnen Anwendungen sowie die Reihenfolge oder die Kombinationen der Anwendungen, auch in bezug auf die körpereigenen Biorhythmen, sind bei der Verordnung einer Kur – sei es am Wohnort oder im Kurort – von entscheidender Bedeutung. Ein einzelner Faktor entscheidet über die erwünschte Anregung der jeweiligen Gegenregulation und ist vielseitig dosierbar. Die Skala der Möglichkeiten reicht hier von einer therapeutischen Belanglosigkeit über therapeutisch sanfte, mittlere und stark wirksame Reize, bis zu iatrogenen und lebensgefährlichen Reizen. Die konkreten phy-

siologischen Auswirkungen der verordneten Kuranwendungen können nicht immer
absolut exakt vorab entschieden werden,
sondern sie können oft nur in bezug auf
die individuelle und sich ständig ändernde
Ausgangslage der Patientin eingeschätzt
werden. Doch erst die Art der tatsäch-
lichen Reaktion der Patientin auf die
durchgeführten Anwendungen ermöglicht
dem Arzt, der sich ständig ändernden Ausgangslage der Patientin zu folgen und seinen therapeutischen Plan entsprechend
den individuellen Bedürfnissen anzupassen. Eine gute Kur, die eine regulative Umstellung der Patientin beabsichtigt, muß
daher immer individuell sein. Bei ein und
derselben Indikation können so bei unterschiedlichen Menschen unterschiedliche
therapeutische Strategien erforderlich
sein. Dieses Postulat einer guten Balneotherapie erschwert allerdings die Durchführung von statistisch vergleichbaren Untersuchungen. Denn das, was für einen
Menschen therapeutisch erwünschte regulative Anwendung ist, kann bei einem anderen Menschen unterschwellig bleiben.
Die Berücksichtigung der individuellen
Ausgangslage erschwert also die Ver-
gleichbarkeit der therapeutischen Anwendungen. Nur rein physikalisch-medizinische Wirkungsmechanismen einzelner
Faktoren sind mehr oder weniger gut vergleichbar.

Peloide sind sog. Lockersedimente. Man
unterscheidet aquatische Lockersedimente
(Torfe, Schlämme, Schlicke) und terrestri-
sche Lockersedimente wie Heilerden,
Lehm, Mergel, vulkanischer Tuff (Eifel-
fango). Für die gynäkologische Balneotherapie haben die Torfe besondere Bedeutung. Man unterscheidet die Nieder- und
Hochmoortorfe [18].

Torfmoore entstehen aus Pflanzenre-
sten, die durch Sauerstoffmangel in ver-
näßtem Gelände [9] nur unvollständig ab-
gebaut wurden. Niedermoore liegen im
Einflußbereich des Grundwassers und entstehen vielfach aus verlandeten Seen oder

feuchten Senken, Hochmoore sind auf Niederschläge angewiesen und haben zum
Grundwasser keine Verbindung. Entsprechend ihrer Genese haben die Moore eine
unterschiedliche Zusammensetzung ihrer
organischen und anorganischen Bestandteile. Der Wassergehalt liegt bei 90%. Für
ein 200-Liter-Moorbad werden etwa 140 kg
Frischtorf und 70 l Wasser benötigt. Die
Konsistenz eines Moorbreibades soll der-
art sein, daß eine Schriftprobe mindestens
eine Minute lang sichtbar bleibt (Quenti-
sche Schriftprobe). Die festen Bestandteile
des Moores sind neben Pektinen, Bitumen,
Zellulose und Ligninen vor allem Huminstoffe, Huminsäuren und Mineralien.

Während den physikalischen Eigenschaften der verschiedenen Torfarten eine
gewisse Gemeinsamkeit [14, 20] zuzu-
schreiben ist, sind die chemischen Eigenschaften unterschiedlich [29]. Sie sind
nicht nur abhängig von dem Gehalt an organischen und anorganischen Substanzen
[28], sondern auch von der unterschiedlichen Resorptionsfähigkeit der Haut und
Scheidenhaut.

Verschiedene biochemische Wirkungen
der Torfinhaltsstoffe konnten nachgewiesen werden, u. a. Ionenaustauscher und
Pufferwirkung, Hemmung der Arachidonsäurekaskade [29], Prostaglandin- und
Leukotrien-Synthesehemmung [16, 17],
Östrogeneffekte [12], Beeinflussung der
glatten Muskulatur [6, 13], Steigerung der
Protein-Synthese [21], Blockierung von
Virusrezeptoren (Herpes-, Papilloma-
Viren) [15, 22, 24], Permeation von Torfinhaltsstoffen durch Haut und Schleimhaut
[3, 27].

Natürliche **Heilwässer** sind Quellwässer,
die einen Mindestgehalt von 1 g Minera-
lien/Liter haben. Durch Heilwasseranaly-
sen und deren Kontrollen in zweijährigen
Abständen wird die chemische Zusammensetzung der Wässer garantiert.

Die Wirkung der Heilwässer beruht im
wesentlichen auf ihrem Gehalt an Mineralien und ihrer Temperatur.

Heilwässer, die von Natur aus eine Temperatur von über 20°C haben, werden als „Therme" bezeichnet. Nach den Begriffsbestimmungen für Kurorte, Erholungsorte und Heilbrunnen müssen in 1 kg Wasser über 5,5 g Natrium- und 8,5 g Chloridionen (entsprechend 240 mmol/l Natrium- bzw. Chloridionen) enthalten sein, um die Bezeichnung „Sole" führen zu können.

In der Frauenheilkunde hat die Anwendung von **Heilgasen,** vor allem in Form des CO_2-Gases, besondere Bedeutung. Es wirkt durch lokale Vasodilatation und Reizung der Wärmerezeptoren der Haut, wodurch ein angenehm warmes Gefühl entsteht. Durch die Vasodilatation werden der periphere Gefäßwiderstand und die Herzbelastung vermindert sowie ein gering erhöhter Blutdruck normalisiert. Der Sauerstoffpartialdruck kann ansteigen und stenokardische Beschwerden vermindert werden. Oft kommt es auch zu einer Steigerung der Diurese.

Beim **Bad** sprechen wir, je nach Niveau des Wasserspiegels, von einem Teilbad, Dreiviertelbad oder Vollbad. Der Körper wird im Wasser nach dem Archimedischen Gesetz dem Auftrieb ausgesetzt. Das Körpergewicht wird dabei gemindert. Dies entlastet die eingetauchten Gelenke und Muskelgruppen, was zur Rehabilitation von Bewegungsmustern und zu schonender Stärkung, z.B. nach Verletzungen oder Arthrosen, beiträgt. Außer dem Auftrieb übt das Wasser auch eine hydrostatische Druckwirkung auf den Körper aus. Dabei kommt es zu einer Volumenverschiebung aus den eingetauchten Körperteilen in die nicht eingetauchten Körperpartien, insbesondere in den Thorax [23]. Ein Vollbad und ein Dreiviertelbad führen u. a. zu einer Hypervolämie, zur Freigabe des atrialen natriuretischen Faktors (ANF) und zu gesteigerter Diurese. Um diesen Effekt zu erreichen, ist es notwendig, daß der Wasserspiegel mindestens 3 Querfinger oberhalb des Nabels reicht. Bei einer leichten Herzschwäche

mit Ödembildung oder bei einer leichten bis mittelschweren EPH-Gestose wird nach jedem 20–30minütigen Vollbad bis zu 400 ml Urin ausgeschieden. Dieser diuretische Effekt kann durch die Verlängerung der Dauer der Anwendung und evtl. noch durch kühles Wasser potenziert werden. Bei einem Halbbad wird Blut aus den Beinen in das kleine Becken verlagert. In Höhe des Wasserspiegels entsteht dann eine Vektorauswirkung des hydrostatischen Druckes des Bades mit dem Gravitationsdruck des Blutes aus dem Oberkörper und somit eine umschriebene passive Hyperämie (Kongestion). Alle Funktionen in den passiv besser durchbluteten Organen werden somit begünstigt. Ein Halbbad ist sinnvoll bei verschiedenen Magen-Darm-Beschwerden, zur Verbesserung der Pankreas- und Leberfunktion, der Nierendurchblutung und bei gynäkologischen Leiden. Auch ein täglicher Wechsel zwischen einem Halb- und einem Vollbad hat therapeutische Auswirkungen: Ein Druck-Unterdruck-Wechsel macht sich bis auf das zelluläre Niveau bemerkbar und begünstigt Transportmechanismen durch die Zellmembran und führt zur Organerholung.

Bei einem dynamischen Faktor im Bade (z. B. sprudelndes Bad) entstehen typische mechanische Effekte. Diese werden bei der jeweiligen Anwendung beschrieben. Ein weiterer Wirkungsmechanismus ist die Wassertemperatur. Je nach Badetemperatur werden unterschiedliche, manchmal entgegengesetzte (!) Körperreaktionen beobachtet. Dabei ist wichtig zu wissen, daß unsere objektiven Gegenregulationen nicht von relativen Faktoren, wie unserer subjektiven Wahrnehmung der Wärme oder Kälte, sondern nur von der absoluten Höhe der Badetemperatur abhängig sind. In einem normalen Wasserbad liegt ein wärmeneutraler, sog. indifferenter Punkt bei 34,5°C. Das bedeutet praktisch, daß jedes Bad unter 34°C grundsätzlich als ein kaltes Bad verarbeitet und von zunehmender Kältegegenregulation begleitet wird und jedes Bad über 35°C grundsätzlich als ein warmes Bad verarbeitet wird und eine zunehmende Wärmegegenregulation bewirkt.

Aus thermoregulatorischer Sicht kann der menschliche Körper in einen poikilothermen Körpermantel und einen homöothermen Körperkern unterteilt werden. Ohne körperliche Belastung wird in Ruhe 80% der Wärme im Körperkern produziert. Die Wärmeproduktion in Ruhe beträgt etwa 70 kcal/Stunde, was bei einer Kumulierung zu einer Temperatursteigerung des menschlichen Körpers um 1,2°C/Stunde führen würde.

Während körperlicher Arbeit wird Wärme in der Muskulatur produziert. Der ursprünglich wärmepassive, poikilotherme Körpermantel wird so zum wärmeproduzierenden Organ, der nunmehr 80% aller Wärmeproduktion im Körper selbst übernimmt.

Der poikilotherme Körpermantel beträgt etwa die Hälfte des Körpergewichtes und besitzt daher eine große Wärmepufferkapazität. Er bietet einen ausgiebigen Schutz sowohl vor Hyperthermie als auch vor Hypothermie noch vor dem Einsetzen anderer regulativer Mechanismen.

Unter normalen Bedingungen hat der Körpermantel eine deutlich niedrigere Temperatur als der Körperkern. Diese fehlende Wärmeenergie wird als das sog. „kalorische Defizit" bezeichnet. Solange das kalorische Defizit im warmen Bad nicht beseitigt wird, kann keine Erwärmung der inneren Organe durch ein warmes Bad erfolgen. Dies muß bei der Dauer und der Intensität einer überwärmenden Anwendung berücksichtigt werden.

In einem 40°C heißen Bad kommt es nach 30–40 Sekunden zu einer sog. „paradoxen Senkung der Körperkerntemperatur" in Größe von 0,2°–0,4°C für die Dauer von 4–6 Minuten. Das ist durch die wärmebedingte Hautvasodilatation und durch den thermoregulatorischen Reflex bedingt: Innerhalb von wenigen Sekunden öffnet sich die zuvor kühlere Peripherie und der Puls

steigt. Bevor das kalorische Defizit durch die Wärmezufuhr aus dem heißen Bad und durch die erhöhte Zufuhr des warmen Blutes aus dem Körperkern beseitigt wird, führt der gesteigerte Rückfluß von kälterem Blut aus der Peripherie zur vorübergehenden Abkühlung des Körperkerns.

Im Bereich einer Wassertemperatur von 34°–27°C kommt es zu einer zunehmenden Hautvasokonstriktion. Unterhalb von 27°C Hauttemperatur ist die Hautvasokonstriktion bereits maximal und die Hautdurchblutung kann nicht weiter vermindert werden. Um sich bei tieferen Badetemperaturen vor Wärmeverlusten doch noch zu schützen, werden tiefe arteriovenöse Anastomosen geöffnet und damit durch die Fettschicht ein Wärmeisolator eingeschaltet. Dieser Vorgang wird mit der allgemeinen Sympathikotonie verbunden. Sie führt zu Tonisierung, Blutdrucksteigerung, Abhärtung, Aktivierung von immunobiologischen Mechanismen usw.

Die Kälte bewirkt durch die Hautvasokonstriktion eine Verlagerung des Blutes in den Körperkern, was zu vermehrter Perfusion der inneren Organe und des Gehirns führt.

Unterhalb von 34°C kommt es zum Sistieren der Schweißdrüsenaktivität und zu einer thermoregulatorischen Reaktion („zitternde" Wärmeproduktion). Eine Volumenverschiebung von der Peripherie in das Körperinnere kann den Blutdruck bei Hypertonikern in die Höhe treiben. Ein kaltes Bad besitzt eine zweifach anregende Wirkung: erstens aufgrund der verbesserten Gehirndurchblutung, zweitens, weil es zu massiver Signalisation aus den oberflächlich gelagerten etwa 250 000 Krauseschen Kälterezeptoren führt, was die Neuronen der retikulären Formation im Gehirn mit Energie auffüllt. Die daraus resultierende allgemeine Aktivierung verbessert u. a. die Konzentrationsfähigkeit und den Wachsamkeitszustand.

Wärme wird dagegen von den tiefer gelagerten, nur etwa 30 000 Ruffinischen

Wärmerezeptoren wahrgenommen. In einem 35°C warmen (isothermen) Bad kommt es zu absoluter Entspannung im Organismus. Die gesamte Stoffwechselwärme, die im Gehirn, im Herzen und in der Leber produziert wird, kann vollständig, ohne jegliche Gegenregulation abgegeben werden. Alle Hautgefäße werden maximal geöffnet, und es entsteht eine trophotrope bzw. sympathikolytische Umstellung des Organismus. Weitere Effekte der Isothermie sind: Beruhigung, Blutdrucksenkung, Schlafneigung, Verminderung von Streßhormonen und Enthemmung von Sexualhormonen. Die Verlagerung des Blutes in die Peripherie ist in der Rheumatologie willkommen, die dadurch bedingte kompensatorische Abschwellung von inneren Organen ist z. B. bei Pelvic congestion erwünscht.

Ein warmes Bad zwischen 37°–39°C verstärkt die Sympathikolyse. Bei Hyperthyreose und bei Schwangeren kann jedoch bereits das 37°C-Bad unverträglich sein. Ein heißes Bad zwischen 39°–42°C wirkt sympathikotonisch und führt zu Streß. Weil die Hautdurchblutung bereits ab 35°C nicht mehr steigerbar ist, muß die ständig produzierte Stoffwechselwärme durch zunehmende Blutzirkulation beseitigt werden. Das Herz muß 2–3mal mehr Blut transportieren als unter normalen Bedingungen, was bei älteren oder kranken Menschen sehr belastend werden kann.

Durch therapeutische Wärmebeeinflussung in bestimmten Organen kann lokal der Stoffwechsel in gewünschter Richtung beeinflußt werden. Eine Erwärmung um 1°C erhöht den Stoffwechsel um 7 – 14%.

Eine Abkühlung verlangsamt dagegen den Stoffwechsel, spart intrazelluläre Reserven und wirkt somit organerholend. Dies ist z. B. bei Entzündungen oder bei Verletzungen wichtig. Körpermantel und Körperkern weisen bis auf wenige Ausnahmen eine entgegengesetzte Durchblutungsreaktion auf äußere Wärme oder Kälte auf (sog. Dastre-Morrat-Regeln): Eine Vasodilatation in der Peripherie schöpft das Blut vom warmen Körperkern

ab und umgekehrt, eine Hautvasokonstriktion verlagert kaltes Blut in den Körperkern. Eine noch wenig bekannte Ausnahme von diesen Regeln haben wir bei vasodilatatorischen Kohlendioxydbädern beobachtet, bei denen als ein extravasales Flüssigkeitsreservoir die Lymphe ins Spiel kommt: Durch die gesteigerte Lymphperistaltik und massive Zufuhr extravasaler Lymphe in das Blut entsteht eine Hypervolämie, die bei der generalisierten Sympathikolyse sowohl die Peripherie als auch den Körperkern auffüllt. Dieser Mechanismus wird nur im Liegen deutlich, im Stehen versackt das Blut in die Beine.

Dopplersonographische Messungen haben gezeigt, daß ein warmes Bad eine längere und konstantere Durchblutung im inneren Genitale bewirkt als ein heißes Bad, das sehr schnell eine nachhaltige Gegenregulation und ein starkes Nachpendeln nach der Anwendung bewirkt.

Jede balneotherapeutische Anwendung stellt eine typische balneologische Situation dar. Je nach Höhe des Wasserspiegels in der Wanne, der Temperatur und der Dauer des Bades werden z. B. erhebliche Unterschiede (manchmal sogar entgegengesetzte physiologische Reaktionen!) auch innerhalb einer einzelnen Anwendungsart beobachtet. In der Balneotherapie werden statische (Bäder) und dynamische Wasseranwendungen unterschieden. Die nachfolgend aufgeführte Charakteristik der typischen Anwendungen kann daher nur grob vereinfacht dargestellt werden und gilt nur für die hier aufgeführten Temperaturbereiche.

Kalte Wasserbäder (< 28°C). Gynäkologisch werden kalte Wasserbäder mit einer Temperatur von unter 28°C für 10–15 Minuten angewandt. Die hierdurch verminderte Hautdurchblutung bewirkt nach der Dastre-Morrat-Regel eine Mehrdurchblutung des Körperkerns und damit des inneren Genitale. Dieser Effekt wird durch den hydrostatischen Druck eines Vollbades abgeschwächt und durch den eines Halbbades verstärkt.

Temperaturindifferentes Bad (34°–35°C). Es entsteht eine maximale Hautvasodilatation und Minderdurchblutung des Körperkerns und des inneren Genitales.

Warmes Bad (36°C). Durch Konvektion der Wärme aus dem Wasser wird ein thermoregulatorisches Wohlbefinden mit allgemeiner Entspannung erreicht.

Heißes Bad (39°C). Es führt zu einer Steigerung der Durchblutung und Erwärmung im Bereich des inneren Genitale infolge einer Erhöhung des Minutenvolumens aufgrund einer Tachykardie. Bei höherer Temperatur entsteht eine noch deutlichere Hyperämie des Genitale.

Thermalbad (36°–38°C, isothermes Bad). Gynäkologisch wichtige Wirkungsmechanismen des warmen Thermalbades (Halbbad) beruhen auf dem Training der körpereigenen thermoregulatorischen und neurovegetativen Mechanismen, Hormonregulationen, spasmolytischen Effekten, Dekongestion im inneren Genitalbereich, Kongestion in den äußeren Genitalorganen, ferner auf der Stoffwechselanregung, Beschleunigung der Resorption von Exsudaten, Auflockerung des Bindegewebes und Analgesie.

Thermalbad (39°–42°C). Ein heißes Thermalbad bewirkt eine Sympathikotonie, Rezeptorenstimulation und therapeutische Anregungseffekte. Die gynäkologischen Indikationen sind Sterilität verschiedener Ursachen, chronische Salpingitis, postoperative Infiltrate, Altersatrophien, fibroplastische Veränderungen im kleinen Becken und das klimakterische Syndrom.

Bad mit Zusätzen (34°–38°C). Neben den Wirkungsmechanismen des warmen Bades werden noch zusätzliche Effekte durch pflanzliche Zusätze erreicht: Sekretionsfördernde, beruhigende, kreislauf- und sexuell anregende und die lokale Durchblutung steigernde Pflanzen werden eingesetzt. Indikationen sind insbesondere Hitzewallungen in den Wechseljahren, Zyklusstörungen, Entspannung bei Streß, Schlafstörungen, Schmerzsyndrome, Hypotonie, Erschöpfung, Erkältungen und Entzündungen.

Perlbad, Luftsprudelbad (33°–37°C). In einem Luftsprudelbad kommt es zu einer Detonisierung der verspannten Muskeln. Sanfte Vibrationen wurden sogar noch in der Bauchhöhle und im Darm nachgewiesen, was bei Obstipation nützlich sein kann. Die vielen aufsteigenden Luftbläschen platzen mit einer gewissen Energie an der Wasseroberfläche. Bei einem Badezusatz von ätherischen Ölen kommt es so zu einer beträchtlichen Steigerung der Konzentration von Aerosolpartikeln über dem Wasserspiegel, was das Luftsprudelbad zu einem wirksamen Inhalationsbad bei Erkrankungen der Atemwege macht. Die Sprudelung reizt mechanisch nervale Endkörperchen und hat eine Mikromassagewirkung in Haut, Muskeln, Gelenken und Darm. Durch Senkung des isothermen Punktes um 1°C (infolge des Wasser/Gas-Gemisches) ist ein kaltes Perlbad verträglicher als ein übliches überwärmtes Wasserbad. Die angeregte Lymphperistaltik, Entspannung, Muskeldetonisierung, Rezeptorenstimulation, Fazilitätswirkung, sexuelle Stimulierung, allgemeine Anregung, neuro-vegetative Umstimmung und Blutdruckerhöhung lassen sich vielseitig ausnutzen. Die gynäkologischen Indikationen sind Wechseljahrsbeschwerden, neurovegetative Dystonie, Sterilität, Altersatrophie, postoperative Infiltrate, Obstipation und Lymphödem.

Kohlensäurewasserbad (28°–34°C). Kohlensäure kann als CO_2-Wasserbad genutzt werden. Bis zu 50 ml CO_2 können pro m² Hautoberfläche in der Minute resorbiert werden. Die CO_2-Konzentration in einem Wasserbad ist im kalten Bereich am höchsten. Eine Wasserbadbehandlung sollte

15 – 20 Minuten dauern, während die Badetemperatur von 33° auf 28°C abgesenkt werden kann.

> Es ist darauf zu achten, daß das über der Wasseroberfläche stehende CO_2-Gas nicht eingeatmet wird.
> Die Patientin darf sich daher in einem CO_2-Bad nicht bewegen und muß den Kopf nach hinten geneigt halten. Eine ständige Beobachtung der Patientin muß gewährleistet sein.

Kohlensäure führt zu Bläschenbildung durch das ständig entweichende CO_2-Gas, das die Wärmerezeptoren der Haut anregt. Das CO_2-Gas/Wasser-Gemisch senkt den isothermen Punkt um 1°C, was das grundsätzlich kühle Kohlensäurewasserbad angenehmer macht. Das Kohlensäurewasserbad ist ein stark wärmeentziehendes Verfahren, weil durch das CO_2 eine Hautvasodilatation entgegen dem thermoregulatorischen Bedarf entsteht. Dies verursacht unphysiologische Wärmeverluste in das Badewasser, was die Dauer der Anwendung auf nur 10–15 Minuten beschränkt. Ein Kohlensäurewasserbad be-

ginnt üblicherweise bei 34°C. Seine Wirkung wird durch Absenkung der Badetemperatur (und somit Steigerung der CO_2-Konzentration im Badewasser) bis auf 28°C verstärkt. Bei einer höheren Temperatur ist die Löslichkeit des CO_2 im Wasser geringer.

Die wichtigsten Effekte sind Sympathikolyse, Vasodilatation, Blutdrucksenkung, Sedierung, Hypothermie, Entzündungshemmung, Abschwellung und eine diuretische Wirkung. Gynäkologisch indiziert ist das Kohlensäurewasserbad bei Wechseljahrsbeschwerden, neurovegetativer Dystonie, Altersatrophien, Sterilität, chronischer Adnexitis, EPH-Gestose und Wundheilungsstörungen.

Der CO_2-Behandlung spricht man auch eine sexuell anregende Wirkung zu, die durch eine trophotrope Umstellung der Reaktivität und lokale Reizung erklärt werden kann.

Geschlossene Kohlendioxyd-Gasbehandlung (45 min). Die geschlossene CO_2-Gasbehandlung hat gegenüber dem Kohlensäurewasserbad erhebliche Vorteile [4], da sie einfacher durchzuführen ist. Der gesamte Körper wird unter Auslassung des Kopfes und evtl. einzelner Körperteile in einen Plastikbeutel gebracht, in den CO_2-Gas einge-

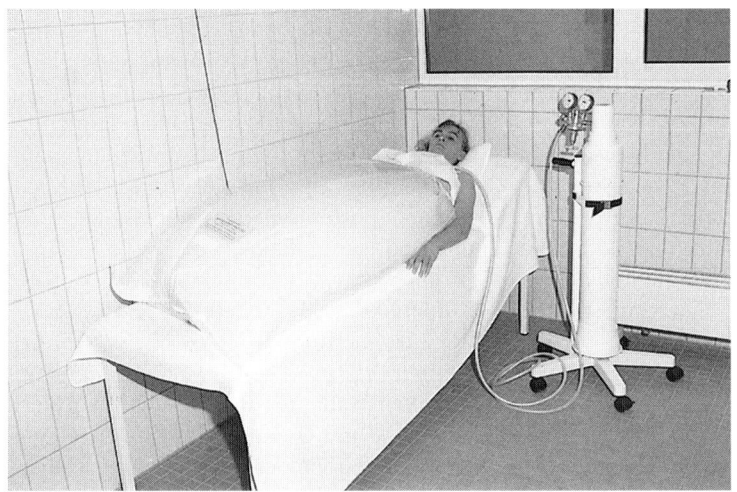

Abbildung 2-1:
Geschlossene Kohlendioxyd-Gasbehandlung

leitet wird (Abb. 2-1). Eine In-toxikation ist hierbei ausgeschlossen. Durch das sich unter der Plastikfolie ansammelnde Verdunstungswasser entsteht eine vermehr-te Hydratation der Haut, wodurch die CO_2-Resorption verstärkt wird. Vorteil dieses Verfahrens ist die leichte Anwendung auch bei Behinderten und Bettlägerigen sowie bei bekleideten Patienten. Eine Zudeckung verhindert unerwünschte Wärmeverluste und macht dieses CO_2-Verfahren zu einer isothermen Anwendung. Die Sympathikoly-se wird dadurch verstärkt.

Wichtige Wirkungsmechanismen sind: Relaxation, Euphorisierung, Vasodilatati-on, Hämodilution, Ödemausschwemmung, antithrombotische Effekte, Steigerung von Wachstums- und Sexualhormonen, Ent-zündungshemmung, Wundheilungsförde-rung, Sympathikolyse, Anabolie, Steige-rung des pO_2, Blutalkalisierung durch die Gegenregulation auf CO_2-Hautreize.

Gynäkologische Indikationen sind Steri-lität, Wechseljahrsbeschwerden, Men-struationszyklus- und sexuelle Störungen, Kachexien, postoperative Nachbehand-lung, Thromboembolieprophylaxe, Deku-bitusprophylaxe, Wundheilungsstörungen, leichte bis mittelschwere Gestose, Lymph-ödeme und die Krebsnachbehandlung.

Solebad (36°–40°C). Solebäder werden als Sitz-, Halb- oder Vollbäder mit einer Tempe-ratur von 36°–40°C für eine Dauer von 10–20 Minuten verordnet. Ihnen wird u. a. eine vegetative Wirkung zugeschrieben.

In der Regel wird eine bis 4%ige Solekon-zentration verwendet. Bei der Wirkung sind die Temperaturen, das Mischverhältnis mit Süßwasser und die Anwendungsdauer (10–20 min) zu berücksichtigen. Als wichti-ge Wirkungsmechanismen gelten neurove-getative Umstimmung, Relaxation, Spasmo-lyse, Resorption von Exsudaten und Binde-gewebeauflockerung. Das Solebad ist indi-ziert bei Sterilität, neurovegetativer Dysto-nie, Wechseljahrsbeschwerden, Altersatro-phien, Pelveopathia spastica, Reizblase.

Vaginale Solespülung. Vaginale Sole-Irri-gationen erfolgen über Glasbirnen (Pin-kusbirnen) mit 2–4%igen Sole bei einer Temperatur von 40°–44°C aus einer Fall-höhe von 2 m. Hierzu werden bis zu 15 l Sole innerhalb von 15 Minuten benötigt. Da sich in der Scheide nur wenige Wär-merezeptoren befinden, kann eine Sole-Ir-rigation mit höheren Temperaturen noch als angenehm empfunden werden.

Ein Auslaufen der Solelösung aus der Scheide ist zu vermeiden (Vaseline), da bei Temperaturen ab 42°C Schmer-zen auftreten können.

Tägliche vaginale Spülungen mit isotonen oder hyperosmotischen Solelösungen haben keine schädlichen Auswirkungen auf das Scheidenepithel. Die Gesamtzahl der Solespülungen, besonders bei Pessar-

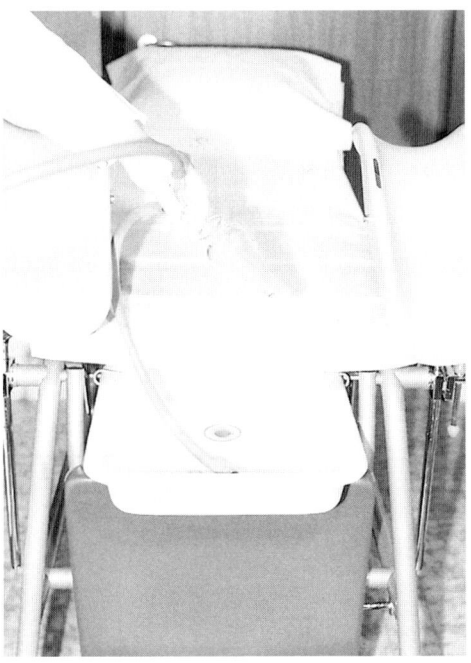

Abbildung 2-2: Vaginale Solespülung auf dem gynä-kologischen Stuhl

trägerinnen, soll jedoch 10–15 nicht übersteigen (Abb. 2-2).

Gynäkologisch wichtige Wirkungsmechanismen sind hier die lokale Wärmezufuhr, Spasmolyse und Vasodilatation.

Indiziert sind die Sole-Irrigationen bei Sterilität, chronischer Adnexitis, postoperativen Infiltraten, Posthysterektomie-Syndrom, beginnender Ovarialinsuffizienz, Altersatrophien, Harninkontinenz bei schlaffem paraurethralem Gewebe, Druckschäden bei Pessarträgerinnen, Verwachsungsbeschwerden, Pelveopathia spastica.

Moorbreibad (39°–47°C). Den Wirkungen beim Aufenthalt in einem Moorbreibad kommt wegen der besonderen thermophysikalischen Eigenschaften des Badetorfes eine besondere und im wesentlichen geklärte Bedeutung zu. Im einzelnen handelt es sich um Wärme, Auftrieb und hydrostatischen Druck.

Die Wärmeübertragung unterscheidet sich von einer Übertragung der Wärme in einem Wasserbad auf den Körper dadurch, daß statt einer konvektiven eine konduktive Übertragung der Wärme besteht, so daß durch Abfließen der Wärme in den Körperkern höhere Temperaturen an der Körperschale über längere Zeit besser toleriert werden können. So führt eine Moorbreibadtemperatur von 39°–41°C, die lauwarm empfunden wird, zu einer Körperkernüberwärmung und nur zu einer effektiven Hauttemperatur von 36,7°–37,4°C. Die Dauer eines Bades beträgt 20 Minuten.

> Die Konsistenz des Moorbreibades ist zu beachten, da dünnflüssigere Moorbäder bei diesen Temperaturen zu Verbrennungen führen können.

Der Auftrieb in einem Moorbreibad wirkt ähnlich wie in einem Wasserbad. Hierdurch wird eine bessere Beweglichkeit ermöglicht. Der hydrostatische Druck wirkt analog einer Immersion in einem Wasserbad. Um eine Mehrdurchblutung im Genitalbereich zu erreichen, wird in der gynäkologischen Balneotherapie in der Regel ein Moorhalbbad appliziert, wobei der Spiegel des Moorbreis etwa 2 Querfinger über Nabelhöhe liegen soll.

Bei der Vorbereitung eines Moorbades wird die Wasserkapazität des Moores ausgenutzt. Durch die elektrostatischen Kräfte im Moorbreibad werden kleinere Moorpartikelchen durch Adhäsionen netzartig zusammengehalten, so daß die zwischen ihnen eingeschlossenen Wassermengen nicht fließen können. Daher entfällt jede Strömung (Konvektion) in einem Moorbreibad. Die Wärmeleitung erfolgt nur durch Konduktion. Im Vergleich zu der dünnen Grenzschicht zwischen Haut und Wasser von nur 0,5 cm bildet sich im Moorbreibad an der Haut eine dicke Grenzschicht von 7–12 cm Dicke. Ein Wärmeabfall an der Moorbreibad-Grenzschicht erreicht 4°–6°C. Zu ihrer Stabilisierung ist etwa 1 Minute nötig. Beim Einstieg in das Moorbreibad gibt es einen größeren Reiz als im Wasser. Jede Bewegung verstärkt erneut die Reizung durch Störung der puffernden Grenzschicht. Weitere Wärmeübergabe gelingt jedoch schonender als in einem Wasserbad.

Für die richtige Dosierung des Moorbreibades ist eine Zusammenstellung der effektiven Hauttemperaturen wichtig. So muß z.B. zum Erreichen einer wirksamen Hauttemperatur von 40,1°C die Wasserbadtemperatur nur 41,3°C, die Moorbreibadtemperatur aber 47°C betragen!

Ein Moorbreibad von 45°C kann bei bestimmter Indikation unterdosiert sein, ein 45°C-Moorwasserbad kann jedoch bereits eine Verbrennung bewirken.

Die Unterscheidung zwischen Moorbrei- und Moorwasserbad ist deshalb wichtig, weil in manchen Kurorten die Unsitte herrscht, den Torfbrei durch Zugabe von warmem Wasser aufzuwärmen und somit zu verdünnen, bis schließlich ab einer bestimmten Wasserbeimischung die elektrostatischen Kräfte die netzartigen Strukturen nicht mehr halten können und eine Strömung im Bad möglich wird. Ob es sich um eine Konvektion oder Konduktion im Moorbreibad handelt, wird schnell durch die sog. Quentinsche Schriftprobe sichtbar: Ein auf der Badeoberfläche gezeichneter Buchstabe muß mindestens 1 Minute lang erkennbar bleiben. Zerfließt der Buchstabe früher, handelt es sich um ein Moorwasserbad, das lediglich so hoch wie das übliche Wasserbad (höchstens 44°C) dosiert werden darf, um keine Verbrennungen zu riskieren.

Gynäkologisch wichtige Wirkungsmechanismen des Moorbreibades beruhen auf der schonenden bis intensiven Wärmezufuhr, Resorption von regulativ wirkenden pflanzlichen Stoffen, vasoaktivem Training, Hormonfreigabe, Spasmolyse, Vasodilatation, Hämodilution, resorptiven Effekten, Auflockerung des Bindegewebes und Analgesie.

Gynäkologische Indikationen sind vor allem Sterilität verschiedener Ursache, chronische Salpingitis, postoperative Infiltrate, Wechseljahrsbeschwerden, Altersatrophien und Harninkontinenz.

Moorpackung, Fangopackung. In Moorpackungen werden nur 70% der Wasserkapazität des Torfes genutzt, so daß der Moorbrei plastisch und verformbar bleibt. Die Packungstemperatur soll bei 50°C liegen und die Anwendungsdauer 20–40 Minuten betragen. Auch gekühlte Moorpackungen (+4°C) können verwendet werden.

Die **vaginale Moorbreibehandlung** eignet sich in besonderer Weise, um dem inneren Genitale Wärme oder auch Kälte zuzuführen [2]. Darüber hinaus ist die Resorption von Moorbestandteilen durch die Vaginalhaut günstiger als durch die äußere Haut. Unter der vaginalen Applikation kann eine deutliche Steigerung des Blutflusses in der A. uterina festgestellt werden [26].

Fangomischungen von Moor mit Paraffin oder vulkanischem Tuff (Eifelfango) eig-

nen sich ebenfalls zur lokalen äußeren Applikation. Es wird jedoch nicht die gewünschte Erwärmung im Bereich des inneren Genitale erreicht. Die nachweisbare Durchblutungssteigerung im Genitalbereich ist nur kurzfristig.

Moorersatzstoffe sind Lösungen aus Naturmoor oder Huminstoffen, sog. Suspensionen oder Schwarzwässer, und werden als Ersatzstoffe in der Annahme verwendet, daß deren Moorinhaltsstoffe resorbiert werden und eine ähnliche Wirkung wie in einem Moorbreibad entfalten. Die Wirkung ist jedoch ähnlich einem Wasserbad, da die konduktive Wärmeübertragung — wie beim Moorbreibad — entfällt. Somit haben Moorersatzstoffe nur einen geringen therapeutischen Effekt bei der Behandlung gynäkologischer Erkrankungen.

Eifel-Fango besteht aus anorganischer Vulkanasche. Fango hat mit dem Torf identische thermische Effekte. Moor (Torf) dagegen besteht überwiegend aus organischen, pflanzlichen Stoffen, die teilweise durch die Haut aufgenommen werden. Für eine Moorpackung werden nur 70-80% der gesamten Wasserkapazität des Moores ausgenutzt. Dadurch bleibt die Moorpackung plastisch. Die Moorpackung wird oft als sog. Reithosenapplikation angewandt.

Nur so kommt es zur kutiviszeralen Beeinflussung des inneren Genitale sowohl durch Stimulierung der sakralen parasympathikotonischen S2-4 Segmente als auch durch die suprapubischen Th10-12 Segmente. Die Anwendungstemperatur beträgt 48°–50°C und führt zu einer Steigerung der Durchblutung des inneren Genitale.

Gynäkologische Indikationen sind Infiltrate, fibroplastische Veränderungen, Altersatrophien, funktionelle Störungen im kleinen Becken, ovarielle Insuffizienz, Reizblase.

Vaginale Moorbreiapplikation (Vagimoran®). Bis auf 45°–50°C aufgewärmtes

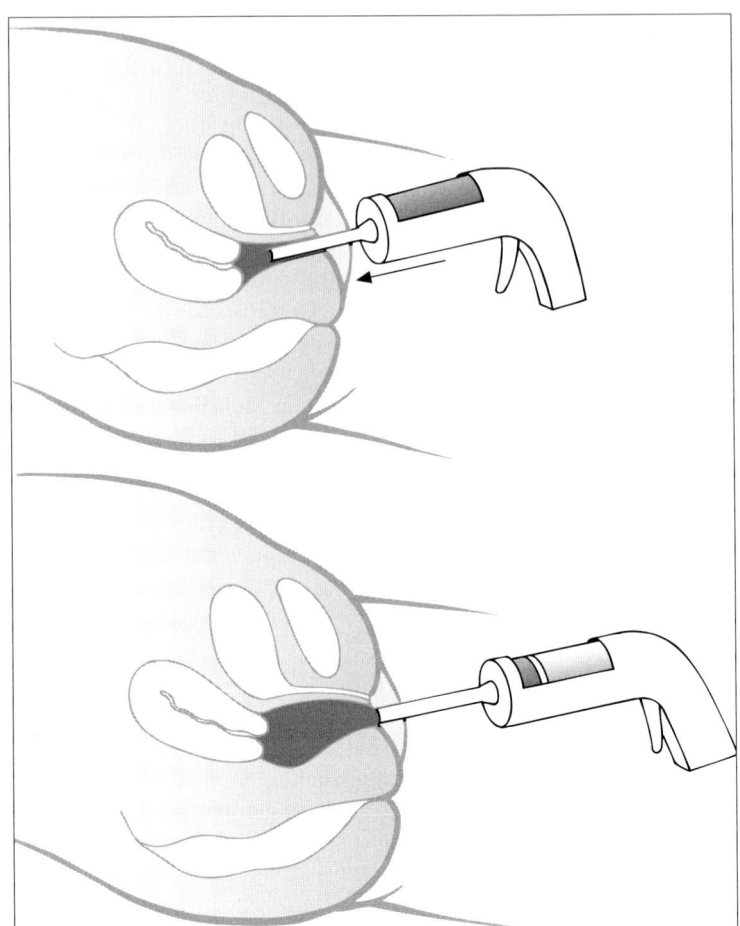

Abbildung 2-3:
Vaginale Moorbrei-
applikation

Moor wird intravaginal als Tamponade appliziert. Mit Hilfe eines Einführungsrohres, das an eine Moorkartusche angebracht wird, wird der Torf mittels einer Handpistole in die Scheide eingeführt (Abb. 2-3). Ein über das Einführungsrohr gezogener poröser Strumpf verbleibt mit dem Torf gefüllt als Tampon in der Scheide. Die Patientinnen entfernen das Torftampon nach 2–4 Stunden selbst. Bei dem in Vagimoran® fertig zubereiteten Moor handelt es sich um ein Hochmoor aus dem Allgäu. Der Trockenrückstand beträgt 10–14%, der pH-Wert 4–6. Eine Applikation beinhaltet 100–150 g Torfbrei.

Durch den vaginalen Weg werden neuartige thermische, chemische und mechanische Effekte erzeugt: Die intrakorporale Applikation ermöglicht eine intensivere Erwärmung des kleinen Beckens als ein Bad. Die störende und subjektiv unangenehme Wärmegegenregulation der Haut wird hier umgangen. Die Vagina besitzt sehr wenig Wärmerezeptoren, so daß die bis 50°C heiße Torftamponade meistens als angenehm empfunden wird und über 2 Stunden lang den Versorgungsbereich der A. uterina erwärmen kann.

Eine trophotrope Umstellung der Frankenhäuserschen neurovegetativen Ganglien mit konsensualen und axonalen Reflexen führt zu einer Vasodilatation in benachbarten Organen und auch im Bereich der Arteria iliaca interna. Noch nach

24 Stunden haben wir eine 50%ige Steigerung der Durchblutung der A. uterina gemessen.

Die direkte Erwärmung der Vaginalwand führt zur raschen Tonisierung des periurethralen Gewebes bei Streßinkontinenz und zur Regeneration des Epithels bei atrophischen Zuständen.

Verspannte Parametralbänder werden detonisiert und Verwachsungen aufgelockert.

Zur Kühlung bei bestimmten Indikationen (Pelvic congestion) wird der Torftampon aus dem Kühlschrank (4°C) entnommen.

Auf dem vaginalen Weg wird eine gute Resorption von Torfinhaltsstoffen (z. B. Huminsäuren) ermöglicht. Huminsäuren wirken hemmend auf die Prostaglandin-Synthese und somit vasodilatatorisch.

Gynäkologische Wirkungsmechanismen sind die lokale Auflockerung von Bindegewebe, Vasodilatation und Stoffwechselbeeinflussung im kleinen Becken, Anregung der Endolymphproduktion und tubarer Motilität, Festigung des paraurethralen Gewebes sowie adstringente, antimikrobielle, antivirale und mechanische Pessar-Effekte und Scheidendilatation.

Die Indikationen sind sehr vielseitig: Sterilität jeder Art, chronische Adnexitis, Adhäsionsprophylaxe, Verwachsungsbeschwerden, postoperative Infiltrate, Posthysterektomie-Syndrom, Harninkontinenz, Reizblase, Pelveopathia spastica und beginnende Ovarialinsuffizienz.

2.1.2
Indikationen

□ **Salpingitis und Folgezustände.** Die Behandlung einer Salpingitis bedarf einer klaren Diagnose, da ihre einzelnen Stadien unterschiedliche Anwendungen erfordern.

Akute Salpingitis. Ziel der Behandlung dieses Stadiums ist die Normalisierung des pathologisch gesteigerten lokalen Stoffwechsels, der Vasodilatation und der lokalen Überwärmung. Neben Antibiotikagaben werden Kälteanwendungen mit der Eisblase mehrfach täglich über 2 Stunden verordnet.

Abklingende Salpingitis. Nach unauffälligem Provokationstest (kein signifikanter Leukozytenanstieg nach 10 Minuten Kurzwellenbestrahlung) kann mit einer Wärmebehandlung begonnen werden. Ziel der Behandlung ist es in diesem Stadium, eine Auflockerung des Bindegewebes und eine Verbesserung der Genitaldurchblutung zu erreichen. Hierzu werden intravaginale Moortamponaden (45°C für 30–60 Minuten) oder vaginale Sole-Irrigationen (40°C für 15 Minuten) verordnet. Diese Anwendungen können mit einem Moorbreihalbbad (45°C für 20–30 Minuten), mit einem CO_2-Wasservollbad (34°C für 20–40 Minuten) in täglichem Wechsel kombiniert werden.

Chronische Salpingitis. Die Ausheilung einer rezidivierenden Salpingitis kann durch Steigerung der körperlichen Resistenz sowie durch Auflockerung der fibroplastischen Veränderungen erreicht werden. Dazu wird eine intensive Wärmezufuhr angestrebt. Anwendungen zur lokalen Wärmebehandlung sind vaginale Moorapplikationen (45°C für 120 Minuten) und vaginale Sole-Irrigationen (40°C für 15 Minuten) [5]. Man verordnet diese Wärmebehandlung an jedem zweiten Tag mit einem Moorbreihalbbad (20 Minuten) und verabreicht an den Zwischentagen entweder einen Blitzguß (5 Minuten) oder ein CO_2-Wasserbad.

Zustand nach Salpingitis. Nach Ausheilung einer Salpingitis bestehen noch häufig fibroplastische Veränderungen (Infiltrate), die zu objektiven Beschwerden führen.

In diesen Fällen ist eine intensive lokale Wärmebehandlung und Mikromechanotherapie (Vibrationstherapie) angezeigt. Empfohlen werden vaginale Mooranwendungen (45°C für 120 Minuten), vaginale Sole-Irrigationen (40°C für 15 Minuten) sowie zusätzliche Moorbreivollbäder (45°C für 20–30 Minuten). Nach jeder Wärmebehandlung kann eine Vibrationsmassage auf den Unterleib für etwa 10 Minuten erfolgen, um feine Verwachsungen zum Zerreißen zu bringen.

◻ **Sterilität.** Bei **vaginalbedingten** Ursachen ist Ziel der Behandlung, die häufige chronisch-unspezifische Entzündung der Scheide durch vaginal appliziertes Moor zu heilen. Die antiphlogistische Wirkung des Moores begünstigt die Heilung von Scheidenhaut und normalisiert das Scheidenmilieu. Die vaginalen Mooranwendungen erfolgen bei beliebiger Temperatur für 2 Stunden jeden zweiten Tag. Die Wirkungen der Moorinhaltsstoffe werden verstärkt, wenn nicht nach jeder einzelnen Moorapplikation eine Ausspülung der Scheide erfolgt. Dies sollte nur vor der Ovulation und der Menstruation vorgenommen werden.

Zervikale Ursachen. Durch den Wärmeeffekt der vaginalen Moorapplikationen wird der Stoffwechsel in den Zervixdrüsen gesteigert, so daß vermehrt Zervixschleim gebildet werden kann, der aus den Schleimhautkrypten ausfließend u. a. eine Reinigungswirkung hat. Neben der vermehrten Schleimproduktion kommt es auch zur Verflüssigung des Zervikalschleims.

Tubare Ursachen. Durch Wärmebehandlung kommt es zur Vermehrung der Endolymphe in der Tube. Verwachsungen lockern sich durch vermehrte Kapillarisierung auf. Bei tubaren Motilitätsstörungen und hypoplastischen Tuben kann der Versuch unternommen werden, durch vaginale Moorbehandlung und/oder Moorhalbbäder einen günstigen therapeutischen Effekt zu erzielen. Auch durch Kaltwasserbehandlungen kann eine bessere Genitaldurchblutung erreicht werden.

Neuroendokriner Faktor. Bei hypothalamisch bedingter Ovarialinsuffizienz kann durch die Therapie eine Verminderung der Streßsituation durch Entspannung, Umstellung und Beseitigung von Störungen des Biorhythmus zum Erfolg führen. Güsse, Wickel, isothermische oder lauwarme Sole- und Wasservollbäder, unterstützt durch Liegekuren, Helio- und UV-Therapie sind bevorzugte Anwendungen, die durch leichte Gymnastik, Schwimmen u. ä. unterstützt werden. Bei der hypothalamisch bedingten Ovarialinsuffizienz können durch Steigerung der zerebralen Durchblutung mit Hilfe der Bewegungstherapie und unter Ausnutzung der Blutverschiebung in einem Vollbad sowie durch Anregung des thermozirkulatorischen Reflexes in einem heißen Bad Erfolge erzielt werden. Die isothermischen Vollbäder werden hierzu mit heißen Vollbädern (Wasserbad: 39°–40°C, Moorbreibad: 45°–48°C) und Kneippschen Wärmeanwendungen kombiniert.

◻ **Vegetative Störungen.** Die Balneotherapie vegetativer Störungen bedarf einer möglichst genauen Diagnose, um gezielte Anwendungen im Sinne der Kneipp-Therapie durchführen zu können.

◻ **Pelvic congestion.** Ziel der Behandlung ist es, die pathologisch vermehrte venöse Stauung im kleinen Becken zu beseitigen, die zu einem Spannungsschmerz im Genitalbereich führt. Durch Verminderung der Durchblutung mit lokaler Kälteapplikation kann dies erreicht werden. Die Kältebeeinflussung der Frankenhäuser-Ganglien durch kalte vaginale Mooreinlagen (4°C für 30–120 Minuten) sowie die Ausnutzung des hydrostatischen Druckes bei thermoneutralen Vollbädern mit und ohne Zusätze können eine Dekongestion im kleinen Becken bewirken.

◻ **Pelveopathia spastica.** Der schmerzhaft gesteigerte Tonus der glatten Muskulatur im Bereich des parametranen Gewebes kann durch eine Wärmesympathikolyse im kleinen Becken sowie durch Spasmolytika gelindert werden. Hierzu werden vaginale Sole-Irrigationen (45°C für 15 Minuten) oder Moorapplikationen (45°C für 30 Minuten) sowie zusätzliche Solebäder (30 Minuten) und Heublumensäcke (30 Minuten) verordnet.

❏ **Reizblase.** Da bei einer Reizblase häufig eine gesteigerte Sympathikotonie besteht, werden sowohl segmental als auch zentral und lokal wirkende Maßnahmen in der Behandlung kombiniert. Zentral wirkende Anwendungen sind isothermische, lauwarme Vollbäder, auch Solebäder mit sympathikolytischer Wirkung. Unterstützt werden diese Maßnahmen durch die geschlossene CO_2-Gasbehandlung und u. a. durch Liegekuren.

Die kutiviszerale Beeinflussung der sympathischen Innervation im Bereich T10 bis T12 und der parasympathischen Innervation im Bereich S2 bis S4 durch Moor- oder Heublumenpackungen führt zu einer Ruhigstellung, zur Normalisierung der segmentalen Reaktivität und zur segmentalen Spasmolyse.

❏ **Klimakterische Beschwerden.** Balneotherapeutische Maßnahmen werden vor allem als unterschiedlich spezifische Reize aufgefaßt, die adaptive Prozesse an neue Situationen anregen sollen.

Als verhältnismäßig unspezifische Reize haben sich hydrotherapeutische Behandlungen bewährt. Allgemein können Wildwässer, Jod- und Schwefelquellen empfohlen werden. Kohlensäurewasserbäder und die geschlossene CO_2-Gasbehandlung sind im Klimakterium angezeigt.

Ein Schwerpunkt balneogynäkologischer Behandlungen liegt auf der Anwendung von Badetorfen. Voll- oder Halbbäder werden mit Temperaturen bis 44°C durchgeführt, dabei kommt es zum Anstieg der Kerntemperatur um 1°–1,5°C und zu einer Stimulation zahlreicher endokriner Reaktionen und der Ovarialfunktion [8] mit einem Anstieg östrogener Hormone im Blut. Es werden aber auch vaginale Anwendungen mit einer Temperatur bis zu 42°C durchgeführt.

In der Regel werden 4–6wöchige Kuren mit 3 Badeanwendungen pro Woche durchgeführt. Nach 4 Wochen ist mit einer subjektiven oder objektiven Befundverbesserung zu rechnen [2].

Als typische Indikationen gelten Hitzewallungen, vegetative Begleiterscheinung der Hormonausfallsituation, atrophische Veränderungen wie Pruritus vulvae und Craurosis vulvae, Harninkontinenz, Senkungsbeschwerden (Descensus uteri, Zysto- und Rektozele) und Kreuzschmerzen aus gynäkologischer Ursache.

In der Prämenopause, bei vorzeitigen klimakterischen Beschwerden oder Zyklusstörungen kann die Ovarialfunktion erfahrungsgemäß durch Moorbäder angeregt werden, mit der Folge einer genitalen Mehrdurchblutung und Vasodilatation.

Ziel der Behandlung in der Postmenopause ist die Normalisierung der vegetativen Ausgangslage, die die Hormonausfallsituation begleitet. Dies wird durch ganzkörperliche Sympathikolyse [1], durch Nachahmungsstrategie des Biorhythmus und durch entsprechende Ruhepausen erreicht. Bei Hitzewallungen können Kneippsche Anwendungen, lauwarme bis kühle CO_2-Wasserbäder oder allgemeine Kälteanwendungen eine rasche Hilfe bringen.

Die Balneotherapie kann bei Patientinnen, die eine Hormonsubstitution ablehnen oder Kontraindikationen aufweisen, dennoch aber den Wunsch nach einer Linderung ihrer klimakterischen Beschwerden äußern, sinnvoll eingesetzt werden.

❏ **Senium.** Der hypohormonale Zustand im Senium, der häufig mit atrophischen Genitalveränderungen sowie peripheren und zentralvaskulären Störungen verbunden ist, bedarf ebenfalls der gezielten und komplexen Balneotherapie. Lokale Hyperthermie und Hyperämisierung, CO_2-Behandlung sowie Schmerzlinderung durch Wärme oder Reflextherapie sind indiziert. Kohabitationsbeschwerden infolge einer engen und trockenen Scheide können durch vaginale Moorapplikationen weitgehend behoben werden.

❏ **Atrophische Veränderungen.** Pruritus vulvae und Craurosis vulvae werden durch Hyperthermie und Hyperämie sowie durch

Reflextherapie und Sympathikolyse günstig beeinflußt. Dazu werden Moorbreiapplikationen auf die Vulva (42°C für 30–60 Minuten) oder vaginale Sole-Irrigationen (40°C für 15 Minuten) täglich mit geschlossener CO_2-Behandlung kombiniert. Auch Halbbäder (Moorbrei-, Sole- und Wasserbad) können die Beschwerden günstig beeinflussen.

Die Solewannenbäder (35°–36°C) können bis zu max. 38°C gesteigert werden. Bei einem Halbbad sind Temperaturen von 39°–40°C möglich. Die Solekonzentration sollte bei 4% liegen. Die Badedauer beträgt im Mittel 20 Minuten bei 3 Bädern pro Woche.

◻ **Senkungszustände.** Zur Kräftigung des Gewebes und Verbesserung der Durchblutung haben sich bei geringgradigen Senkungszuständen von Scheide und Gebärmutter neben der Beckenbodengymnastik und der Vermeidung, schwere Lasten zu heben, die vaginale Solespülung und warme vaginale Mooreinlagen bewährt.

◻ **Postoperative Adhäsionsprophylaxe.** Frühbehandlung: Nach einer Unterleibsoperation kann bereits im Krankenhaus mit einer Adhäsionsprophylaxe begonnen werden. Dadurch ist nach unseren Erfahrungen zugleich ein rascher Abbau der postoperativen Streßsituation möglich.

Erste Anwendung ab dem vierten postoperativen Tag ist die geschlossene Kohlensäurebehandlung für 60 Minuten täglich. Die CO_2-Gabe führt zur allgemeinen Beruhigung und zur Steigerung der Schmerztoleranz. Die zentrale Sedierung, Sympathikolyse und Euphorisierung bewirken eine schnellere postoperative Erholung. Die Hautvasodilatation fördert die Wundheilung und bedeutet Dekubitusprophylaxe. Die Thrombozytenaggregation kann vermindert werden.

Spätbehandlung: Die bereits ausgebildeten postoperativen Verwachsungen und Infiltrate können am Kurort durch die lokale Wärmeanwendung sowie durch die chemische Wirkung von resorbierten Torf-

inhaltsstoffen behandelt werden. Als Anwendungen werden vaginale Moorbreibehandlungen (45°–50°C bis 120 Minuten) sowie vaginale Sole-Irrigationen (42°–43°C für 10-15 Minuten) kombiniert mit einem Moorbreihalbbad (44°–46°C für 20-30 Minuten) in täglichem Wechsel mit einem Vollbad und Luftsprudelbad (37°C für 15 Minuten) verordnet.

Zur Rehabilitation nach gynäkologischen Eingriffen eignet sich die Kneipp-Therapie am Kurort in besonderer Weise, Roborierende, durchblutungsfördernde Maßnahmen, im Wechsel CO_2-Bädern, sind geeignet.

◻ **Erkrankungen in der Schwangerschaft.** Die Schwangerschaft galt stets als eine Gegenanzeige für balneologische Anwendungen. Auch Kneipp geht in seinem Standardwerk nicht auf dieses Indikationsgebiet ein. Erst seit wenigen Jahren kommt die Balneologie auch in der Schwangerschaft zum Einsatz. Die Balneologie unter der Geburt hingegen ist seit Hippokrates bekannt.

In der Schwangerschaft ist die **Präeklampsie** eine der häufigsten Ursachen für eine stationäre Behandlung. Die Symptome der Gestose, die neben Ödemen, Hypertonie und Proteinurie auch mit einer Hämokonzentration mit allen rheologischen Folgeerscheinungen bis hin zur verminderten Perfusion der Plazenta einhergehen, lassen sich durch balneologische Maßnahmen günstig beeinflussen.

Folgende Anwendungen können bei leichter Gestose empfohlen werden: warme und kalte Knie-Waden-Güsse im Wechsel, Dreiviertelbäder mit 35°–37°C, mit steigender Wassertemperatur und feuchtwarme Wickel für je 20 Minuten. Diese Anwendungen haben antihypertensive, diuretische und sedativ-spasmolytische Eigenschaften. Weiterhin eignen sich geschlossene CO_2-Gasbäder, z. B. bei Wasseransammlungen an den Knöcheln, wie sie nach der Geburt auftreten können. Hierbei werden die Patientinnen in einen Plastiksack gelegt, der über der Brust mit einem Stretchband abgedichtet wird. In den Sack wird CO_2-Gas eingeleitet und die Patientin anschließend zugedeckt. Die Badezeit beträgt etwa eine Stunde. Eine einmalige Anwendung führt allerdings selten zum Erfolg. Kurmäßig angewendet, z. B. während eines Krankenhausaufenthaltes, vermag die geschlossene CO_2-Gasbehandlung u. a. auch durch Anregung des Lymphflusses Ödeme zu beseitigen. Auch die Blutgerinnung wird im Sinne einer Thromboseprophylaxe deutlich günstig beeinflußt.

Vergleichbar mit der oben beschriebenen geschlossenen CO_2-Gasbehandlung ist das normale CO_2-Wasserbad. Letzteres kann jedoch für viele Schwangere zu belastend sein, da neben den Immersionswirkungen sich das Gas auch negativ auf den Kreislauf auswirkt [19].

Die Ödembildung bei der Präeklampsie sollte nicht mit Diuretika behandelt werden. Durch den hydrostatischen Druck von isothermen Vollbädern (täglich für 30 Minuten) wird neben einer deutlichen Diuresesteigerung auch eine signifikante Hämodilution erreicht, die einer Schwangerschaftshypertonie mitverursachenden Hämokonzentration (Hämatokrit 40 Vol% und mehr) vorbeugen kann. Gleichzeitig kommt es durch die Bäder neben einer allgemeinen Entspannung zur Senkung des Blutdruckes. Dieses wird unterstützt durch die geschlossene CO_2-Gasbehandlung, die nicht nur zur Vasodilatation und damit zur Blutdrucksenkung, sondern auch zur Entspannung führt. Vollbad und CO_2-Gasbehandlung haben sich ohne unerwünschte Nebenwirkungen in der Behandlung der leichten Präeklampsie bewährt.

In der Schwangerschaft auftretende **Schlafstörungen** oder allgemeine **Müdigkeitserscheinungen** lassen sich mit kalten Güssen therapieren. Zur Durchführung verwendet man einen Schlauch, dessen Öffnung 1–2 cm Durchmesser betragen soll. Das Wasser muß nahezu ohne Druck auf die Haut auftreffen. Wird der Guß richtig durchgeführt, dann läuft das Wasser wie ein Mantel über den begossenen Körperabschnitt. Die Anwendungstechnik ist falsch, wenn das Wasser zurückspritzt.

Bei Müdigkeitserscheinungen hat der kalte Armguß eine stark erfrischende und anregende Wirkung. Dabei unterstützt er die Herztätigkeit, wirkt blutdruckregulierend und fördert die Atmung. Kontraindikationen stellen in der Schwangerschaft heiße Anwendungen (über 38°C) und Blitzgüsse dar.

2.1.3
Unerwünschte Wirkungen und Kontraindikationen

Allgemeine Kontraindikationen der Balneotherapie sind schwere Psychopathie, akute Psychosen, Epilepsie, schwere Kachexien, alle akuten und schweren Allgemeinerkrankungen, infektiöse und parasitäre Erkrankungen, lokale infektiöse Hauterkrankungen, großflächige Epithelialdefekte und dekompensierte Herzerkrankungen. Patientinnen mit ausgeprägter endogener Depression können die therapeutischen Reize der Therapie auf die Dauer nur begrenzt tolerieren, und ihr Zustand wird oft verschlechtert.

Eine Bäderbehandlung ist kontraindiziert bei Myokarditis, ausgeprägter Koronarsklerose, Herz-Kreislauf-Dekompensation, schwerer Hypertonie, schwerer Arteriosklerose und schweren Erschöpfungszuständen; relative Gegenanzeige bei Zustand nach Herzinfarkt.

Eine Kreislaufüberlastung im warmen Bad kann bei Patientinnen mit Thyreotoxikose entstehen.

Bei Patientinnen, die etwa 2–4 Stunden nach ausgiebigem Essen ein heißes Bad bekommen, kann sich aufgrund der Hyperämie im Splanchnikus-Bereich eine dramatische Situation entwickeln: In der Wärme kommt es zu einer Hypovolämie infolge der Blutverschiebung in die thermoregulatorisch erweiterten Blutgefäße der Haut, der Muskulatur und der Extremitäten. Dies schaltet die kompensierenden reziproken, sog. Dastre-Morratschen volumenkompensatorischen Mechanismen aus, und die Patientin kann kollabieren. Ein heißes Bad ist also nach dem Essen kontraindiziert.

Eine Herzrhythmusstörung entsteht bei einigen Herzerkrankungen leicht. Der gefährlichste Zeitpunkt ist nicht das Bad selbst, sondern der Ausstieg der Patientin aus der Badewanne. Der plötzliche Wegfall des hydrostatischen Druckes macht sich im Bereich des Thorax und des Herzens negativ bemerkbar und kann zur Arrhythmie führen.

Bei den ersten Anzeichen einer Herzrhythmusstörung sollte zuerst der noch in der Badewanne sitzenden Patientin das Bademedium abgelassen werden. Dadurch erfolgt ein langsamer Abfall des hydrostatischen Druckes, an den sich die körperliche Gegenregulation allmählich adaptieren kann.

Allgemeine Wärmebehandlung ist kontraindiziert bei schweren Kreislaufstörungen, chronisch-venöser Insuffizienz, Empfindlichkeitsstörungen gegen Wärme und Schmerz, Lymphödem und Hyperthyreose.

Thermalbad, Solebad, Bad mit Zusätzen. Hier gelten allgemeine Wärme- und Bädergegenanzeigen. Sympathikoton wirkende heiße und kalte Anwendungen sind bei der Behandlung von Menstruationszyklusstörungen, der Sterilität und bei Wechseljahresbeschwerden in der präovulatorischen Phase störend.

Perlbad. Allgemeine Bädergegenanzeigen, insbesondere Hypertonie, Epilepsie und psychotische Zustände.

Kohlensäurewasserbad. Dekompensierte Herzfehler, Kreislaufinsuffizienz, schwere Arteriosklerose, schwere Angina pectoris, akute Myokarditis, Apoplexie, frischer Herzinfarkt, Aneurysma, akute Venenentzündung, frische Thrombose, schwere Thyreotoxikose, schwere renale Insuffizienz, schwere Hypertonie, Epilepsie, schwere Anämie und akute nässende Ekzeme gelten als Gegenanzeige.

Geschlossene Kohlendioxyd-Gasbehandlung. Dekompensierte Herzinsuffizienz, schwere Niereninsuffizienz, frische Apoplexie, akute Venenentzündung, schwere Anämie und akute nässende Ekzeme sind Kontraindikationen.

Vaginale Solespülung. Bei akuter Entzündung der Genitalorgane, Menometrorrhagien, juveniler Blutung, Ovarialtumoren (außer Entzündungsfolgen oder funktionellen Zysten), Empfindlichkeitsstörungen gegen Wärme und Schmerz, bei Gravidität und Pelvic congestion sollten Sole-Vaginalspülungen nicht durchgeführt werden.

Moorbreibad. Allgemeine Wärme- und Bädergegenanzeigen. Schwere Hypertonie, Herzfehler, entzündliche Herz-, Arterien- und Venenerkrankungen, frische zerebrale Insulte, Tuberkulose, Darmerkrankungen, Speiseröhrenvarizen, Hyperthyreose, spezielle Dermatosen (Pemphigus vulgaris u. a.), akute Entzündung der Genitalorgane, Endometriose, Menometrorrhagien, juvenile Blutung, größere Myome, Ovarialtumoren, Gravidität.

Moorpackung/Fango. Akute Entzündung der Genitalorgane, Menometrorrhagien, juvenile Blutung, größere Myome, nicht ausgeheilte gynäkologische Krebserkrankung, Ovarialtumoren (außer Entzündungsfolgen oder funktionellen Zysten), Gravidität.

Vaginale Moorbreiapplikation. Akute Entzündung der Genitalorgane, Menometrorrhagien, juvenile Blutung, größere

Myome, nicht ausgeheilte gynäkologische Krebserkrankung, Ovarialtumoren (außer Entzündungsfolgen oder funktionellen Zysten), Gravidität, Pelvic congestion.

2.2 Trinkkur

Unter Trinkkur versteht man das unter ärztlicher Anleitung durchgeführte tägliche Trinken einer dosierten Menge eines Mineralwassers. Trinkkuren haben in der Gynäkologie nur eine untergeordnete Bedeutung. Sie können sowohl spezifische als auch unspezifische Wirkungsmechanismen entfalten.

2.2.1 Grundlagen

Das Heilwasser wirkt spezifisch auf die innere Oberfläche des Magen-Darm-Kanals, auf die Beschaffenheit des Darminhaltes bzw. auf die Regulierung der Freigabe von bestimmten Verdauungssekreten und Verdauungshormonen. Ein warmes und/oder stark mineralisiertes Wasser wirkt als Synchronisator im Verdauungstrakt und kann Dyskoordinationen und Motilitätsstörungen beheben.

Der unspezifische Effekt des Heilwassers kann als einfacher Wasserstoß bei verschiedenen urologischen Krankheiten und Obstipation wirken. Neu erlernte Trinkgewohnheiten beugen einer Dehydratation und dadurch bedingten Depression alter Menschen vor. Auch die gesellschaftliche Funktion einer Trinkkur mit Kontakten an der Trinkquelle, mit Austausch von Lebens- und Krankheitserfahrungen führt zu einer Verbesserung der sozialen Stabilität.

Ein Spaziergang zu einer weiter entlegenen Trinkquelle kann helfen, eine sonst zu bequeme Patientin auch zu einer Art Klimatherapie (Aerotherapie) und Bewegungstherapie (Terrainkur) zu motivieren.

Eine Trinkkur hat mehrere spezifische Faktoren: Ein Heilwasser besteht zu nahezu 99% aus Wasser und zu mehr als 1% aus festen Stoffen. Im Vergleich zu äußerlich applizierter Wärme zeigt die Anwendung warmer Heilwässer als Trinkkur eine entgegengesetzte Wirkung auf die Magen-Darm-Peristaltik: Die Aktivität der glatten Darmmuskulatur sowie die Sekretion werden angeregt. Kalte Heilwässer dämpfen die Darmperistaltik und Darmsekretion.

CO_2 wird häufig den Heilwässern zugesetzt und fördert die Resorption. Kohlendioxyd wirkt appetitanregend und dadurch roborierend. Es regt die lokalen neurovegetativen Nervenfasern an und verbessert die Durchblutung im Magen-Darm-Kanal. An der Schleimhaut entsteht ein Erythem (ähnlich wie in der Haut). Durch Vasodilatation und verstärkte Peristaltik wird die resorptive Funktion begünstigt.

Bei einer Trinkkur werden täglich 1–1,5 l des Wassers getrunken. Es sollte in kleinen Schlucken vor den Mahlzeiten (jeweils 300–400 ml) aufgenommen werden und dabei Zimmertemperatur haben. Die Mineralien des getrunkenen Heilwassers werden vornehmlich im Magen-Darm-Trakt resorbiert. Sie entfalten dort sowie im Bereich der Nieren- und Harnwege und im Elektrolythaushalt ihre Wirkung. Neben diesen Direktwirkungen der Heilwasserzufuhr (mechanische, osmotische, chemische Wirkung) können bei kurmäßiger Anwendung adaptierende Modifikationen hinzukommen, die den Heilerfolg begünstigen, z. B. normalisierende Effekte im Tonus der glatten Darmmuskulatur, der Sekretionsleistung inkretorischer Drüsen, des vegetativen Tonus, der Harnbildung und des Blutdruckes.

Bei regelmäßiger Anwendung sollten täglich 1–2 Flaschen (0,75–1,5 l) des Wassers getrunken werden. Die Trinkmenge kann über den Tag verteilt in mehreren Portionen zugeführt werden.

Bei Kindern und älteren Menschen sollte die abendliche Trinkmenge wegen der zu erwartenden Diuresesteigerung nur gering sein.

Wenn auch den Heilwässern keine eindeutige Heilwirkung nachgewiesen werden kann, so sind die in den Heilwässern enthaltenen Mineralien jedoch in der Lage, der Entstehung von Erkrankungen teilweise vorzubeugen und die Heilung von Erkrankungen zu unterstützen.

Voraussetzung ist hierzu eine regelmäßige oder kurmäßige Einnahme, unter Beachtung der Gegenanzeigen.

Eisenhaltig:	20 mg/l
Jodhaltig:	1 mg/l
Schwefelhaltig:	1 mg/l
Fluoridhaltig:	1 mg/l
„Säuerling":	100 mg/l
	freigelöstes CO_2

Der Mineralstoffgehalt eines Heilwassers wird bestimmt durch die Menge der gelösten Kationen (Natrium, Kalzium, Magnesium) und Anionen (Chlorid, Sulfat, Hydrogencarbonat). Eine Typisierung des Heilwassers ist auch gegeben, wenn der Gehalt an wirksamen Bestandteilen mindestens folgende Werte erreicht:

2.2.2
Indikationen

Gastrointestinale Erkrankungen bilden die Hauptindikation für die Trinkkur, gefolgt von **Erkrankungen** der **Nieren** und **Harnwege.** Es konnte gezeigt werden, daß bei regelmäßiger Anwendung von Kalzium-, Natrium-, Hydrogencarbonat und Sulfatwässern entzündliche Veränderungen an den Nieren weniger häufig auftreten oder einen milderen Verlauf nehmen. Diese Wirkungen sind vornehmlich auf die nachweisbare Diuresesteigerung zurückzuführen. Kalziumhaltige Wässer eignen sich auch zur **Osteoporoseprophylaxe,** desgleichen fluoridhaltige Heilwässer. Besondere Bedeutung hat

die Prophylaxe einer **Dehydratation,** besonders die Anwendung der Heilwässer im Alter, bei Strahlen- und Chemotherapie sowie bei Flüssigkeitsverlusten infolge Magen-Darm-Erkrankungen und schweißtreibender Tätigkeit.

2.2.3
Unerwünschte Wirkungen und Kontraindikationen

Als Kontraindikationen für eine Trinkkur gelten schwere Herzerkrankungen sowie Erkrankungen, die mit starker Ödembildung einhergehen.

2.3
Kneippsche Hydrotherapie

Der Priester und Laienbehandler Sebastian Kneipp (1821-1897) strebte durch seine Behandlungsweisen an, den Organismus zu kräftigen und abzuhärten. Das gilt auch für die Rehabilitation und Heilung gynäkologischer Erkrankungen.

2.3.1
Grundlagen

Im Vordergrund der hydrotherapeutischen Maßnahmen stehen die morgendlichen Waschungen, warme bis heiße Auflagen und kalte Teilwickel sowie die Arm-, Fuß-, Sitz- und Wannenbäder, die temperaturansteigend angewandt werden, oder Wechselbäder sowie kurze, kalte Güsse [7]. Durch diese Anwendungen werden Temperaturrezeptoren stimuliert. Durch intensive Beeinflussung der neurovegetativen Zentren kommt es zu neurovegetativer Fazilitation, zur Vasogymnastik und Abhärtung. Effekte auf das Immunsystem sind beschrieben worden [11].

Ein Wechsel der Wassertemperaturen (kalt–heiß) und mechanische Faktoren

(Wasserstrahl, Güsse, Bürstenmassage und manuelle Massagen) führen über die sog. Vasogymnastik zu einer Änderung der vegetativen Ausgangslage.

Die Integration der Kneippschen Therapie erhält im Rahmen der gynäkologischen Rehabilitation, der Anschlußheilbehandlung und der Prävention eine immer größer werdende Bedeutung. Vorteil dieser Therapie, deren Wirksamkeit nachgewiesen ist, besteht darin, daß diese Anwendungen auch nach Beendigung einer Kur oder Rehabilitationsmaßnahme zu Hause weitergeführt werden können.

2.3.2
Indikationen

Krankheitszustände und funktionelle Störungen, bei denen Strategien wie Schonung, Regularisierung und Kräftigung in Frage kommen, sind eine Indikation zur Hydrotherapie nach Kneipp.

Neurovegetative Störungen und Erschöpfungszustände sowie Störungen der Durchblutung können durch Anwendung hydrotherapeutischer Maßnahmen erfolgreich behandelt werden.

In der Frauenheilkunde sind es besonders Wechseljahrsbeschwerden, die eine hohe Ansprechrate zeigen, sowie Störungen der Fertilität durch uterine, tubare und ovarielle Faktoren.

Die Indikationen zu einer Kneipp-Therapie sind im einzelnen:
- ❏ Salpingitis und Folgezustände
- ❏ Sterilität
- ❏ Vegetative Störungen
- ❏ Pelvic congestion
- ❏ Pelveopathia spastica
- ❏ Reizblase
- ❏ Klimakterische Beschwerden
- ❏ Atrophische Veränderungen
- ❏ Senkungszustände
- ❏ Postoperative Adhäsionsprophylaxe
- ❏ Erkrankungen in der Schwangerschaft

2.3.3
Unerwünschte Wirkungen und Kontraindikationen

Bei jeder balneologischen Maßnahme sind Kontraindikationen zu beachten. Da jedoch verschiedene balneologische und physikalisch-therapeutische Anwendungen gegeneinander in gewissem Rahmen austauschbar sind, kann der erfahrene Kneipp-Arzt häufig eine passende Anwendung finden.

Allgemeine Kontraindikationen sind akute Psychosen, Kachexie, akute und schwere Allgemeinerkrankungen, infektiöse Erkrankungen sowie dekompensierte Herzfehler (Cave Vollbäder). Moorbehandlungen sollten nicht bei schwerer Hypertonie, entzündlichen Herz- und Venenerkrankungen oder Tuberkulose durchgeführt werden, insbesondere nicht bei akuten Entzündungen im Genitalbereich, hormonabhängiger Endometriose und akuten Blutungen.

Eine CO_2-Behandlung sollte nicht bei schwerer Herzinsuffizienz, Niereninsuffizienz oder Anämie durchgeführt werden.

2.4
Saunabad

Die Sauna ist eine hyperthermisierende Anwendung in heißer und trockener Luft. Die Perspiration des Körpers wird zum Kühlungseffekt genutzt. Bei einer Saunatemperatur von 100°C und Hauttemperatur von 40°C beträgt der äußere Wärmegrad 60°C. Die Zufuhr der Wärme durch Konduktion wird durch Schwitzen nahezu ausgeglichen. Der Flüssigkeitsverlust beträgt 400–800 ml. Die Körperkerntemperatur steigt in der Sauna jedoch nur langsam um 1°C/10 min.

2.4.1
Grundlagen

Sauna ist subjektiv angenehm und gut tolerierbar. Aufgrund geringer zirkulatorischer Belastung ist sogar anschließender Leistungssport möglich. Eine Verstärkung des Sauna-Effektes kann durch einen „Dampfstoß" erreicht werden, was (sofortige Verdunstung von 0,5 l Wasser) eine sofortige Erhöhung der Raumfeuchtigkeit und Verminderung des Schwitzens bewirkt. Innerhalb weniger Minuten wird die Lufttrockenheit von nur 3-4% in der Sauna wieder stabilisiert. Eine Verstärkung des Reizeffektes kann durch mechanische Reize, sog. Peitschen, erreicht werden, wodurch eine Histaminreaktion mit Dilatation von Kapillaren erzeugt wird.

Zum Abschluß des Saunaganges wird eine Abkühlung unter der Dusche mit dem Kneippschen Schlauch oder im Tauchbad durchgeführt. Dabei kommt es zu sofortiger Vasokonstriktion in der gesamten Hautoberfläche und zum Blutdrucksanstieg.

2.4.2
Indikationen

- ❑ Neurovegetative Regulationsstörungen
- ❑ Streßabbau
- ❑ Steigerung der immunologischen Abwehrlage
- ❑ Detonisierung verspannter Muskulatur
- ❑ Wechseljahrsbeschwerden
- ❑ Chronische Adnexitis
- ❑ Pelveopathia spastica
- ❑ Chronische Harnwegsinfektionen

2.4.3
Unerwünschte Wirkungen und Kontraindikationen

Bei einigen Personen kann es zu anfänglicher Verstärkung der Hypotonie kommen.

Das massive Schwitzen führt zu größeren Flüssigkeitsverlusten durch die Haut.

Somit wird die Rheologie des Blutes ungünstig beeinflußt. Der Harn wird konzentrierter, und nach regelmäßiger Sauna ohne ausreichende Flüssigkeitszufuhr steigt das Risiko einer Dehydratation.

Hypertoniker mit einem systolischen Blutdruck bis zu 200 mmHg dürfen die Sauna benutzen. Die warme Phase ist nicht gefährlich. Erst bei der Abkühlung ist Vorsicht geboten, bei Herzrhythmusstörungen oder Herzinsuffizienz, wie auch im Zweifelsfalle, wird vor einem Sprung in das kalte Wasser nach der Sauna gewarnt und anstatt dessen nur eine milde Abkühlung unter der Dusche empfohlen.

2.5
Klimatherapie

Das Klima wird durch die Geomorphologie der Landschaft, durch die Entfernung vom Meer (Seeklima, Kontinentalklima) und durch die Höhe über dem Meeresspiegel charakterisiert. Einige der atmosphärischen Faktoren wirken auch außerhalb der Heilbehandlung auf den Menschen. Die Klimatherapie beginnt daher bereits bei der richtigen Wahl des Kurortes und der Kurzeit [25].

2.5.1
Grundlagen

Bei der Klimatherapie werden zur Vorbeugung und Behandlung bestimmter Erkrankungen günstige physikalische Faktoren, die an der Klimaentstehung beteiligt sind, sowie biologische und atmosphärische Faktoren ausgenutzt. Das Klima der Natur setzt sich aus den Faktoren Niederschläge, Winde, Luftdruck, Temperatur, Feuchtigkeit, Luftreinheit (Staub, Geruch, Keime), Lichteinstrahlung (UV-, IR-Strahlung) und Luftelektrizität zusammen.

Klimaeinteilung

Tieflandklima :   bis 400 Meter ü. M.
Mittelgebirgsklima: untere Stufe:
                             400-800 Meter ü. M.
                             mittlere Stufe:
                             800-1200 Meter ü. M.
Hochgebirgsklima :   über 1200 Meter ü. M.

Die Charakteristik des Bioklimas kann therapeutisch schonend (reizmild, reizmäßig bis reizkräftig) und aktinisch (reizschwach, reizmild bis reizkräftig) sein.

Wir sind von elektromagnetischen Feldern umgeben und sind selbst Bestandteil.

Elektromagnetische Strahlung aus dem Weltraum dringt auf die Erde und umfaßt alle Frequenzen: von der sehr kurzwelligen kosmischen Strahlung über die Röntgenstrahlung, UV-Strahlung, sichtbares Licht, Infrarot, Radio- und Mikrowellen bis zu den langwelligen Frequenzen. Ein großer Teil wird von der Atmosphäre absorbiert. Nur in dem Bereich des „optischen Fensters" und des „Radiofensters" dringen lebenswichtige Frequenzen bis zu den Lebewesen am Boden. Dazu kommen noch weitere elektromagnetische Felder, die biologische Bedeutung haben.

In der Natur entsteht bei schönem Wetter ein quasi statisches Gleichstromfeld, das zwischen der Erdoberfläche und der Ionosphäre einen Kondensator mit Luft als Dielektrikum bildet. Die Ionosphäre ist positiv, die Erde negativ geladen. Entlang der Feldlinien fließt ein stetiger Vertikalstrom in Abhängigkeit von der Luftfeuchtigkeit. In Bodennähe beträgt die Feldstärke ca. 130 V/m. Durch Bodenerhebungen, Häuser, Bäume usw. werden die Feldlinien zusammengerückt, und es können Werte von 2000–5000 V/m erreicht werden. Dem Gleichstromfeld ist bei schönem Wetter ein Wechselfeld von etwa 8–10 Hz Frequenz und geringer Amplitude überlagert. Durch Blitze und andere Vorgänge entstehen zwischen Ionosphäre und Erdboden stehende Wellen, die langwellige Niederfrequenzstrahlung (sog. Schumann-Resonanz), die Ähnlichkeit zu Gehirnwellen hat: Die Schönwetter-Sphärik von etwa 7–10 Hz entspricht den Alpha-Gehirnwellen. Die Schlechtwetter-Sphärik von etwa 3–6 Hz entspricht den Delta-Wellen.

Auch die Luftionisation spielt eine Rolle für die Befindlichkeit und Wetterfühligkeit der Menschen. In Wohnräumen herrscht aufgrund von technischen Geräten und Kunststoffen ein verzerrtes Elektroklima mit oft starker Strahlenbelastung und positiven Ionen. Dies kann Aufladungen bis zu 12 000 Volt erzeugen. In der Natur dagegen werden starke Aufladungen, z. B. nach Gewittern, schnell normalisiert.

Beruhigende, vorwiegend negative Ionen werden vor allem in Waldgebieten und an großen Wasserflächen gefunden.

Höhenklima. Höhere Lagen, häufig über der Bewölkung, wirken reizstimulierend. Im Winter ist es bei entsprechender UV-Strahlung sehr sonnig. Mit zunehmender Höhe über der Meeresoberfläche nimmt die Konzentration von Allergenen ab und die Reizwirkung zu. Lagen zwischen 1200 und 2000 Meter ü. M. werden zum Hochgebirge gerechnet. Als Reizfaktoren für einen aus dem Tiefland kommenden Menschen gelten erniedrigte Sauerstoff-Partialdrücke, abnehmende Luftfeuchtigkeit, niedrige Temperatur und UV-Strahlung. Fehlende Schwüle vermeidet übermäßige Anforderungen an die Kreislaufregulation.

Tieflandklima. Das Tieflandklima hat eine grundsätzlich sedative und schonende Wirkung. In den Sommermonaten besteht gelegentlich eine Gesundheitsgefährdung bei Schwüle und größerer IR-Einstrahlung respektive bei hohen Werten von Ozon infolge intensiver UV-Einstrahlung.

In den Wintermonaten kann die sog. Inversion gefährlich sein. Als Inversion wird eine Situation bezeichnet, bei der die schwere kalte Luft durch eine leichte wärmere überlagert wird. Bei einer Inversion fehlt die natürliche Luftreinigung durch Strömung, so daß Luftverunreinigungen (Abgase, Allergene, Staub u. a.) hochkonzentriert eingeschlossen bleiben. Die gleichzeitige Sonneneinstrahlung führt dann zu giftigen Verbindungen (Stickstoffoxyde) und zum Smog.

Seeklima. Der Heilfaktor Seeklima ist nicht konstant. Die Klimaeinwirkung wird durch die Jahreszeiten und die Witterung stark geprägt.

Thalassotherapie. Die Thalassotherapie ist bestimmt durch die Heilfaktoren des Seeklimas (Gezeiten, Jahreszeiten, Luftfeuchtigkeit und Salzgehalt der Luft). Der günstige Westwind vom Meer ist allergiearm, der ungünstige Ostwind vom Festland bringt dagegen eine große Luftbelastung mit. Inseln, da sie vom Meer umgeben sind, bieten also für Allergiker Vorteile gegenüber der Festlandküste. Dabei kommt es auch auf die Entfernung vom Festland an. Intensives Reizklima bieten die Nordseeinseln, gefolgt von den Inseln des Wattenmeers und der Ostküste. Durch Gestaltung der Inseln mit Dünen, Wald und Anlagen können die Klimafaktoren beeinflußt und dosiert werden.

Aerotherapie. Die Effekte der Aerotherapie beruhen auf einem dosierten Aufenthalt in der frischen Luft, der meist mit der Bewegungstherapie kombiniert ist. Die Behandlung wird mit geringer Dauer begonnen und allmählich auf den ganzen Tag verlängert. Auch die sog. Liegekuren gehören zu der Aerotherapie. Eine schonend ausgeführte Kräftigung führt zu Abhärtung und Beseitigung von Wetterfühligkeit. Zufuhr von natürlichen Zeitgebern harmonisiert die chronobiologischen Biorhythmen, die besonders in der Frauenheilkunde eine Rolle spielen.

Terrainkur. Eine Terrainkur wird mit einem Netz von Spazierwegen mit unterschiedlicher Steigung durch unterschiedliche Bereiche (windig und geschützt, sonnig und schattig) mit der Aerotherapie kombiniert. Die Zugänglichkeit der Wege soll für Krankenwagen möglich sein.

Heliotherapie. Die Heliotherapie ist Bestandteil der Klimatherapie. Sie gehört zu den stärksten Reiztherapien, insbesondere in den Bergen und an der Küste. Sie beruht auf der günstigen Wirkung der Sonnenstrahlen (Infrarot-, sichtbares und Ultraviolett-Spektrum). In den hohen Lagen bietet die Heliotherapie eine bessere Verträglichkeit durch die kalte, trockene Luft, den Wind, den klaren Himmel und die somit geringere IR-Strahlung. Die Heliotherapie beginnt mit je 5–10 Minuten Bestrahlung der Vorder- und Hinterseite des Körpers. Täglich wird die Behandlungszeit um 3–5 Minuten pro Seite bis zu 2–4 Stunden verlängert. Eine wichtige Bedingung der Heliotherapie ist das Einhalten einer senkrechten Körperhaltung zur Sonneneinstrahlung.

UV-Strahlung. UV-B führt zur Verbesserung der Durchblutung, zur Produktion von Provitamin D in der Haut und zur Anregung der endokrinen Funktionen und sekretorischen Funktionen der Haut. Heliotherapie sollte an solchen Stellen durchgeführt werden, die gut vor Wind geschützt sind (offene Terrassen, Solarien). Es soll ein leichtes, unschädliches Erythem erreicht werden. Als Adaptation des Organismus an die UV-Strahlung ist die Hyperkeratose und Pigmentierung zu verstehen.

IR-Strahlung. Eine IR-Strahlung ist stark belastend. Ihr Einfluß kann z. B. durch Plazierung der Liege an einer Wand, wobei es zu Verminderung der diffusen Einstrahlung kommt, reduziert werden. In tiefen Lagen (See, Tieflandklima) soll die Heliotherapie kurz dosiert werden – am besten in den Morgenstunden, wo die Anteile der IR-Strahlung noch gering sind.

2.5.2
Indikationen

❒ Osteoporose
❒ Sterilität
❒ Wechseljahrsbeschwerden
❒ Sexuelle Störungen
❒ Hauterkrankungen
❒ Chronisch-rezidivierende Entzündungen
❒ Neurovegetative Dysregulationen, insbesondere Sympathikotonie

2.5.3
Unerwünschte Wirkungen und Kontraindikationen

Eine Überwärmung wird durch eine Unterbrechung der Heliotherapie, durch Kühlung an Kopf und in der Herzgegend bzw. durch Duschen gemindert. Bei Sonnenunverträglichkeit ist eine Teilinsolation möglich. Gegenanzeigen der Klimabehandlung sind alle Zustände, die eine besondere Klinik-, Krankenhaus- oder Isolierbehandlung notwendig machen oder bei denen keine körpereigenen Regulationen ausgelöst werden können oder dürfen.

3
Phytotherapie

A.-M. Beer, B. Uehleke

3.1
Grundlagen

Phytopharmaka oder Phytotherapeutika sind Arzneimittel pflanzlichen Ursprungs, in denen das natürliche Vielstoffgemisch der Pflanze weitgehend erhalten ist. Im Gegensatz zu anderen besonderen Therapierichtungen (Homöopathie, Antroposophische Medizin) wird nach allopathischer Weise so hoch dosiert, daß pharmakologische und klinische Wirkungen eintreten. Die Therapie mit Phytopharmaka ist Teil der wissenschaftlichen Medizin und stellt nur bezüglich der Besonderheiten des Vielstoffgemisches natürlichen pflanzlichen Ursprungs eine besondere Therapierichtung dar.

Zur Anwendung kommen ganze Pflanzen und Pflanzenteile in frischer und getrockneter Form und Auszüge aus diesen, wie Tinkturen und Extrakte. Die aus Pflanzen isolierten Reinsubstanzen gehören nicht mehr zur Phytotherapie im engeren Sinne; Reinsubstanzen werden von naturheilkundlich orientierten Therapeuten (den Autoren) und den meisten Patienten eher als chemisch definierte Präparate verstanden und nicht der Phytotherapie im engeren Sinne zugeordnet.

Bei den in der heutigen Phytotherapie verwendeten Heilpflanzen, die auch als „mild wirkend" charakterisiert werden („mite-Phytotherapeutika") [8], läßt sich die Wirkung meist nicht auf eine einzige Einzelsubstanz zurückführen; hier scheint vielmehr ein komplexes Zusammenwirken mehrerer Wirkstoffe in Verbindung mit entsprechenden, für die Resorption und Kinetik bedeutungsvollen Begleitstoffen (Koeffektoren) für die „sanfte" Wirkung verantwortlich zu sein. Beispielsweise läßt sich die Wirkung der Kamille pharmakologisch zwar auch auf mehrere vielversprechende Einzelsubstanzen beziehen, jedoch sind diese jeweils nicht klinisch brauchbar – wie vergebliche Versuche einer Entwicklung trotz erheblichem Forschungsaufwand zeigen.

Kombinationspräparate sind traditionell gebräuchlich und werden zum Teil bevorzugt gegenüber Monopräparaten eingesetzt. Bei flüssigen Zubereitungen wie Tees spricht schon der ausgewogenere Geschmack für Kombinationen. Kombinationspräparate aus mehreren Pflanzen sollen eine additive Wirkung bzw. eine gleichsinnige (synergistische) Wirkung der formal als Einzelbestandteile angesehenen Pflanzen haben. Der heutige Trend seitens der Arzneimittelbehörden geht dahin, daß maximal 3–6 Bestandteile in einem pflanzlichen Kombinationspräparat enthalten sein sollen.

Gegen den Einsatz von herkömmlichen Kombinationen spricht allerdings, daß sie häufig auf veralteten Vorstellungen von physiologischen und pathophysiologischen Vorgängen basieren. Es bestehen dann Zweifel am Sinn dieser Kombinationen, insbesondere wenn keine dokumentierte ärztliche Erfahrung und keine Studien zur Beurteilung der Wirksamkeit zur Verfügung stehen.

Pharmazeutisch werden Heilkräuter nach im Vordergrund stehenden Wirkstoffgruppen unterschieden: Alkaloid-, Bitterstoff-, Flavonoid-, Saponin- und Gerbstoffdrogen.

Meist werden Heilkräuter getrocknet, um eine zeitliche Unabhängigkeit von der

Erntezeit zu erhalten. Die getrocknete Arzneipflanze wird Droge genannt.

Bei den verschiedenen Zubereitungen unterscheidet man zunächst den klassischen **Teeaufguß** (Infus). Beim Teeaufguß ist in der Regel (Ausnahmen werden wir jeweils hervorheben) die Droge in der üblichen (und in fast allen Monographien) genannten Einzeldosis von 2 g (etwa 1–2 gehäufte Teelöffel) mit ca. 100–150 ml kochendem Wasser zu übergießen und ca. 10–15 Minuten abgedeckt ziehen zu lassen.

Varianten der Zubereitung sind die **Abkochung** (Dekokt), bei der die Droge über eine bestimmte Zeit auf dem Herd abgekocht wird, und das **Kaltmazerat,** bei dem man die Droge über Nacht im kalten Wasser quellen läßt, bevor dann dieser Auszug vor dem Trinken erwärmt wird. Solche Zubereitungen kommen für „massive" Drogen wie Wurzeln und Rinden in Betracht.

Für eine möglichst umfassende Extraktion ist die Verwendung zerkleinerter, feingeschnittenen Drogen vorteilhaft; demgegenüber steht die schlechtere Haltbarkeit; vorteilhaft ist deshalb die Anwendung von feinstgeschnittenern Drogen im aromageschützt verpackten Teebeutel.

Die Droge könnte aber auch als **Drogenpulver** direkt eingenommen werden; heute wird das Drogenpulver zu Tabletten gepreßt, mit einem Dragee-Überzug oder einem Schellack-Film versehen oder in Hartgelatinekapseln abgefüllt.

Ähnlich wie die Teezubereitung, jedoch im großtechnischen Maßstab, erhält man **Extrakte** durch Extrahieren der Droge in Lösungsmitteln. Bei Verwendung von untoxischen Lösungsmitteln, z.B. Wasser-Alkohol-Gemisch, kann man entsprechenden Fluidextrakt, auch Tinktur genannt, heranziehen; ein ausreichend hoher Alkoholgehalt (über 40%) schützt vor Mikroorganismen. Ansonsten wird das Lösungsmittel vollständig verdampft, und man erhält einen Trockenextrakt.

Preßsäfte werden aus Frischpflanzen gewonnen und sind gewissermaßen wässrige Extrakte, die durch kurzes Erhitzen in der Flasche haltbar gemacht werden; nach Anbruch ist die Haltbarkeit begrenzt und liegt bei kühler Aufbewahrung im Bereich von etlichen Tagen.

Durch (Wasserdampf-)Destillation werden die ätherischen Öle in konzentrierter Form gewonnen.

Je nach Zubereitung variiert das Stoffspektrum der Zubereitungen etwas: Wasser löst vorzugsweise Bitterstoffe, Flavonoide und Saponine, Alkohol eher lipophilere Stoffe wie ätherische Öle. Durch die in der Pflanze enthaltenen Lösungsvermittler werden jedoch auch eigentlich wasserunlösliche Substanzen in Lösung gebracht.

In der gynäkologischen Praxis, in der Klinik und im Rahmen einer gynäkologischen Rehabilitationsmaßnahme ist die Rezeptur eines individuellen Teerezeptes sinnvoll. Dabei können 2–3 Basismittel zusammen mit einem Adjuvans gegeben werden. Es können außerdem pflanzliche Füllmittel sowie Geschmacks- und Schmuckdrogen hinzugegeben werden. Dies soll am Beispiel des folgenden Teerezeptes dargestellt werden, das bei Wechseljahrsbeschwerden als Tagestee (3–4 x tgl. 1 Tasse) eingesetzt wird:

Johanniskraut	40,0	Basismittel (Antidepressiva)
Melissenblätter	30,0	Basismittel (Sedativa)
Salbeiblätter	10,0	Geschmackskorrigens
Pomeranzenblüten	10,0	Geschmackskorrigens
Hagebutten	10,0	Geschmackskorrigens

Wegen der Neigung zur Entmischung (schwere, feine Drogen wandern nach unten, leichte, flockige bleiben oben) sollen grundsätzlich bei Teerezepturen nicht zu große Mengen verordnet werden.

Historische Grundlagen. Die Geschichte der Phytotherapie zeigt, daß seit jeher frauenspezifische Erkrankungen mit Pflanzen behandelt wurden.

Von den magischen Vorstellungen der Pflanzen haben wir uns im Laufe der letzten Jahrhunderte immer mehr entfernt: Kräuter und Pflanzen mußten unter besonderen Vorschriften und Vorkehrungen aufgesucht werden, damit sie ihre Heilkraft bewahren konnten. Teilweise mußte vorher mit ihnen gesprochen werden, bevor sie zu einer bestimmten Jahres-, Tages- oder sogar Nachtzeit abgeschnitten oder ausgegraben werden durften. Dabei waren die Mondphasen und die dazu benötigten Werkzeuge von Bedeutung. Ohne diese magischen Besonderheiten hätten die Pflanzen ihre Wirkkraft verloren. Die Pflanzen spielten eine große Rolle als Amulette, als Schutz vor dem Bösen und Dämonischen.

Unter der Rubrik Hexen- und Teufelskräuter kommen wir in die traditionelle Nähe der Geburtshilfe. Der Schleier der Magie zieht und zog sich über geheimnisvolle Praktiken in der Geburtshilfe.

Sonnentau (Drosera) sollte als Amulett bei einer schwerer Geburt auf den Bauch gebracht werden.

In Griechenland wurde die Zyklame (Cyclamen) – um den Bauch einer werdenden Mutter gebunden – als geburtsbeschleunigend beschrieben.

Es gibt kaum eine Pflanze oder einen Pflanzenbestandteil, der nicht in irgendeinem Land auch eine Indikation aus traditioneller Sicht für Frauenleiden aufweisen würde. Die Signaturenlehre des Paracelsus ist hierfür Beispiel. Da in früherer Zeit eine Analyse von Pflanzen und deren Bestandteilen im heutigen Sinne nicht möglich war, wurden Pflanzen entsprechend der humoralpathologischen Einteilung unter Berücksichtigung der Signaturenlehren eingesetzt.

Beispielsweise sahen Mystiker, daß sich die Natur äußerlich in Form und Farbe usw. offenbart. Man verglich menschliche Organe mit dem Aussehen von Pflanzen und Pflanzenteilen, in der Frauenheilkunde gibt es folgende Beispiele: Die Signatur des Uterus haben die Osterluzei, der Granatapfel, die innere grüne Rinde der Birke und die Muskatblüte. Die Wurzel des Löwenfußes und der längs angeschnittene Granatapfel erinnern an das äußere weibliche Genitale.

Der rotfarbige Beifuß ist für Hypermenorrhoe vorgesehen, die weißblütige Taubnessel bei (weißfarbigem) Ausfluß.

Die als Mann oder Frau geformte Wurzel der Allraune galt als Aphrodisiakum. Bei den Ägyptern und Hebräern galt sie als magisches Liebes- und Fruchtbarkeitssymbol.

Aktueller Stand der Phytotherapie. In der modernen Praxis haben sich bestimmte Heilpflanzen bei gynäkologischen und geburtshilflichen Indikationen bewährt.

Nach §25 Abs. 6 und 7 des deutschen Arzneimittelgesetzes von 1976 wurde ab 1978 eine Zulassungs- und Aufbereitungskommission, die Kommission E, für den humanmedizinischen Bereich phytotherapeutischer Therapierichtungen und Stoffgruppen berufen. Diese sollte neu zuzulassende und alle bereits am Markt befindlichen pflanzlichen Arzneimittel anhand wissenschaftlicher Kriterien bewerten. Dazu wurden Pflanzen bzw. Pflanzenbestandteile bewertet und die Ergebnisse in über 300 Monographien zusammengefaßt. Die Kommission E hat jedoch seit 1995 wegen Änderung des Arzneimittelgesetzes die Aktualisierung und Erstellung der Monographien beendet und bewertet nur noch einzelne Präparate.

Sog. traditionelle Arzneimittel sind teilweise unterdosierte Zubereitungen, die sich durch langjährige Erfahrungen ohne gesicherten Nachweis der Wirksamkeit erhalten werden.

Entsprechend einer Indikationsliste mit abgeschwächtem Indikationsanspruch sind solche Präparate oft außerhalb der Apotheke freiverkäuflich.

Die sog. 2004-Regelung erlaubt, auch Präparate, für die keine Nachzulassungsunterlagen vorliegen, bis 2004 auf dem Markt zu belassen, sofern keine Risiken erkennbar sind.

Im folgenden sollen zwei im Kreißsaal und auf der Wochenbettstation eingesetzte Rezepturen unter dem Aspekt der traditionellen Erfahrung und unter dem Aspekt der Kommission E betrachtet werden.

Der laktagogene Tee soll eine milchbildungsförderne Wirkung haben und wird wenige Wochen vor der voraussichtlichen Geburt und im Wochenbett getrunken. Verwendet werden seit Jahrhunderten Fenchel-, Anis-, Koriander- und Dillfrüchte. In den Monographien werden diesen Drogen verdauungsfördernde und krampflösende (karminative) Wirkungen zugeschrieben, dem Anis auch sekretolytische und sekretomotorische Wirkungen im Respirationstrakt. Eine Sekretförderung könnte auch auf die Brustdrüse wirken, obleich eine solche nicht in den Monographien genannt ist. Das Fehlen einer entsprechenden kontrollierten Studie sollte nicht vorschnell zur Ablehnung des Einsatzes führen, zumal unerwünschte Wirkungen nicht zu erwarten sind.

Himbeerblättertee wird zur Wehenförderung eingesetzt, obwohl außer historischen Quellen hierzu kein überzeugendes Erkenntnismaterial vorliegt und die entsprechende Monographie keine Wirksamkeit bestätigt ("Nullmonographie"). Selbst wenn ein Effekt nur über psychische Mechanismen im Sinne eines Placeboeffekts zustande kommen sollte, ist der Einsatz erfahrungsgemäß sinnvoll.

Viele aus Erfahrung bewährte Indikationen aus der Gynäkologie finden aber in den Monographien nur ungenügende Berücksichtigung, was damit zu erklären wäre, daß die Gynäkologie in der Kommission E nicht ausreichend vertreten war.

3.2 Indikationen

❑ **Dysmenorrhoe.** Auch beim Einsatz der Phytotherapie ist zwischen der primären und der sekundären Dysmenorrhoe zu unterscheiden. Keine Indikation für eine phytotherapeutische Behandlung stellen die organisch bedingte Dysmenorrhoe und die Sonderform der Dysmenorrhoea membranacea und Molimina menstrualia dar.

Die psychisch-funktionell bedingte Dysmenorrhoe sowie die statisch bedingte lassen sich hingegen gut behandeln. Es soll daher nicht auf die Dysmenorrhoen organischer Ursachen, wie Entzündungen, Mißbildungen der Gebärmutter, sondern auf **psychisch-funktionell bedingte Dysmenorrhoen** eingegangen werden, die in der Praxis weitaus häufiger vorkommen.

Die **statisch bedingte Dysmenorrhoe,** als weitere Indikation für die naturheilkundliche Behandlung, beruht auf prämenstruell sich lockernden bindegewebigen Veränderungen des Stütz- und Halteapparates.

In der Praxis werden als wesentliche Pflanzen die *Kamille* (Chamomilla matricaria), die *Schafgarbe* (Achillea millefolium), der *Schneeball* (Viburnum prunifolium und opulus), das *Gänsefingerkraut* (Potentilla anserina) und der *Frauenmantel* (Alchemilla vulgaris) eingesetzt.

Die *Kamille* wird entweder als Tee oder Tinktur wegen ihrer global antiphlogistischen Wirkung eingesetzt. Mehrmals täglich 30 Tropfen der Kamillentinktur auf eine Tasse Kamillen- oder Schafgarbentee werden empfohlen, um eine möglichst hohe Dosierung lipophiler, antiphlogistisch wirksamer Inhaltsstoffe zu erreichen.

Schafgarbe wirkt in ähnlicher Weise, wenngleich auch schwächer entzündungshemmend als die Kamille. Die Schafgarbe kann als Kraut (1–2 Teelöffel als Infus) und als Extrakt (30 Tropfen 3 x tgl.) Verwendung finden.

Der ahornblättrige und wollige *Schneeball* kann als Cortex Viburni (1 Teelöffel

Infus bzw. Kaltauszug) oder als Extraktum Viburni Fluidum (30 Tropfen mehrmals tgl.) verordnet werden.

Hinsichtlich der Dysmenorrhoe wurden jedoch nur zwei Pflanzen positiv monographiert: das *Gänsefingerkraut* und der *Traubensilberkerzenwurzelstock* (Cimicifuga racemosa; ausführliche Darstellung s. Abschn. Menopause).

Zubereitungen aus Rhizoma Cimicifugae werden als Monopräparate, z. B. Femilla® N Tinktur, Remifemin®, oder auch in Kombination mit *Johanniskraut,* z. B. als Remifemin® plus, angeboten.

Das *Gänsefingerkraut* wird als Tee (1 Teelöffel Infus mehrmals täglich) empfohlen, eine pharmakologische Stimulierung der Uteruskontraktion ist in der Monographie beschrieben.

Ein Fertigpräparat ist das Cefadian®. Es handelt sich um Filmtabletten, die einen Trockenextrakt aus dem Gänsefingerkraut enthalten. In Drageeform liegt das Natudolor® vor, das 300 mg Gänsefingerkraut/ Dragee enthält. Diese Präparate müssen erfahrungsgemäß mindestens über drei Monate eingenommen werden, um einen Erfolg zu zeigen.

Die Karminativdrogen sollen ihre krampflösende Wirkung auch auf die Gebärmuttermuskulatur richten. Ein traditionelles Rezept (Species gynaecologicae) bei Dysmenorrhoe ist nachfolgend dargestellt. Von dem Tee werden 3 Tage vor Beginn der vorabsehbaren Regelschmerzen täglich 1–2 Tassen heiß getrunken.

Schafgarbenkraut	40,0
Gänsefingerkraut	20,0
Kümmelfrüchte	20,0
Fenchelfrüchte	10,0
Zimtrinde	10,0

Der *Frauenmantel* kann nicht als spezifisches Antidysmenorrhoikum gelten (für leichte unspezifische Durchfallerkrankungen monographiert) und wird dennoch bei vielen Frauenkrankheiten eingesetzt und soll bei regelmäßiger Anwendung über längere Zeit dysmenorrhoische Beschwerden lindern.

Weiter werden das *Johanniskraut* und die *Melisse* in verschiedenen Formen angewendet.

Folgendes Teerezept (ggf. in symptomorientierter Variante) eignet sich traditionell zur Dauerbehandlung der schmerzhaften Regel und kann über Monate zur Anwendung kommen, wobei mindestens 1 Tasse/Tag zu trinken ist.

Johanniskraut	20,0
Schafgarbenkraut	20,0
Melissenblätter	20,0
Frauenmantelkraut	20,0
Kamillenblüten	20,0

Zusammenfassend läßt sich sagen, daß die antidysmenorrhoische Wirkung der oben genannten Pflanzen nicht überschätzt werden darf. In den sog. Frauentees (Species gynaecologicae) sind viele dieser Pflanzen jedoch enthalten und zeigen nach Aussage vieler Anwender Wirkung, wobei offenbleiben mag, inwieweit es sich hierbei um unspezifische Effekte handelt.

Oft steht eine Obstipation in Zusammenhang mit spastischen Zuständen. Daher wurden meist neben den spasmolytisch wirksamen Drogen auch Abführmittel in niedriger Dosierung hinzugenommen. Fraglich ist, ob solch ein unterdosierter Abführmittelanteil klinisch nützlich und unbedenklich ist. Bei den reizenden Anthrachinonlaxantien, z. B. *Sennesblätter* oder *-früchte,* ist eine Förderung der Krampfneigung der Unterleibsorgane auch bei der niedrigen Dosierung nicht ausgeschlossen. Es versteht sich von selbst, daß Tees, die reizend-abführende Bestandteile enthalten, nicht in der Frühschwangerschaft und nicht über längere Zeiträume eingenommen werden sollen.

Ätherische Öle können ebenfalls eingesetzt werden. Auf die Innenseite der Oberschenkel oder auf den Unterbauchbereich eingerieben, kann ein Öl von *Melisse, Eukalyptus, Fenchel, Kümmel* oder *Kamille* zur Anwendung kommen, wobei neben der schmerzlindernden, spasmolytischen und durchblutungsfördernden Wirkung vor allem die reflektorischen Wirkungen zum Tragen kommen.

Kamillenöl	5,0
Kümmelöl	5,0
Fenchelöl	5,0
Pfefferminzöl	5,0
M.f.Ol.: ad usum externum	

◻ **Zyklusstörungen.** Zyklusstörungen werden in Tempo- und Typusanomalien eingeteilt.

Man findet weiterhin Zusatzblutungen im biphasischen Zyklus, Follikelpersistenzblutungen und Amenorrhoe.

Die phytotherapeutische Behandlung von Typusanomalien soll exemplarisch dargestellt werden, bei anderen Zyklusstörungen können analoge Behandlungsansätze versucht werden. Besonders günstige Behandlungserfolge zeigen sich bei der Behandlung der Tempoanomalien mit *Mönchspfefferpräparaten* (Agnolyt®).

Ursachen für die **Hypomenorrhoe** sind meist hormonelle Störungen, oft als Folge einer Ovarialinsuffizienz. Für die Indikationen Hypo- bzw. Amenorrhoe findet sich keine positiv monographierte Pflanze, jedoch werden sie mit traditionell als emmenagog eingestuften Pflanzen behandelt. Als Beispiel für eine Spezies emmenagogae könnte eines der folgenden Teerezepte (3 x 1 Tasse Tee über 3 Zyklen) versucht werden:

Frauenmantelkraut	20,0
Rosmarinblätter	15,0
Schafgarbenkraut	15,0
Aloe	10,0
Zimtrinde	20,0
Johanniskraut	20,0

oder

Gottesgnadenkraut	40,0
Gartenrautenblätter	20,0
Sennesblätter	10,0
Fenchelfrüchte	30,0

Klinisch-pharmakologische Nachweise haben bei Vitex Agnus castus, dem *Mönchspfeffer,* eine prolaktinsenkende Wirkung gezeigt. Die sekundäre Amenorrhoe bei Hyperprolaktinämie kann daher mit dieser Pflanze behandelt werden [6].

Eine weitere Typusanomalie ist die **Hypermenorrhoe.** Organische Ursachen stehen an erster Stelle. Myome oder Korpuspolypen müssen selbstverständlich operativ behandelt werden. Die funktionellen Ursachen sind eher seltener.

Früher wurden bei der Hypermenorhoe das *Hirtentäschelkraut* (Capsella bursapastoris), das kanadische *Berufskraut* (Conyza canadensis), das *Fuchskraut* (Senecio fuchsii), der *Wasserpfeffer* (Polygonum hydropiper), der *Vogelknöterich* (Polygonum Aviculare) und der *Besenginster* (Cytisum scoparium) eingesetzt.

In den Monographien findet nur das *Hirtentäschelkraut* zur Behandlung der Meno- und Metrorrhagie Anerkennung.

Der *Vogelknöterich* konnte zwar bezüglich dieser Indikation keine Berücksichtigung in seiner Monographie finden, fand aber Anerkennung zur äußeren Anwendung bei Schleimhautentzündungen im Mund- und Rachenraum sowie zur inneren Anwendung bei Katarrhen der Atemwege. Durch seine Inhaltsstoffe wirkt er adstringierend.

Obwohl das *Fuchskraut* (Senecio fuchsii) immer wieder von Gynäkologen als Hämostyptikum bei Blutungen nach Entbindungen, Aborten, bei klimakterischen und Myomblutungen beschrieben wurde, muß auf seinen Einsatz heute aufgrund des sehr hohen Gehaltes an karzinogenen Pyrrolizidinalkaloiden verzichtet werden. Seine Anwendung ist obsolet.

Folgendes Teerezept eignet sich zur langfristigen Anwendung bei Hypermenorrhoe:

Schafgarbenkraut	30,0
Hirtentäschelkraut	30,0
Besenginsterkraut	20,0
Vogelknöterichkraut	10,0
Frauenmantelkraut	10,0

Zur Behandlung der **Tempoanomalien** wird der *Mönchspfeffer* (= Keuschlamm, Vitex Agnus castus) eingesetzt [6]. Er galt bereits in der Antike und im Mittelalter als Anaphrodisiakum, Emmenagogum und Laktagogum im Wochenbett. Laut Monographie der Kommission E gelten heute die Regeltempoanomalien, prämenstruellen Beschwerden und die Mastodynie als gesicherte Anwendungsgebiete. Extrake aus Mönchspfeffer werden bei Zyklusstörungen, die durch mäßig erhöhte Prolaktinwerte bedingt sind, oder bei der latenten Hyperprolaktinämie eingesetzt.

Wie oben bereits beschrieben, wird Mönchspfeffer nach den neuesten Untersuchungsergebnissen künftig auch bei der sekundären Amenorrhoe bei Hyperprolaktinämie, zum primären und sekundären Abstillen, bei der medikamentös induzierten Hyperprolaktinämie und bei der Galaktorrhoe eingesetzt werden können.

Darreichungsformen sind der Trockenextrakt und wäßrig-alkoholische Extrakte. Die Tagesdosis letzterer sollte wenigstens 30–40 mg Droge entsprechen. Bei Tempoanomalien sollte die Anwendung über einen Zeitraum von drei Monaten erfol-

gen. Dabei kann es gelegentlich zu Magen-Darm-Beschwerden und juckenden, urtikariellen Exanthemen kommen. Aufgrund der dopaminergen Wirkung kommt es möglicherweise zu Wirkungsabschwächung bei der Gabe von Dopamin-Rezeptorantagonisten. In der Schwangerschaft und Stillzeit sollten Mönchspfefferpräparate aufgrund einer möglichen Beeinträchtigung der Stilleistung nicht verordnet werden.

◻ **Prämenstruelles Syndrom (PMS).** Das prämenstruelle Syndrom wird mit dem *Mönchspfeffer* (= Keuschlamm, Agnus castus) behandelt. Aber auch die *Traubensilberkerze* (Cimicifuga racemosa) kann erfolgversprechend eingesetzt werden. Beide Pflanzen sind beim PMS monographiert. Mönchspfefferpräparate sollten mindestens über drei Zyklen verabreicht werden (vgl. Abschn. Zyklusstörungen).

Nachtkerzenöl (Oenothera biennis) soll eine spezifisch entzündungsbeeinflussende Wirkung haben, die jedoch noch nicht klinisch belegt ist. Es enthält größere Mengen der ungesättigten Gamma-Linolensäure. Diese spielt in der Entzündungsmediatorenkaskade eine Rolle und soll damit die Prostaglandinsituation im Endometrium beeinflussen. Allerdings ist Nachtkerzenöl nicht für gynäkologische Indikationen monographiert; es wird meist in Form preiswerterer diätetischer Lebensmittel eingenommen.

Phytosedativa *(Baldrian, Hopfen* etc.) sollten immer beim PMS als symptomatische Behandlung eingesetzt werden. Wegen der schlechten Extraktion der Droge von Baldrian ist ein Kaltmazerat anzusetzen. Eine Alternative wäre das Zerkleinern der Droge unmittelbar vor der Teezubereitung oder die Verwendung einer feinstgeschnittenen Droge im aromageschützten Teebeutel (Kneipp® Baldrian-Tee, in Kombination in Kneipp® Nerven- und Schlaftee). 2–3 x tgl. und vor dem Schlafengehen soll jeweils 1 Tasse frisch bereiteten Tees getrunken werden.

Alternativ kann mehrmals täglich 1 Teelöffel der Baldriantinktur eingenommen werden.

Ebenso angewendet werden können Pflanzenpreßsaft, Baldrianwein (Vinum Valerianae, likörglasweise) oder entsprechende Extraktpräparate.

Citronellöl (indische Melisse), *Baldrian* oder *Hopfenextrakt* können in ausreichend hoher Dosierung auch als sedierender Badezusatz (abends) empfohlen werden [7].

Der *Hopfen* kann laut Monographie der Kommission E bei Befindensstörungen wie Unruhe, Angstzuständen und Schlafstörungen als mildes Sedativum eingesetzt werden. Im Unterschied zum Baldrian hat der Hopfen auch Einfluß auf die Sexualsphäre: Für die Hopfenbitterstoffe wurden auch östrogenartige Wirkungen nachgewiesen, deren klinische Relevanz nicht näher erforscht ist.

Kombinationen mit verschiedenen sedativ wirkenden Drogen können sinnvoll sein. Der Markt bietet viele Kombinationspräparate.

❐ **Unspezifischer Fluor albus.** Der unspezifische Fluor albus mit seinen verschiedenen Formen kann phytotherapeutisch behandelt werden. Zur Behandlung eignen sich Pflanzen wie die *Taubnessel* (Lamium album), der *Frauenmantel* (Alchemilla vulgaris) und die *Walnuß* (Juglans regia).

Walnußblätter haben eine Indikation in der Monographie für leichte oberflächliche Entzündungen und Hyperhidrosis (zur äußeren Anwendung) erhalten. Die Droge enthält etwa 10% Gerbstoffe, wodurch die adstringierende Wirkung erreicht wird.

Auch die *Taubnessel* wurde beim unspezifischen Fluor albus positiv monographiert und wird unter anderem für Vaginalspülungen angewandt. Folgender Tee kann beispielsweise verordnet werden:

Weiße Taubnesselblüten	30,0
Frauenmantelkraut	30,0
Walnußblätter	10,0
Salbeiblätter	20,0
Erdbeerblätter	10,0

❐ **Menopause.** Die Menopause stellt eine Indikation zum Einsatz der Phytotherapie dar; Cimicifuga racemosa *(Traubensilberkerze, Wanzenkraut)* steht dabei im Vordergrund [1].

Cimicifugahaltige Arzneimittel werden nach der Monographie bei prämenstruellem Syndrom, Dysmenorrhoe und klimakterisch bedingten neurovegetativen Beschwerden eingesetzt.

Cimicifuga racemosa (Nutt.) wurde erstmals Ende des 17. Jahrhunderts von Morrison unter dem Namen Christophoriana canadensis botanisch beschrieben. Verwendung fand Cimicifuga racemosa früher bei Lungenschwindsucht, bei Rheuma, Chorea und als wehenanregendes Mittel. Man empfahl ihre Anwendung auch bei Bronchialkatarrhen, Ohrensausen, Gelenk-, Muskel- und Nervenschmerzen, bei Periodenstörungen und Beschwerden der Schwangerschaft.

Weitere nicht monographierte Anwendungsgebiete sind die symptomatische Behandlung von Ohrensausen, Bronchialkatarrhen, nervösen, rheumatischen und gichtischen Erscheinungen und vor allem von Symptomen im Zusammenhang mit Frauenleiden (Kopfschmerzen, Migräne, Schlaflosigkeit, Neuralgien, Melancholien, Muskel- und Gelenkschmerzen, Schwindel) und juvenilen Regelstörungen.

Als Pflanzenteil wird der im Herbst nach der Fruchtreife geerntete Wurzelstock von Cimicifuga racemosa (Nutt.) mit den anhängenden Wurzeln in frischer oder getrockneter Form verwendet.

Der Wurzelstock von Cimicifuga racemosa enthält Triterpenglycoside vom Cycloartenoltyp, darunter Actein und Cimicifugosid, 15–20% Harze und Bitterstoffe

(Resina Cimicifugae), ferner Alkaloide wie Cytisin u. a., das Isoflavon Farmononetin, Salicylsäure, Gallussäure, Gerbstoffe, ätherisches Öl, Stärke und Fett.

Man geht heute von folgenden pharmakodynamischen Wirkungen aus: Stimulation der Ovarfunktion, vermutlich auf hypophysärer Ebene („Simulation intakter Ovarfunktion"), östrogenrezeptorvermittelte Stimulation an humanen Granulosa-Lutein-Zellen, voraussichtlich selektive Reduktion der Serumkonzentration des Hypophysenhormons LH.

Das in Cimicifuga enthaltene Farmononetin zeigt Bindungsaffinität zu dem spezifischen Rezeptorprotein (ähnlich dem Östradiol), jedoch keinen LH-supprimierenden Effekt (Östrogenrezeptor-Test). Die enthaltenen Triterpenglycoside weisen eine hohe Strukturähnlichkeit mit dem Östradiol-17-β der Frau auf.

In den 80er Jahren wurde in zahlreichen klinischen Studien die Wirksamkeit und Unbedenklichkeit von Extrakten von Cimicifuga racemosa für den Indikationsbereich klimakterisch bedingter, neurovegetativer Beschwerden untersucht [1, 3].

Cimicifuga racemosa wird als Monodroge in Form der pulverisierten Droge, als Teeaufguß und in verschiedenen alkoholischen Auszügen (Tinktur, Dekokt) angewendet. Daneben stehen Fertigpräparate mit Cimicifuga racemosa als Monopräparate (insbesondere Remifemin®, siehe oben) und als Kombinationspräparate, z. B. mit *Johanniskraut* (Remifemin® plus), zur Verfügung.

Bei der Anwendung von Cimicifuga racemosa kann es laut Monographie zu gelegentlichen Magenbeschwerden kommen.

Es liegen derzeit keine klinischen Angaben über eine Anwendung während der Schwangerschaft und Stillperiode vor. Die Präparate werden in der Praxis jedoch auch unter diesen Bedingungen eingesetzt.

Die mittlere Tagesdosis beträgt laut Monographie der Kommission E: alkoholische Auszüge entsprechend 40 mg Extrakt/Tag.

Die Einnahme sollte 6 Tage vor dem Zyklus beginnen. Eine Anwendungsdauer von mindestens 4 Wochen wird empfohlen. Da derzeit aber noch keine Ergebnisse von Langzeitstudien vorliegen, sollte die Behandlung nicht länger als ca. 6 Monate durchgeführt werden.

Die in der Menopause häufig vorkommenden neurovegetativen Symptome (Hitzewallungen, Schweißausbrüche) und psychischen Symptome (depressive Verstimmung, Nervosität, Schlafstörungen und Reizbarkeit) werden gezielt behandelt, wobei eine Reihe von Arzneipflanzen zur Verfügung steht.

Hyperhidrosis läßt sich mit dem hierfür monographierten *Salbei* (Salvia officinalis) als Tee oder Tinktur (auch Salbeiextrakt, ggf. zusätzlich zum Tee, z. B. in Sweatosan®) behandeln. Eine Teemischung, die Salbei enthält, kann unterstützend über längere Zeit gegeben werden:

Salbeiblätter	40,0
Frauenmantelkraut	20,0
Johanniskraut	30,0
Traubensilberkerzen-wurzelstock	10,0

Zur Behandlung von **psychischen Symptomen** steht eine Vielzahl an Heilpflanzen zur Verfügung.

Johanniskraut wurde bis vor wenigen Jahren als unspezifisches Mittel bei menopausalen Beschwerden verwendet (Abb. 3-1). Durch die überzeugenden klinischen Studien bei Depressionen gehört Johanniskraut heute zu den bekanntesten Arzneipflanzen überhaupt. Da in der Menopause oft depressive Verstimmungen auftreten, ist Johanniskraut fester Bestandteil der Therapie des menopausalen Syndroms. Unklar ist trotz umfassender Forschung, inwieweit Hypericin oder neuerdings auch Hyperforin als maßgebende Wirkstoffe anzusehen sind. Verwendet werden können Tees, Preßsäfte (Kneipp®

Johanniskraut Pflanzensaft), Droge und Extrakte (Jarsin®).

Bei im Vordergrund stehender nervöser Unruhe und Schlafstörungen kommen die dafür monographierten „Phytosedativa" mit *Baldrian, Hopfen, Melisse* und *Passionsblume* zur Anwendung, bei Angstzuständen vor allem *Kava-Kava* (Laitan®).

Als bewährtes Teerezept kann empfohlen werden (ggf. in symptomorientierter Variante):

Johanniskraut	20,0
Melissenblätter	20,0
Hopfenzapfen	20,0
Salbeiblätter	20,0
Baldrianwurzel	15,0
Pfefferminzblätter	5,0

Ein weiteres Rezept für einen Tee bei Nervosität und Schlafstörungen im Klimakterium könnte lauten:

Schafgarbenkraut	40,0
Johanniskraut	40,0
Hopfenzapfen	20,0

Die Patientin in der Menopause soll sich morgens nach den Bürstungen und Waschungen mit *Johanniskrautöl* ganz einreiben und es eine halbe Stunde lang einziehen lassen. Dafür eignet sich z. B. das Kneipp® Johanniskraut-Öl.

□ **Mastopathia chronica cystica, Mastodynie.** Es handelt sich um eine gutartige Veränderung der Brustdrüse. Bei leichten Formen steht die Mastodynie im Vordergrund. Bevor systemische oder lokale Hormongaben, z. B. gestagenhaltige Gele zur Einreibung, verordnet werden, sollten Phytotherapeutika zur Anwendung kommen. Bei der Mastodynie, mit oder ohne

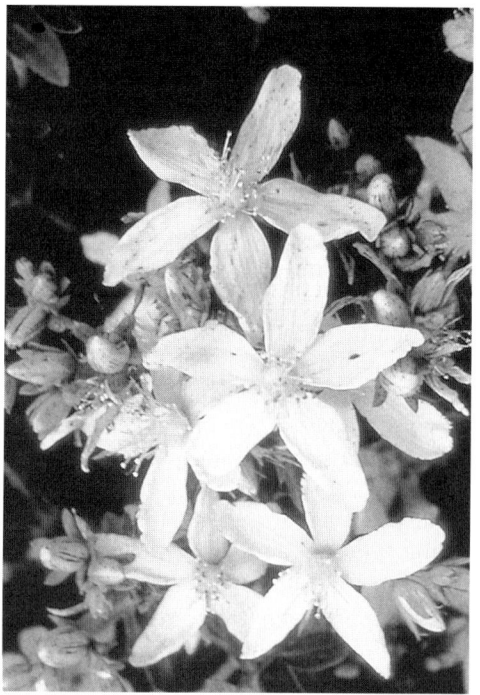

Abbildung 3-1: Johanniskraut (Hypericum perforatum)

Mastopathie, wird hauptsächlich der *Mönchspfeffer* eingesetzt. Dieser normalisiert die meist zugrundeliegende Hyperprolaktinämie [6] (vgl. Abschn. Zyklusstörungen).

In diesem Zusammenhang soll darauf hingewiesen werden, daß das Präparat Mastodynon® von Bionorica häufig zu den Phytotherapeutika gezählt wird, es sich jedoch um ein homöopathisches Komplexmittel handelt.

Phytotherapeutisch kommen Tinkturen oder Trockenextrakte aus den *Keuschlammfrüchten* (Agnus castus) zur Anwendung. Bei Agnolyt® und Agnucaston® werden morgens nüchtern 40 Tropfen oder 1 Kapsel bzw. 1 Filmtablette unzerkaut eingenommen.

Die Einnahme von Mönchspfeffer sollte mindestens über drei Zyklen kontinuierlich erfolgen.

❒ **Gynäkologische Onkologie.** Eine **Schmerztherapie** im engeren Sinne kann phytotherapeutisch nicht geleistet werden. Der hervorragend spasmolytisch wirkende synthetische Arzneistoff N-Butylscopolamin (Buscopan®) ist jedoch von einem Alkaloid aus Bilsenkraut oder Stechapfel abgeleitet.

Auch das Morphin wird partialsynthetisch aus dem Schlafmohn hergestellt.

Krampfartige Beschwerden im Gastrointestinaltrakt können auch mit *Schöllkraut* (Chelidonium majus) und *Curcuma* behandelt werden. Als interessantes Kombinationspräparat bei krampfartigen Oberbauchbeschwerden infolge funktioneller Störung des ableitenden Gallensystems, wie es oft im Rahmen einer **Cholestase** zu beobachten ist, gilt das Aristochol®. Es kann auch bei Lebermetastasierung und entsprechendem Kapselschmerz eingesetzt werden.

Bei *Brennessel, Teufelskralle* und *Weihrauch* sind neuerdings leukotriensynthesehemmende Inhaltsstoffe gefunden worden; derzeit laufen Forschungen über die Wirkung bei verschiedenen Rheumaformen. Die Zukunft wird zeigen, ob diese Stoffe auch bei tumorbedingten Schmerzformen nützlich sind.

Bezüglich einer Therapie mit *Weidenrinde* oder *Mädesüß*, die Salicylate enthalten, jedoch in vergleichsweise geringer Dosierung gegenüber chemischen Alternativen, sind die Erfahrungen umstritten.

Operationslagerungen, vor allem nach vaginalen Eingriffen, können zu lokalen **schmerzhaften Verspannungen** sowohl im Rückenbereich als auch im Gesäßbereich führen. Es kommen Schmerzpflaster zur Anwendung. Das ABC® Wärme-Pflaster N wird zur lokalen Schmerztherapie eingesetzt. Es enthält *Arnikablütenextrakt* und *Cayennepfeffer*. Die Dauer der Behandlung darf maximal zwei Tage betragen, da sonst die Haut unter dem Pflaster mazeriert.

Der Heusack wird über schmerzenden Arealen als physikalisch-wärmendes Prinzip angewendet. Es ist umstritten, inwieweit durchblutungsanregende Cumarine hierbei für die gute Schmerzlinderung relevant sind. Im Heusack werden die (für rheumatische Beschwerden positiv monographierten) *„Heublumen"* – ein Wiesenblumen und Grassamen enthaltendes Gemisch – verwendet. Der Heusack wird im Wasserdampf gedämpft und unter einem Wickel angelegt. Außer bei Schmerzen im Bereich des Abdomens werden Heusack-Auflagen – bis zu 3 x tgl. – auch bei schmerzhaften **Knochenmetastasen,** insbesondere bei Wirbelsäulen-Filialisierungen bei Brustkrebs, als schmerzlindernd empfohlen. Am einfachsten ist die Verwendung eines gebrauchsfertigen Einmal-Sackes (Kneipp® Heupack Herbatherm).

Phytobalneologische Anwendungen zur Muskelrelaxation werden insbesondere mit *Wacholderöl, Citronellöl, Heublumenöl* usw. durchgeführt.

In vielen gynäkologischen Praxen wird heute in der onkologischen **Nachbehandlung/Immunstimulation** die *Mistel* (Viscum album) eingesetzt. In der Phytotherapie wird die Mistel vornehmlich bei Kreislauferkrankungen eingesetzt und soll den Blutdruck leicht senken bzw. Bluthochdruck entgegenwirken. Diese Indikation ist bislang jedoch nicht durch klinische Studien belegt. Hingegen ist die palliative unspezifische Reiztherapie positiv monographiert.

Die Mistel ist wichtiger Bestandteil in der anthroposophischen Medizin und wurde 1920 als Krebstherapeutikum von Rudolf Steiner eingeführt. Die anthroposophische Medizin versteht sich als geisteswissenschaftliche Erweiterung der naturwissenschaftlichen Medizin und gehört neben der Homöopathie zu den sog. „besonderen Therapierichtungen".

Heute wird die Mistel in der Krebsnachbehandlung meist losgelöst von dem philosophisch-kulturellen anthroposophischen Hintergrund gesehen. Die moderne Mistelforschung zeigt in experimentellen Modellen Wirkungen auf das Immunsystem, wobei jedoch der klinische Nutzen noch nicht überzeugend belegt werden konnte, allerdings steht die Problematik von placebokontrollierten Langzeitstudien bei Krebspatienten einer engültigen Klärung im Wege.

Neueste Studien testeten das Lektin des Mistelextraktes an In-vitro-Zellen [5]. Man fand eine spezifische Bindung an die Oberfläche von Monozyten. Es erfolgte die erhöhte Freisetzung von Zytokinen wie Tumornekrosefaktor und Interleukinen [4]. In Tierversuchen bewies das Lektin bei einer optimalen Dosierung von 1 ng/kg Körpergewicht seine immunmodulierende Potenz durch die Erhöhung der Phagozytoseaktivität von weißen Blutzellen, Erhöhung der Zahl der Mutterzellen, die natürliche Killerzellen rekrutieren, und durch seinen pyrogenen Effekt, der über eine Zytokinfreisetzung zustande kommt.

Die Misteltherapie ist weit verbreitet, da sie auch von Ärzten, die der Anthroposophie und Phytotherapie ablehnend gegenüberstehen, den Patienten kaum verweigert werden kann. Allerdings haben 80% der Gynäkologen, die eine Misteltherapie anwenden, die Therapie nicht erlernt und führen sie nur auf Wunsch der Patientin durch [2].

Leider gehen die Meinungen über Dosierungen und Therapieschemata weit auseinander. Eine unkritische Dauertherapie über Monate und Jahre wird von den Autoren angezweifelt, da das Immunsystem auf Dauer weder parenteral noch oral mit Reizstoffen wie Mistel oder Echinacea unspezifisch „stimuliert" werden kann.

Das traditionelle Präparat aus der Mistel ist das Iscador® der anthroposophischen Firma Weleda. Plenosol®, Helixor® und Lektinol® sind weitere Mistelextrakte, die heute mehr oder weniger auf das Hauptwirkprinzip von Mistelextrakten, das ß-Galaktosid-spezifische Mistellektin, standardisiert sind.

Die Therapie soll laut Werbung des Herstellers die Lebensqualität erhöhen, besonders als Begleittherapie von Chemotherapie

und Bestrahlung. Onkologen bestätigen immer wieder, daß die Behandlung zur Besserung des Gesamtbefindens führt.

Bei höheren, fieberinduzierenden Dosierungen wird jedoch die Misteltherapie von den Patientinnen als ausgesprochen unangenehm erlebt. Hohe und häufige Applikationen können Allergien auslösen. Komplikationen sind Entzündungsreaktionen wie Fieber oder Infiltrationen am Injektionsort. Eine Thrombophlebitisneigung kann verstärkt werden.

Auch eine Lebensverlängerung wird diskutiert, wobei hier die notwendigen Studien noch fehlen. Gabius nennt als das wesentlichste Risiko einer Behandlung mit Mistelextrakten die „überzogene Erwartungshaltung" [5].

Andere als immunstimulierend geltende Arzneipflanzen sind neben dem *Sonnenhut* (Echinacea) *Thuja* und *Calendula*.

Darüber hinaus werden Sonnenhutpräparate (Herba Echinaceae purpurae

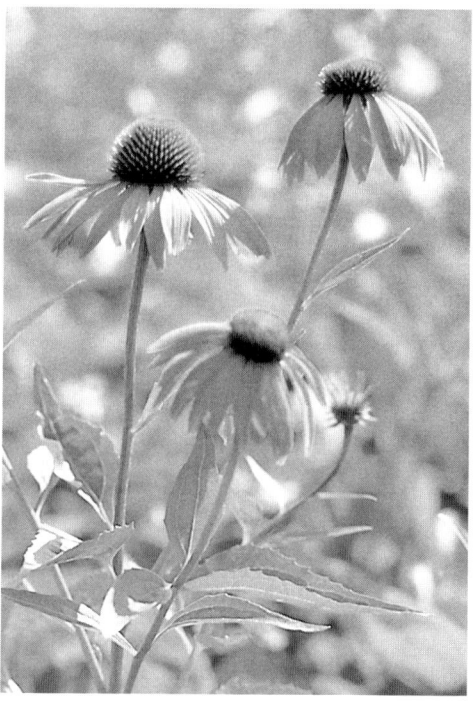

Abbildung 3-2: Sonnenhut (Echinacea purpurea)

und Radix Echinaceae pallida) als unspezifische Reiztherapie oral eingesetzt, obwohl diese nur zur unterstützenden Behandlung rezidivierender Atemwegserkrankungen monographiert sind (Abb. 3-2).

Eine weitere Gruppe beinhaltet die Immunmodulation durch pflanzliche Enzyme. Darunter zählt man die *Carica Papaya* und die *Ananas*. Diese sollen den Abbau zirkulierender Antikörper-Antigen-Komplexe fördern. Die klinischen Erfahrungen in der Krebsnachbehandlung sind umstritten, die Monographien negativ.

Die **leberzellprotektive Wirkung** der *Mariendistel* (Silybum marianum) ist unumstritten. In entsprechenden Tiermodellen bietet die Vorbehandlung von Tieren einen überzeugenden Schutz gegen verschiedene Noxen. Mariendistelextrakt wird sogar bei Vergiftungen mit Knollenblätterpilzen routinemäßig intravenös appliziert. Wir setzen daher Mariendistelextrakt ergänzend ein (z. B. Legalon®). Es sollte über einen längeren Zeitraum eingenommen werden.

Die **Narbenbehandlung** nach abgeschlossener Wundheilung erfolgt zum Schutz gegen übermäßige Keloidbildung und aus kosmetischen Gründen. Nach Ablatio mammae, Reduktionsplastiken und Laparotomien kann eine *Ringelblumensalbe* (Calendula officinalis) verordnet werden.

Auch bei leicht **entzündeten Wunden** nach Mastektomie oder Laparotomien eignet sich der äußerliche Einsatz der *Ringelblume*.

Zur Unterstützung der **Wundheilung** können auch Externa mit *Kamille* und *Echinacea* eingesetzt werden. Bei nässenden Wunden kommen gerbstoffhaltige Externa wie *Eichenrinde* (Tannolact®) oder *Zinnkraut* (Abkochungen) zum Einsatz.

Postoperative Hämatome, Sugillationen und **Schwellungszustände** können mit *Arnika* behandelt werden. Es bieten sich Arnica-Kneipp®-Salbe oder -Gel an.

Tritt als Komplikation ein **Lymphödem** auf, kann dieses phytotherapeutisch mit Unguentum lymphaticum® additiv behandelt werden.

Allgemeine **Schwächezustände** nach Chemotherapie oder Bestrahlungen können durch den Einsatz eines pflanzlichen Roborans zur allgemeinen Kräftigung gebessert werden. *Ginsengpräparate* bieten sich ebenso an wie *Eleutherococcuspräparate*. Neben einer immunstimulierenden, experimentell nachgewiesenen Wirkung wirkt insbesondere Ginseng auf verschiedene Hormone der Nebennieren, was die roborierende Wirkung erklären könnte.

Aphthen, Fissuren und ausgesprochene **Mundtrockenheit** nach Chemotherapie können mit *Arnika*-Mundspülungen behandelt werden. Zum mehrmals täglichen Gurgeln werden 10 Tropfen Arnikatinktur auf ein Glas Wasser gegeben. Arnika soll jedoch nicht innerlich angewendet werden. Gurgeln und Mundpflege können auch mit *Salbeitee, Kamillentee* oder verdünnter Tinktur durchgeführt werden.

Gerbstoffdrogen, insbesondere die *Blutwurz,* werden bei **Stomatitis** und **Gingivitis,** wie sie oft nach Chemotherapien zu finden sind, eingesetzt, auch in Kombination mit *Salbei* und *Myrrhe*.

Folgendes Rezept kann zum Gurgeln bei **Hals-** und **Rachenentzündungen** nach Chemotherapie verordnet werden:

Salbeiblätter	40,0
Kamillenblüten	40,0
Tormentillwurzel	20,0

In der gynäkologischen Praxis besteht oft die Notwendigkeit, chronische **Diarrhoen** zu behandeln.

Patientinnen bei Zustand nach Genitalkarzinom, insbesondere Ovarialkarzinom, leiden häufig unter rezidivierenden Durchfallerkrankungen. Dazu zählen auch Patientinnen mit wiederholter Laparotomie aufgrund lokaler Progredienz, Resektionen des Vaginalstumpfes mit Sigmaresektion und Rektodeszendostomie, Ileozökalpolresektion und Jejunoaszendosto-mie. Häufig führen Komplikationen wegen Abszeßbildung im kleinen Becken mit Rektumresektion, Hartmann-Stumpf-Abszeßspaltung oder Anlage eines Anus präter zu Diarrhoen.

Chemotherapie und Bestrahlung verstär-ken die Durchfallneigung. Die Patientinnen befinden sich häufig in stark reduziertem Allgemein- und Ernährungszustand. Üb-liche Therapien, wie die Gabe von Immo-dium oder Opiumtropfen, reichen oft nicht aus, um die Durchfälle zu bessern. Selbst unter gesteigerter Morphintherapie tritt keine Reduzierung der Diarrhoen ein. Hier kann ein Behandlungsversuch mit Phyto-therapeutika gemacht werden. Folgende Pflanzen bieten sich an:

Verantwortlich für die Wirkung von *Blutwurz* (=Tormentillwurzel, Potentilla erecta) sind die enthaltenen Gerbstoffe, die adstringierend wirken und somit die Sekretion in das Darmlumen unterbinden. Die Tormentillwurzel wurde hinsichtlich unspezifischer Durchfallerkrankungen (und leichter Schleimhautentzündungen im Mund- und Rachenraum) positiv mono-graphiert. Sie kann aber bei den empfind-lichen Personen zu Magenreizungen und Erbrechen führen.

Von dem Tee, der als Dekokt aus Rhizo-ma Tormentillae zubereitet wird, wobei (feiner Schnitt, möglichst langes Kochen und vorheriges Einweichen über Nacht die Extraktion verbessert, werden täglich 1–3 Tassen getrunken.

Alternativ kann Tinctura Tormentillae (3–5 x tgl. je 30–50 Tropfen innerlich in je-weils 1 Glas Wasser) eingesetzt werden. Schleimhautpinselungen oder Betupfen mit Wattebäuschchen werden mit unver-dünnter Tinktur durchgeführt. Zum Gur-geln wird eine 20%ige Lösung (1 Teil Tink-tur, 4 Teile Wasser) hergestellt.

Weitere anerkannte Gerbstoffdrogen sind *Brombeerblätter, Frauenmantel* und die *Eichenrinde.*

Die *Echte Ratanhia* (Krameria triandra) beinhaltet ebenfalls Gerbstoffe und wirkt adstringierend. Sie ist der Blutwurz so-wohl in der innerlichen als auch in der äußerlichen Anwendung vergleichbar, auch bezüglich der Anwendung als Tee oder Tinktur. Sie ist jedoch nur für Ent-zündungen der Mund- und Rachen-schleimhaut monographiert.

Quelldrogen, wie getrocknete *Heidelbee-ren* (Fructus myrtilli sicc.), können ent-sprechend der Monographie täglich tee- bis eßlöffelweise eingenommen werden. Es ist jedoch daran zu erinnern, daß fri-sche Heidelbeeren eher durchfallfördernd wirken können. Das besonders in den Ap-felschalen vorkommende *Apfelpektin* ist als stark wasserbindende Substanz eben-falls angezeigt.

Nicht zur Behandlung von Diarrhoe mo-nographiert sind die stark quellenden *Flohsamenschalen,* die bei hartnäckigen Fällen durchaus versuchsweise eingesetzt werden können.

Mit Durchfall sind oft krampfartige Schmerzen verbunden. Hier kommen die krampflösenden Karminativa *Kümmel, Fenchel* und *Anis* zum Einsatz, auch als Kombinationstee zu gleichen Teilen.

Häufig sind **Appetitlosigkeit, Völlege-fühl** und **Blähungen** Komplikationen in der onkologischen Nachsorge. Je nach im Vordergrund stehenden Symptomen wird mit appetitanregenden Bitterstoffen (Kom-bination in Digestivum-Hetterich®) oder mit o. g. Karminativa behandelt. Es gibt zahlreiche bewährte Kombinationspräpa-rate im Handel, wobei auch Teerezepturen gerne von den Patientinnen akzeptiert werden.

Ein Teerezept, das zusätzlich die magen- und ösophagusschleimhautschüt-zende Süßholzwurzel enthält, hat sich be-währt:

Süßholzwurzel	50,0
Blutwurz	20,0
Anis	30,0

Mehrmals täglich eine Tasse *schwarzen Tee,* der möglichst lange ziehen soll, kann zusätzlich getrunken werden. *Rotwein,* besonders der gerbstoffreiche Bordeaux, kann eingesetzt werden, soweit Alkohol nicht kontraindiziert ist.

◻ **Harnwegsinfektionen.** Harnwegsinfektionen kommen bei Frauen häufig vor; aufgrund der anatomischen Verhältnisse werden leicht Keime (Kolibakterien) in die Harnblase eingeschleppt, die eine Blasenentzündung hervorrufen können. Sofern nur die ableitenden Harnwege betroffen sind, ist eine Antibiotikatherapie, die das Gleichgewicht der Flora im Vaginalbereich stören und eine Candidose provozieren kann, kritisch zu hinterfragen. Bei Nierenbeteiligung ist jedoch eine gezielte Antibiotikatherapie unvermeidlich!

Eine Durchspülungstherapie der ableitenden Harnwege soll das Ausschwemmen von Keimen fördern und einem Aufsteigen der Keime entgegenwirken. Hierzu ist reichliche Flüssigkeitszufuhr notwendig, wobei die unmittelbare Ausscheidung des zugeführten Wassers durch Heilpflanzen gefördert werden kann. Es kommt vor allem auch zu häufigerer Blasenentleerung, so daß sich dort die Bakterienvermehrung reduzieren kann und die körpereigene Immunabwehr die Erreger unschädlich macht. Eine Durchspülung kommt auch bei **funktionellen Blasenbeschwerden,** insbesondere bei **Reizblase,** zur Anwendung sowie zur Prophylaxe von Harn- und Nierensteinen.

Eine Reihe von Heilpflanzen wirkt anregend auf die Ausscheidungsfunktion der Niere. Dabei wird jedoch weniger die Ausscheidung von nierenpflichtigen Substanzen und Elektrolyten im Sinne einer Diurese gefördert, sondern im wesentlichen wird das Ausscheidungsvolumen erhöht, was dann die Ausscheidung eines verdünnten Harns bedeutet. Diesem Unterschied zu bekannten chemischen Diuretika wird mit der Charakterisierung als „Aquaretika" Rechnung getragen. Die aquareti-

sche Wirkung kommt entweder über eine komplexe Flavonoidwirkung zustande (die Flavonoidwirkung ist auf ähnliche Mechanismen zurückzuführen wie die Koffeinwirkung, jedoch mit Fehlen der zentralen Anregung) oder über nierenparenchymreizende Stoffe (bei Petersilie und Wacholderbeeren), bei denen bezüglich Dauertherapie und Überdosierung sowie bei der Verwendung in der Schwangerschaft Vorsicht geboten erscheint.

Die bekanntesten Flavonoiddrogen sind *Birkenblätter, Brennesselblätter, Hauhechelwurzel, Orthosiphonblätter, Goldrute* und *Schachtelhalmkraut* (Zinnkraut). Sie können unbedenklich über längere Zeiträume sowie bei Schwangerschaft und Stillzeit eingenommen werden. Sie sind zur Durchspülungstherapie bei entzündlichen Beschwerden der ableitenden Harnwege und zur Vorbeugung von Nieren- und Blasensteinen monographiert. Die Aquarese ist aber nur in Verbindung mit ausreichender Flüssigkeitszufuhr erfolgreich!

Petersilienblätter enthalten ebenfalls Flavonoide sowie Spuren des nierenreizenden Stoffes Apiol. Letzterer kommt vor allem in den negativ monographierten und als obsolet anzusehenden *Petersilienfrüchten* vor, die früher als unspezifisches Abtreibungsmittel eingesetzt wurden – wobei es immer wieder zu schwersten irreversiblen Nierenschäden gekommen sein soll. Petersilienblätter wirken erfahrungsgemäß auch am besten zur Ausschwemmung von hormonell induzierten Ödemen, wobei eine zeitliche Begrenzung sinnvoll erscheint.

Das in *Wacholderbeeren* enthaltene ätherische Öl wirkt ebenfalls leicht nierenreizend und damit aquaretisch/diuretisch. Kneipp setzte gerne seine Wacholderbeerkur ein, bei der in der ersten Woche ansteigend jeden Tag 5, 6, 7 usw. Beeren eingenommen werden und in der folgenden Woche diese Dosierung in absteigender Reihenfolge täglich reduziert wird. Erst seit Mitte des 20. Jahrhunderts wurde auch reines Wacholderöl in entsprechenden Kapseln angeboten. Dabei entwickelten sich Diskussionen, als in dem ätherischen Öl nephrotoxische Verbindungen entdeckt wurden. Die Kommission E strich in der Monographie höhere Dosierungen und die Indikationsgebiete bezüglich der Niere; übrig geblieben ist die Verwendung niedriger Dosierungen als Mittel gegen dyspeptische Beschwerden. Erst später wurde darauf hingewiesen, daß bei Verwendung wirklich reiner Wacholderöle keine nierentoxischen Verbindungen vorhanden sein sollen, was jedoch die Monographie nicht mehr geändert hat.

Die genannten Aquaretika lassen sich vorteilhaft in beliebiger Kombination als Tee verwenden. *Brennessel, Goldrute* und *Birkenblätter* sind relativ geschmacksneutral, während die anderen eher unangenehm bitter schmecken. Aus diesem Grunde ist durchaus eine Verbesserung des Geschmacks mit *Pfefferminze* oder *Kamille* sinnvoll. Nieren-Blasen-Tees als tassenfertige Sprühextrakte sind mit Vorsicht zu betrachten, da hier das Qualitätsspektrum der angebotenen Präparate sehr breit ist und leider auch „parfümierte" Trägersubstanzen (Zucker) einschließt. Wenn man nicht die „natürlicheren" Drogentees, z. B. auch als fertige Teebeutel wie Kneipp® Nieren- und Blasentee, vorzieht, ist z. B. Heumann® Blasen- und Nierentee ein pharmazeutisch zufriedenstellender Extrakttee.

Unterstützend kann mit Preßsäften oder Tabletten/Dragees gearbeitet werden, wobei ausreichende Flüssigkeitszufuhr sichergestellt sein muß. Geeignete Präparate sind z. B. Kneipp® Birkenblättersaft, Kneipp® Petersilien-Filmtabletten oder Carito Mono® mit Trockenextrakt aus Orthosiphonblättern.

Bärentraubenblätter (Arctostaphylos uva ursi) waren früher als pflanzliches „Antibiotikum" in entsprechenden Rezepturen fast immer vertreten. Der Wirkstoff Arbutin setzt nach Metabolisierung das im alkalischen Milieu bakteriostatisch wirkende Hydrochinon frei. Dieses ist jedoch mutagen und möglicherweise karzinogen. Die sich daraus ergebende Diskussion ließ erhebliche Zweifel an der klinischen Wirksamkeit aufkommen: Es gab keine kontrollierten Studien, und die Erfahrungen bezüglich Dosierung und Alkalisierung des Harns waren ziemlich diffus. In den meisten Teerezepturen kamen damals nur geringe Mengen von Bärentraubenblättern zum Einsatz, was durch den schlechten Geschmack von Bärentraubenblättern nachvollziehbar erscheint, jedoch die Zweifel an einem relevanten keimhemmenden Effekt nur verstärkte. Die Kommission E ließ schließlich die Monographie als nicht mehr aktuell ruhen. In vielen Kombinationspräparaten wurde daraufhin der Bestandteil an Bärentraubenblättern entfernt, was den Geschmack verbesserte, ohne daß damit ein erkennbarer Unterschied bezüglich der Wirksamkeit aufgefallen wäre.

Darüber hinaus kann der *Meerrettich* (Cochlearia armoracia) eingesetzt werden. Als Desinfizienz ohne Parenchymwirkung kann folgender Tee gelten:

Zinnkraut	10,0
Wacholderfrüchte	10,0
Rotes Sandelholz	10,0
Pfefferminzblätter	10,0
Hagebutten	10,0

Als Spasmolytikum kann weiterhin die *Zahnstocher-Ammei* (Ammi visnaga) versucht werden.

❑ **Schwangerschaft.** In der Schwangerschaft ist auch beim Verabreichen von Phytotherapeutika allgemeine Vorsicht geboten.

Es ist unwahrscheinlich, daß die gebräuchlichen Heilpflanzen teratogen wirken, da jahrhundertelange Erfahrungen eine relevante Teratogenität gezeigt hätten. Neben anderen Faktoren besteht eine Abhängigkeit schädlicher Wirkungen von der Dosis und Applikationsdauer. Im Embryonalstadium käme es bei einer Schädigung zum Abort, entsprechend dem „Alles-oder-Nichts-Gesetz", während in der Fetalperiode, in der die Organogenese stattfindet, eine zeitlich begrenzte Teratogenempfindlichkeit besteht und Mißbildungen überleben.

Pflanzen wie *Sennes* und *Aloe* sollten aber in der Schwangerschaft mit Zurückhaltung eingesetzt werden, da Überdosierungen durch reflektorische Reizung des Myometriums einen Abort auslösen können.

Es ist darauf hinzuweisen, daß im Rahmen der **Präeklampsie** weder pflanzliche Diuretika noch pflanzliche Antihypertensiva *(Mistel)* sinnvoll sind.

Kopfschmerzen/Migräne in der Schwangerschaft können durch lokale Einreibung mit *Pfefferminzöl* im Schläfen-, Stirn- oder Nackenbereich ohne Risiko behandelt werden. Im Sinne der Aromatherapie kann auch eine Anregung insbesondere mit *Rosmarinöl* versucht werden.

Die **Zystitis/Urethritis** zählt zu den häufigsten Krankheitsbildern in der Schwangerschaft. Die Behandlung erfolgt mit den unproblematischen oben genannten Flavonoiddrogen *Brennessel, Birkenblätter, Goldrute* usw.

Übelkeit und Erbrechen in der Frühschwangerschaft sind bis zu einem bestimmten Maße physiologisch, aber dennoch belastend. Die Emesis gravidarum bedarf daher ambulanter therapeutischer Maßnahmen, unter denen die Phytotherapie eine führende Rolle spielt.

Die Hyperemesis gravidarum, die zur Ketoazidose und Dehydratation führt, muß stationär behandelt werden. Auch im Rahmen der stationären Behandlung kann die Phytotherapie eingesetzt werden. Bei der Hyperemesis gravidarum steht meist eine Hyperazidität im Vordergrund.

Zur Behandlung der **Magenschleimhautentzündung** wird *Kamille* verwendet. Sie wirkt antiphlogistisch, muskulotrop-spasmolytisch, antiseptisch und ulkusprotektiv. Die Wirkungen resultieren aus dem Zusammenspiel der verschiedenen Inhaltsstoffe, eine Isolierung einzelner Stoffe macht hier keinen Sinn. Es empfiehlt sich die Verwendung als Tee. *Pfefferminze* hat eine ausgesprochen antiemetische Wirkung und wird von vielen Patientinnen bevorzugt. Bei Empfehlung eines Tees ist wie bei Kamille darauf zu achten, daß Arzneitees (mit entsprechend höherem Wirkstoffgehalt als die Lebensmitteltees) genommen werden.

Ingwerprodukte (Zintona®, ggf. auch Ingwerstäbchen aus der Konditorei) können gelutscht werden. Das früher empfohlene Kauen von zerstoßener *Kalmuswurzel* ist wegen des Gehalts an karzinogenem Asaron obsolet.

Leinsamen ist bei Gastritis oder Gastroduodenitis in der Schwangerschaft ein guter Schleimhautschutz. Man nimmt 1–2 Eßlöffel gemahlenen Leinsamen auf eine Tasse kaltes Wasser und weicht ihn ein. Am nächsten Tag wird dies lauwarm getrunken. Man kann Leinsamen natürlich auch in Kamillentee einweichen.

Bei schweren Formen der Magenschleimhautentzündung kann auch die *Süßholzwurzel* (Radix liquiritiae, Glycyrrhiza glabra) als Tee (2 x tgl. 1 Tasse) eingesetzt werden. Die enthaltene Glycyrrhizinsäure bewirkt wahrscheinlich die vermehrte Produktion von protektiven Mukussubstanzen durch die Magenschleimhaut. Bei zu hoher Dosierung und zu langer Anwendungszeit kann es durch den aldosteronähnlichen Effekt der Glycyrrhizinsäure zu Knöchelödemen und Gesichtsödemen kommen, entsprechende Auswirkungen auf den Feten sind nicht ausgeschlossen.

Bei **Blähungen** in der Schwangerschaft können Karminativa eingesetzt werden, wobei umstritten ist, inwieweit auf die mutagene Wirkung des im *Fenchelöl* in geringer Menge enthaltenen *Estragols* Rücksicht genommen werden muß.

Gerade in der Schwangerschaft und im Wochenbett sind häufig **Venenerkrankungen** zu behandeln. Die *Roßkastanie* (Aesculus hippocastanum) kann eingesetzt werden bei Hämorrhoiden und beim varikösen Symptomenkomplex mit venösen Stauungen. Die Wirkung ist nur für hochdosierte Extrakte bei innerlicher Einnahme nachgewiesen. Als Fertigpräparate bieten sich zum innerlichen Gebrauch die Venostasin® Retardkapseln an, bei denen die Freisetzung der etwas magenreizenden Wirkstoffe verzögert wird. *Buchweizentee* (Fagorutin®) ist eine mögliche Alternative.

Zur äußerlichen Pflege von entzündeten Krampfadern wird *Hamamelis* eingesetzt.

Ebenfalls ist *Arnika* in Form von Arnica Kneipp® Salbe oder Gel sinnvoll. Die Salbe bzw. das Gel wird morgens und abends auf die Haut aufgetragen und einmassiert. Auch Salbenumschläge können hiermit durchgeführt werden. Arnika scheint dabei nicht nur entzündungshemmend zu wirken, sondern wirkt auch stauungsbedingten Ödemen entgegen.

Die häufig in der Schwangerschaft auftretende **Cholestase** kann ebenfalls mit pflanzlichen Bitterstoffdrogen behandelt werden. Man unterscheidet zwischen Choleretika und Cholagoga. Erstere sind Drogen, die die Gallenproduktion der Leber anregen. In der Schwangerschaft sind vor allem die Cholagoga nützlich, die den Gallenfluß in den ableitenden Gallenwegen fördern, in erster Linie durch Förderung der Gallenblasenkontraktion.

Cholagog wirken u. a. folgende Pflanzen, die möglichst als Tee oder Saft einzunehmen sind, damit der ausgeprägte Geschmack schon auf die Rezeptoren im Mundbereich wirken kann: *Löwenzahn* (Taraxacum officinale), *Schöllkraut* (Chelidonium majus), *Pfefferminze* (Mentha piperita) und *Wermut* (Artemisia absinthium).

Wer Tee nicht selbst rezeptieren möchte, kann Leber-Galle-Tee Kräutertee Nr. 18 von Salus® oder Kneipp® Leber- und Galle-Tee verordnen.

Grippale Infekte in der Schwangerschaft und im Wochenbett können mit *Minzölinhalationen* behandelt werden, die

befreiend auf den verstopften Nasennebenhöhlenbereich wirken.

Eine fortgeschrittene Erkältung mit Bronchitis wird mit Mucilaginosa (Schleimstoffdrogen), Expektorantien/Sekretolytika und Antitussiva behandelt.

Bei der akuten Bronchitis ziehen wir stets die Teeverabreichung vor, da Flüssigkeit benötigt wird.

Pflanzliche Antitussiva können hilfreich eingesetzt werden, da Codeinpräparate sedieren und bei drohender Fehl- bzw. Frühgeburt sowie kurz vor der Geburt wegen der bestehenden Gefahr der Atemdepression beim Neugeborenen kontraindiziert sind.

Mucilaginosa sind ausgezeichnet wirksam als Antitussiva bei Reizhusten sowie bei entzündlichen Katarrhen im Mund- und Rachenraum. Da es hier auf eine Anlagerung der Mukopolysaccharide auf die Schleimhäute ankommt, ist eine ständige Anwendung kleinster Mengen als Tee, Saft oder Sirup sinnvoll.

Typische Schleimstoffdrogen sind *Spitzwegerichkraut* (Plantago lanceolata), *Eibischwurzel* (Althaea officinalis), *Malvenblätter* und *-blüten* sowie *Isländisches Moos* (Lichen islandicus). Als Lutschpastillen eignen sich Isla-Moos-Pastillen®. Im *Huflattich* sind neben den Schleimstoffen die schon genannten leberkarzinogenen Pyrrolizidinalkaloide enthalten. Er sollte daher in der Schwangerschaft nicht angewendet werden.

Zu den pflanzlichen Expektoranzien/Sekretolytika zählen u. a. verschiedene Ätherisch-Öl-Pflanzen wie *Thymian, Eukalyptus, Pfefferminz, Fenchel, Anis* und *Koniferen*. In der Schwangerschaft sollte vorsichtshalber ätherisches Öl nicht pur und in größeren Mengen eingenommen werden. Es wird die Verwendung der Drogen als Tee bevorzugt, bei dem keine zu hohen ätherischen Ölmengen zugeführt werden. Als Badezusatz und zur Inhalation können hingegen entsprechende ätherische Öle ohne weiteres verwendet werden.

Zur Behandlung der akuten Bronchitis eignet sich folgendes Teerezept:

Eibischwurzel	20,0
Spitzwegerich	30,0
Isländisch Moos	20,0
Anisfrüchte	30,0

Sind die Nasennebenhöhlen besonders betroffen, kann Sinupret® empfohlen werden.

Zur Inhalation und zur Akutentlastung raten wir zu Retterspitz® Aerosol Inhalationslösung. Zur äußerlichen Einreibung bieten sich Mischungen mit *Eukalyptusöl* und *Menthol* an, z. B. Kneipp® Erkältungs-Balsam kann mehrmals täglich, besonders abends, auf Brust- und Halsbereich eingerieben werden.

Bei **Obstipation** in der Schwangerschaft lassen sich Ballaststoffe wie *Leinsamen* (1–3 Eßlöffel Leinsamen/Tag, am besten unmittelbar vor Einnahme frisch gemahlen oder zerstoßen – wird schnell ranzig) oder die noch wirksameren Quellmittel wie *Agar, Apfelpektin* und *Flohsamenschalen* bevorzugt einsetzen.

Im *Leinsamen* enthalten sind Fasern, fettes Öl, zyanogene Glykoside und Proteine. Zu einer Freisetzung von Blausäure aus den Glykosiden kommt es nicht, da das entsprechende Enzym im sauren Magen denaturiert wird. Der Leinsamen sollte aufgrund des hohen Gehalts an fetten Ölen nicht geschrotet eingenommen werden, wenn nicht eine zusätzliche Kalorienzufuhr erwünscht ist; bei Schrotung ist mit abgeschwächter laxierender Wirkung zu rechnen.

Bei den Quellstoffen sind quellfähige lösliche Mukopolysaccharide enthalten. Es wird eine große Menge Wasser unter Gelbildung gebunden. Damit wird einerseits über den Volumenreiz eine reflektorische Anregung der Darmperistaltik erzeugt, andererseits wird im Dickdarm durch die Darmflora das Gel teilweise unter Wasserabgabe gespalten. Das wichtigste ist dabei die ausreichende Flüssigkeitszufuhr im Zusammenhang mit der Einnahme.

Agar-Agar, die japanische Algengelatine, wird teelöffelweise oder als Gelatine ein-

gesetzt. *Flohsamenschalen,* z.B. Kneipp® Abführ Herbagran Granulat Psyllium, oder *Apfelpektin* sind angenehm schmeckende Präparate.

Die Anthrachinondrogen sind dickdarmwirksame Laxantien. Typische anthrachinonhaltige Drogen sind z.B. *Rhabarberwurzel* (Rheum officinale), *Faulbaumrinde* (Frangula alnus), *Aloe* (Aloe barbadensis oder capensis), *Sennesblätter* und *Sennesfrüchte* (Cassia angustifolia).

Es kommt zur Blockade der Na-K-ATPase im Darmepithel und zur Öffnung der tightjunctions. Dadurch erfolgt eine verminderte Rückresorption von Wasser und Ionen und eine gesteigerte Sekretion von Wasser ins Lumen. Es resultiert ein weicher Stuhl, dazu regen Anthrachinone die Peristaltik an. Direkte Folge der Anwendung zu hoher Dosen mit entsprechend dünnflüssigem Stuhl ist ein Elektrolyt-, insbesondere Kaliumverlust. Als weitere Nebenwirkung kommt es zu einer vermehrten Blutfülle im kleinen Becken. Aufgrund der Tatsache, daß Anthrachinone in den Verdacht geraten sind, kanzerogen zu wirken, und der oben genannten Nebenwirkungen hat das BfArM folgende Beschränkungen erlassen: Die Anwendungsdauer für anthrachinonhaltige Drogen ist auf maximal 2 Wochen beschränkt, Schwangere und Stillende sind ausgeschlossen.

Sennesblätter können evtl., doch unter strenger Indikationsstellung, außerhalb des 1. Trimenons eingesetzt werden, jedoch nur, wenn andere Maßnahmen nicht wirken. (Ein bekanntes Fertigpräparat ist Agiolax®, bei dem Sennesblätterextrakt in Kombination mit Flohsamenschalen vorliegt.)

Ischialgiforme Beschwerden können mit einer Ölkombination von *Eukalyptus, Kiefernadeln, Pfefferminze* und *Rosmarin* äußerlich behandelt werden. Es bestehen gute Erfahrungen mit Eucafluid® N. Nicht zu vergessen ist *Franzbranntwein*, der auch für Umschläge unverdünnt oder 1:1 mit Wasser verdünnt angewendet werden kann.

Einige Wochen vor der Geburt wird der **Dammbereich** zur Elastizitätserhöhung mit pflegenden Hautölen, z. B. *Leinsamenöl* oder *Mandelöl,* gepflegt.

❐ **Geburt und Wochenbett.** In der Eröffnungsperiode eignen sich Vollbäder mit Pflanzenzusätzen wie *Rosmarinöl* zur generellen Anregung. *Heublumenbäder* oder *Heusäcke* sind bei starken **Schmerzen** unter der Geburt angezeigt. *Citronellöl-* oder *Baldrianbäder* dienen der Beruhigung bei der verspannten und verängstigten Kreißenden. Je nach Bedarf werden auch unter der Geburt entsprechende Kräutertees gereicht.

Ein für Wöchnerinnen, jedoch nicht für Schwangere (außer zur Förderung der Geburt) geeignetes Abführmittel ist das *Rizinusöl* (1–2 Tee- bis Eßlöffel/Dosis). Die Anwendung erfolgt am besten in heißer Milch, heißem Kaffee oder heißem Tee.

Im Wochenbett, insbesondere nach **Episiotomie oder Dammrissen,** können äußerlich *Kamillenzäpfchen* und *-salben* im Wechsel mit *Perubalsam* sowie *Kamillenbäder* eingesetzt werden.

Bäder und Spülungen im Anal- und Genitalbereich nach Episiotomie oder Darmrissen können auch mit *Kamillenextrakt* durchgeführt werden. Kamillenextrakte werden für Sitzbäder folgendermaßen aufbereitet: 2 Eßlöffel auf 1 l Wasser, damit wird ein- bis mehrmals täglich ein Sitzbad durchgeführt.

Die Narben nach Episiotomie oder Dammriß können weiterhin mit *Johanniskrautöl* (Rotöl®) eingerieben werden.

Das Bromelaine in Enzympräparaten wie Traumanase forte® kann unterstützend bei Entzündungen mit Ödemen eingesetzt werden.

Zur Lokalbehandlung von **Hämorrhoiden** bieten sich folgende Drogen an: *Eichenrinde* (Quercus), *Roßkastaniensamen* (Aesculus hippocastanum) und *Hamamelis* (als Zäpfchen oder Salbe).

Entzündungen der Brustdrüse kommen häufig bei laktierenden Frauen vor. Es bewähren sich Umschläge mit der entzündungshemmenden *Kamille*. Eine sorgfältige Hautpflege, insbesondere der Brustwarze, während der Laktation sollte regelmäßig mit *Johanniskrautöl* vorgenommen werden. Bei Rhagaden sind Umschläge mit gerbstoffhaltigen *Zinnkraut-Abkochungen* zu empfehlen.

Früher hat man bei **Laktationsstörungen** die *Bittere Kreuzblume* (Polygala amara) als milchfördernd eingesetzt. Das *Eisenkraut* (Verbena officinalis) enthält toxische Guanidin-Derivate und sollte keine Verwendung finden. In Frankreich wird es noch, im Gegensatz zu Deutschland, häufig angewendet.

Karminativa wirken bei Laktationsstörungen anregend (siehe oben). Einen Monat vor der Geburt kann ein Tee (2 Tassen/Tag) in folgender Zusammensetzung gegeben werden:

Anisfrüchte	20,0
Kümmelfrüchte	20,0
Korianderfrüchte	20,0
Dillfrüchte	20,0
Fenchelfrüchte	20,0

Bei überschießender Milchbildung wird *Salbeitee* eingesetzt.

Traditionell wurde *Mönchspfeffer* als Laktagogum im Wochenbett eingesetzt. Diese Indikation besitzt keine Gültigkeit mehr, da die Milchsekretion erhöhte Serumprolaktinspiegel voraussetzt [6]. Indikationen bestehen jedoch, wenn primäres oder sekundäres Abstillen erwünscht ist (Agnolyt®, Agnucaston®).

3.3
Unerwünschte Wirkungen und Kontraindikationen

Auch mild wirksame Heilpflanzen besitzen allgemeine und spezifische Kontraindikationen.

Allgemeine Kontraindikationen sind insbesondere Schwangerschaft und Stillzeit. Wenn keine entsprechende Indikation gegeben ist, sollte aus grundsätzlichen Erwägungen auch mit phytotherapeutischen Präparaten in Schwangerschaft und Stillzeit Zurückhaltung geübt werden, dies gilt insbesondere für hohe Dosierungen und „konzentrierte" Zubereitungen wie Extrakte und reine ätherische Öle bei oraler Anwendung.

In der Pflanze finden sich – angesichts der Stoffvielfalt eigentlich nicht überraschend – gelegentlich Einzelsubstanzen, die bei entsprechenden Tests eine mutagene oder gar kanzerogene Wirkung zeigen, allerdings nur als hochdosierte Einzelsubstanzen. Eine mutagene Wirkung im Ames-Test wird allerdings heute nicht mehr überbewertet, nachdem man auch bei zahlreichen Einzelsubstanzen aus unserer üblichen Ernährung eine mutagene Wirkung feststellen mußte. Bei eindeutig nachgewiesener Karzinogenität von Inhaltsstoffen wird man vorsichtshalber auf unproblematischere pflanzliche Alternativen ausweichen, entsprechend sind einige

Monographien „negativ", d. h., die Anwendung wird als obsolet beurteilt. In der Schwangerschaft und Stillzeit sind problematische Pflanzen nur nach sorgfältiger Nutzen-Risiko-Abwägung einzusetzen.

In der Schwangerschaft sind ferner solche Pflanzen nicht einzusetzen, bei denen eine Reizung bzw. Hyperämisierung bei Nieren, Harnwegen und Geschlechtsorganen möglich ist.

Spezifische Kontraindikationen sind bei einzelnen Pflanzen bekannt, z. B. eine mögliche Erhöhung der Lichtempfindlichkeit der Haut bei *Johanniskraut*. Eine Allergisierung kommt bei innerlicher Einnahme nur äußerst selten vor; kritischer ist die äußere Anwendung in hoher Konzentration oder die Inhalation von Drogenpulver oder -staub.

Bei einigen Monographien sind als Kontraindikationen schwerere Krankheitszustände genannt, bei denen eine nicht mehr ausreichende Wirksamkeit der betreffenden Heilpflanze vermutet wird. Hier kann unter ärztlicher Verantwortung durchaus ein Einsatz erfolgen, z. B. in entsprechender Kombination mit anderen Maßnahmen.

Tabelle 3-1: Unerwünschte Wirkungen und Kontraindikationen

Pflanze	Unerwünschte Wirkung/Inhaltsstoffe	Kontraindikation
• Johanniskraut (Hypericum perforatum)	• mögliche Erhöhung der Lichtempfindlichkeit der Haut	bei hellhäutigen Patientinnen, die Licht ausgesetzt sind
• Anthrachinonhaltige Abführpflanzen, Rhabarberwurzel (Rheum officinale), Faulbaumrinde (Frangula alnus), Aloe (Aloe barbadensis oder capensis), Sennesblätter und Sennesfrüchte (Cassia angustifolia)	• mutagene Wirkung, • vermehrter Blutfülle im kleinen Becken • bei Überdosierungen reflektorische Reizung des Myometriums (Sennes, Aloe)	Frühschwangerschaft, Stillzeit

Tabelle 3-1 (Fortsetzung):

Pflanze	Unerwünschte Wirkung/Inhaltsstoffe	Kontraindikation
• Mönchspfeffer (Vitex Agnus castus)	• mögliche Beeinträchtigung der Stilleistung • Magen-Darm-Beschwerden juckende, urtikarielle Exantheme • aufgrund der dopaminergen Wirkung Wirkungsabschwächung bei Gabe von Dopamin-Rezeptorantagonisten möglich	Schwangerschaft Hypoprolaktinämie
• Fuchskraut (Senecio fuchsii)	• hoher Gehalt an karzinogenen Pyrrolizidinalkaloiden	Schwangerschaft, Stillzeit
• Mistel (Viscum album)	• hohe und häufige parenterale Applikationen können Allergien auslösen.· • Entzündungsreaktionen wie Fieber oder Infiltrationen am Injektionsort • mögliche Verstärkung einer Thrombophlebitisneigung	
• Tormentillwurzel (Potentilla erecta)	• Magenreizungen und Erbrechen	
• Petersilienfrüchte (Petroselini fructus)	• Nierenschäden (durch nierenreizenden Stoff Apiol)	
• Pflanzliche Diuretika		Schwangerschaft
• Bärentraubenblätter (Arctostaphylos uva ursi)	• Wirkstoff Arbutin setzt nach Metabolisierung Hydrochinon frei. Mögliche mutage und karzinogene Wirkung.	
• Kalmuswurzel (Calami rhizoma)	• karzinogene Wirkung durch Asaron	Schwangerschaft, Stillzeit
• Süßholzwurzel (Radix liquiritiae, Glycyrrhiza glabra)	• durch aldosteronähnlichen Effekt der Glycyrrhizinsäure Knöchelödeme und Gesichtsödeme möglich, entsprechende Auswirkungen auf den Feten sind nicht ausgeschlossen	Schwangerschaft
• Fenchelöl	• mutagene Wirkung	Schwangerschaft, Stillzeit
• Huflattich (Tussilago farfara)	• leberkarzinogen durch Pyrrolizidinalkaloide	Schwangerschaft, Stillzeit
• Rizinusöl (Ricini oleum)	• Durchfall	Schwangerschaft
• Eisenkraut (Verbena officinalis)	• enthält toxische Guanidin-Derivate	Schwangerschaft, Stillzeit

4
Bewegungs- und Massagetherapie

H. Jung, K. Schüle

4.1
Bewegungstherapie

Unter Bewegungstherapie als übergeordnetem Begriff werden alle Maßnahmen verstanden, die Bewegung als Therapie einsetzen. Die Definition des Deutschen Sporttherapeutenbundes (DSThB) [5] aus dem Jahre 1986 lautet: „Bewegungstherapie ist ärztlich indizierte und verordnete Bewegung, die vom Fachtherapeuten geplant und dosiert, gemeinsam mit dem Arzt kontrolliert und mit dem Patienten alleine oder in Gruppen durchgeführt wird."

Im engeren Sinne versteht man unter Bewegungstherapie die Krankengymnastik, wobei auch die Bewegungsübungen im Freien (Terraintraining) und die Sporttherapie darunter eingeordnet werden können.

Unter Krankengymnastik versteht man die Anwendung von gezielten Bewegungen und Bewegungsabläufen auf den kranken oder geschädigten Organismus nach den Gesetzen der physiotherapeutischen Reizserie, wobei vorrangig die Wiederherstellung oder Verbesserung der Funktion des Organismus oder seiner Teilsysteme angestrebt wird [17].

Unter Sporttherapie wird eine bewegungstherapeutische Maßnahme verstanden, die mit geeigneten Mitteln des Sports gestörte körperliche, psychische und soziale Funktionen kompensiert, regeneriert, Sekundärschäden vorbeugt und gesundheitlich orientiertes Verhalten fördert. Sie beruht auf biologischen Gesetzmäßigkeiten und bezieht besonders Elemente pädagogischer, psychologischer und soziotherapeutischer Verfahren ein

und versucht eine überdauernde Gesundheitskompetenz zu erzielen.

4.1.1
Grundlagen

Das Ziel der Bewegungstherapie ist die Verbesserung ungenügend entwickelter oder gestörter motorischer Grundeigenschaften, wie Ausdauer, Beweglichkeit, Kraft und Koordination sowie der Schmerzmilderung.

Die unterschiedlichen Formen der Bewegungstherapie sind die aktiven, passiven und dynamischen Übungen, die in isokinetische und isotonische Übungen aufgeteilt werden (Tab. 4-1).

„Die Bewegungstherapie, insbesondere die Krankengymnastik, ist angezeigt bei allen Krankheitsbildern, die eine Einschränkung der Beweglichkeit, eine Min-

Tabelle 4-1:
Formen der Bewegungstherapie

- Koordinationsübungen
- Gelenkfunktionstraining
- Statische Haltefunktionsübungen
- Gleichgewichtstraining
- Rhythmusgefühlstraining
- Muskelaufbautraining
- Muskelfunktionsübungen
- Dehnübungen
- Terraintraining
- Tanztherapie
- Sonstige, z. B. konzentrative Bewegungstherapie

derung der Kraft, eine Störung im muskulären Gleichgewicht zur Folge haben." [23].

4.1.2
Indikationen

❑ **Zustand nach Brustentfernung.** Ziele sind die komplikationslose Abheilung, Schmerzlinderung sowie die Stauungsprophylaxe des betroffenen Armes und die Mobilisation der evtl. betroffenen Gelenke und des Wundgebietes.

Die krankengymnastische Behandlung mit gezielten Atemübungen, Embolie-, Pneumonie-, Thromboseprophylaxe, Thoraxmobilisation und Lagerung erfolgt, je nach Ausmaß des Operationsgebietes, zuerst im Bett.

Die frühzeitige postoperative Bewegungstherapie darf nicht zu Schmerzen führen. Es erstaunt, daß viele Patientinnen auch nach großer Schnittführung schmerzarm sind. Der Einsatz von Analgetika vor der krankengymnastischen Behandlung verschiebt die Schmerzgrenze. Das Bewegungsausmaß für den betroffenen Arm sollte in den ersten Tagen 90° Abduktion und Anteversion nicht überschreiten, bei Inlays bis 70°. Beidseitiges Üben ist entsprechend neurophysiologischer Gesetzmäßigkeit immer vorzuziehen. Besonders differenziertes Vorgehen ist bei TRAM (Rektus-Lappenplastik) oder LAT (Latissimus-Insellappenplastiken) angezeigt [16].

Das Ziel der weiteren Mobilisation ist die Herstellung der normalen Arm- und Schultergebrauchsbewegungen.

Im Normalfall kann mit der Bewegungstherapie in der Gruppe am siebten bis achten postoperativen Tag begonnen werden, auch hier soll möglichst schmerzfrei geübt werden.

Als Leitsatz gilt: Spannung und/oder Zukurzgefühl ja, Schmerz nein!

Die Schulter- und Thoraxmobilisation erfolgt im Wechsel von Spannung-Entspannung und Bewegen-Lockerlassen.

Die Übungen werden als Hockergymnastik und unter Haltungskontrolle täglich für eine halbe Stunde durchgeführt.

Als Begleittherapie beim Schulter-Arm-Syndrom kann die Reflexzonenmassage und/oder Interferenzstromtherapie durchgeführt werden.

❑ **Narbenkontrakturen nach Operation in Gelenknähe.** Das Ziel, besonders nach Axilladissektion, ist die Umformung der Narbe im Zuge der Narbenreifung zu einem funktionstüchtigen Gewebe. Durch Dehnübungen in Verbindung mit funktioneller krankengymnastischer Behandlung des betroffenen und der angrenzenden Gelenke wird die normale Funktion angestrebt.

❑ **Traumatische distale Nervenläsionen.** Die Beeinträchtigung der Nerven, besonders durch die intraoperative Lagerung, lassen oft eine Therapie notwendig werden. Das Ziel ist die Normalisierung der möglicherweise dadurch gestörten Gelenkfunktion. Durch Gebrauchsübungen und Einübung eines Muskelaufbautrainings wird die Normalisierung der Muskelfunktion angestrebt. Der kombinierte Einsatz der Reizstromtherapie ist möglich.

❑ **Gewebeveränderung nach Radiatio.** Ziel ist die Vermeidung von Kontrakturen. Bei der Mobilisation nach Bestrahlung ist zu beachten, daß die betroffene Haut erst ab der 6. Woche nach der letzten Radiatio wieder mechanisch belastbar wird. Um Kontrakturen entgegenzuwirken, sind Dehn- und Funktionsbewegungen angezeigt, evtl. in Kombination mit Fibroselockerungsmassagen und manueller Lymphdrainage.

❑ **Inaktivitätsatrophien der Atemhilfsmuskulatur.** Ziel ist die Normalisierung der Muskelfunktion durch dosierte Kräftigungsübungen, besonders des M. pectoralis. Bei Ateminsuffizienz kann eine gezielte Atmungstherapie zur Verbesserung der Lungenfunktion durchgeführt werden.

◻ **Zustand nach langer Bettlägerigkeit.** Ziel ist die Mobilisation. Dazu gehören die Thromboseprophylaxe durch Krankengymnastik, die Atmungsübungen, isometrisch-isokinetische Übungen, passive, assistive und aktive Übungen gegen Widerstand. Die Mobilisation aus dem Bett erfolgt in 3 Schritten: Sitzen, Stehen und Gehübungen.

◻ **Beckenbodeninsuffizienz.** Ziel ist die Wiederherstellung des Gleichgewichtes zwischen tonischer und phasischer Muskulatur, die Durchblutungsförderung, Tonisierung und Kräftigung geschwächter Muskeln. Die funktionellen Übungen können beispielsweise nach den Methoden Brügger, Feldenkrais oder als Wassergymnastik durchgeführt werden [17].

◻ **Descensus uteri.** Ziele sind die Progredienzprophylaxe und die Rückbildung des Descensus uteri. Eingesetzt wird die Beckenboden- und Bauchdeckengymnastik über einen längeren Zeitraum. Bei Rektusdiastase erfolgt die Kräftigung auch der schrägen Bauchmuskeln z. B. durch die Wassergymnastik.

◻ **Anale oder urethrale Sphinkter-Schwäche.** Ziel ist die Normalisierung der Schließmuskelfunktionen, Sensibilisierung und Kräftigung des Beckenbodens durch funktionelle Übungen. Bei Schließmuskelschwäche ist als Begleittherapie die Anwendung von Reizstrom oder Vaginalkonen sinnvoll.

Die Vaginalkonen stimulieren die Kontraktion des Beckenbodens und fördern die Funktion der Muskulatur. Die Effektivität des Konustrainings ist hoch. Verwendet wird ein 5teiliges Konusset (Femcon). Am häufigsten werden zunächst die Konus-Nr. 1–3 (20,0 g bis 45,0 g) und am

Trainigsende die Konus-Nr. 3 bis 5 (4,50 g bis 70,0 g) mit einer durchschnittlichen Steigerung um 1–2 Konusstufen benötigt. Die Compliance ist hoch, da die Therapie unter ständiger Kontrolle durchgeführt wird. Zwischen Motivation und Trainingserfolg besteht eine positive Korrelation.

◻ **Beschwerden nach querer abdominaler Schnittführung.** Ziel ist die Kontrakturprophylaxe. Nach Abschluß der Wundheilung kann mit dosierter Belastung der betroffenen Muskulatur begonnen werden. Auch hier kann die funktionelle krankengymnastische Behandlung der Gebrauchsübungen eingesetzt werden.

◻ **Klimakterische Form der Osteoporose.** Als Progredienzprophylaxe ist die Bewegungstherapie die Therapie der ersten Wahl. Ein weiteres Ziel der Osteoporosetherapie ist die Reduktion von Schmerzen und Bewegungseinschränkungen. Je nach Schweregrad werden aktive Bewegungsübungen, Dehnungen und spezielle neurophysiologische Behandlungstechniken, z. B. Propriozeptive Neuromuskuläre Fazilitation (PNF) [3], Methoden nach Brunkow [4] oder Feldenkrais [9] eingesetzt. Der Frauenarzt ist gehalten, die Betroffenen auf Osteoporose-Selbsthilfegruppen hinzuweisen.

◻ **Schwangerschaft.** Ziel ist die Erleichterung der Geburt. Die Bewegungsübungen zielen auf die Erhaltung und Verbesserung der Beweglichkeit und des Körpergefühls ab. Vorrangig sind sie ausgerichtet auf die Sensibilität, Entspannungsfähigkeit und Kontraktionsfähigkeit des Beckenbodens. Übungen auf und mit dem Pezziball haben sich als besonders wirksam erwiesen [22]. Stabilisierende und kräftigende Übungen der Rumpfmuskulatur sollten während der gesamten Schwangerschaftsgymnastik beibehalten werden. Hierbei muß besonders die Kräftigung der brusttragenden Muskulatur beachtet werden. Funktionsschulung der Hebe- und Tragetechnik sowie eine Haltungskorrektur mit Hohl-kreuzprophylaxe und Gangschulung run-den das Programm ab.

◻ **Wochenbett- oder Rückbildungsgym-nastik.** Ziel ist die Wiederherstellung der regelrechten Beckenboden- und Bauch-muskelspannung. Das Bauchmuskeltrai-ning ist in den ersten postpartalen Tagen wegen der Gefahr des zu hohen Druckes auf den Uterus nur mit Vorsicht durchzu-führen.

Die zu starke Bauchmuskelspannung begünstigt einen Descensus uteri. Throm-boseprophylaxe und Stimulation des Beckenbodens stehen im Vordergrund [22].

Es schließen sich Übungen zur Verbes-serung der Unterbauchspannung an, die rein isometrisch konsensuell ausgeführt werden. Zur Förderung des Wochenflus-ses und zur Rückbildung des Uterus hat sich die Bauchlage auf dem Pezziball oder Kissen bewährt. Ab dem vierzehnten post-partalen Tag kann mit isometrisch-syner-gistischem Bauchmuskel-/Beckenboden-training begonnen werden [22].

◻ **Menstruationsstörungen.** Erfahrungs-gemäß zeigen Frauen, die regelmäßig leichte Bewegungsübungen machen oder z. B. tanzen, weniger Beschwerden vor oder während der Menstruation als Frau-en, die sich überwiegend passiv verhalten. Das gleiche gilt für Frauen mit überwie-gend sitzender Tätigkeit. Eine Bewegungs-art, die Freude bereitet und über einen längeren Zeitraum durchgeführt werden kann, trägt zur Harmonisierung der Men-struation bei. Die Hausarbeit ist keine adäquate Bewegungstherapie. Der Gynä-kologe ist aufgefordert, mit der Patientin darüber zu sprechen, sie zu motivieren und Zusammenhänge aufzuzeigen.

4.1.3
Unerwünschte Wirkungen und Kontraindikationen

Schmerzen, Reizerhöhung und Gewebsre-aktionen lassen sich durch differenzierte, individuelle und einfühlsame Bewegungs-übungen vermeiden. Zustände wie insta-bile Operationsnähte, maligne Tumoren im fortgeschrittenen Stadium und Wund-heilungsstörungen sind nur eingeschränkt mit Bewegungsübungen zu behandeln. Kontraindikationen sind in Tabelle 4-2 aufgeführt. Bei vorsichtiger Dosierung las-sen sich Bewegungsübungen bei einigen der genannten Kontraindikationen sinn-voll anwenden.

Tabelle 4-2: Absolute und relative Kontra-indikationen zur Bewegungstherapie

- Entzündungen
- Fieber
- Emboliegefahr
- Blutungen und/oder Blutungsgefahr
- Offene Tuberkulose
- Kardiopulmonale Dekompensation
- Abortus imminens
- Tiefe Beinvenenthrombose

4.1.4
Kombinationsbehandlungen mit anderen physikalischen Therapieformen

Bewegungsübungen und Krankengymna-stik können unter vorhergehender An-wendung der Kryotherapie – mit Eis, Kalt-luft oder Kühlgel – zur Linderung von Schmerzzuständen, zur Detonisierung verspannter Muskulatur und als antiphlo-gistische Maßnahme eingesetzt werden.

Bewährt hat sich auch die Kombination der Bewegungstherapie mit Thermotherapie, wie z. B. Fangopackungen, Infrarot-strahlen, Kurzwelle und Heißluft. Die Entscheidung über die Notwendigkeit der Kryo- oder Thermotherapie liegt beim behandelnden Arzt und Therapeuten.

Als weitere physikalische Methode zur Kombinationsbehandlung mit Bewegungsübungen bietet sich die Elektrotherapie in Form von Reizstrom an. Angewendet werden überwiegend analgetisch wirkende Frequenzen von Interferenz-, Hochvolt- und Gleichstrom.

4.2
Klassische Massagetherapie

4.2.1
Grundlagen

Die Muskelmassage ist die klassische Form der Massage, weil sie die allumfassende ist, aus der die späteren Spezialtechniken hervorgegangen sind [20]. Die Ziele der klassischen Massage sind Tabelle 4-3 zu entnehmen.

Bei der klassischen Massage in Form von Teil-, Groß- und Ganzmassagen, oft in Verbindung mit Thermo- und Bewegungstherapie, mit und ohne Geräte, kommen die in Tabelle 4-4 dargestellten Griffe zur Anwendung.

Tabelle 4-3: Ziele der klassischen Massage

- Abbau von Spannungen im Bindegewebe und im Muskel
- Unterstützung anderer physiotherapeutischer Maßnahmen
- Verkürzung der Erholungsphase, z. B. nach Operationen
- Vegetativer Ausgleich
- Schmerzmilderung
- „Entmüdung"

Tabelle 4-4: Griffe in der klassischen Massage

- Streichungen
- Reibungen
- Knetungen
- Klopfungen
- Vibrationen
- Schüttelungen
- Walken

Die befundgerechte Anwendung der verschiedenen Griffe ist Voraussetzung für den therapeutischen Erfolg. Die Wirkung ist abhängig von Intensität, Dauer, Tempo, dem Zielorgan, von Griffkombinationen und Griffwechsel. Die Wirkung auf das Zentralnervensystem und die Schmerzmodulation kann stimulierend oder sedierend, speziell oder allgemein sein. Tabelle 4-5 gibt eine Übersicht über die physiologischen Wirkungen der klassischen Massage.

Durch die Massagetherapie wird die verspannte Rumpfmuskulatur funktionell normalisiert, detonisiert oder tonisiert.

Tabelle 4-5: Physiologische Wirkungen der klassischen Massage

- Einwirkung auf das Venen-Lymph-System
- Einwirkung auf die arterielle Funktion
- Einwirkung auf die Muskulatur
- Wirkung auf das Herz-Kreislauf-System, Atmung, Flüssigkeitsverteilung
- Stoffaustausch, Ausscheidungsorgane
- Neurovegetatives Regulationsgleichgewicht
- Abbau von Schwellungszuständen
- Milde Diurese
- Zielgerichtete Einflußnahme auf innere Organe [24]
- Spasmolytisch bedingte Schmerzlinderung

Aus den komplexen Wirkprinzipien ergeben sich vielfältige Anwendungsmöglichkeiten. Die klassische Massage fördert die Regeneration ermüdeter und erschöpfter Muskulatur, die lokale Mehrdurchblutung bis in tiefe Gewebsschichten wird um bis zu 500% gesteigert [2].

Die Entspannung im psychischen Bereich sowie die Beseitigung vegetativer Dysregulationen durch die klassische Massage sind wichtige therapeutische Aspekte.

Über die positive Berührung durch die Massage wird das körperliche Selbstempfinden und damit das gesunde Ich-Erleben unterstützt, das Selbstwertgefühl gesteigert und damit unmittelbar das Immunsystem gestärkt [7]. Durch die körperliche Zuwendung können Trost, Mitgefühl, Beistand und Hilfe vermittelt und somit der Abbau von Angst, Anspannung und Depressivität gefördert werden. Stimmungsaufhellung, bessere Selbstwahrnehmung und besseres Körpergefühl sind bei Gesunden, psychiatrischen oder somatischen Patienten beobachtet worden [12]. Aus dem Gesagten ergibt sich, daß bei Patientinnen mit Depressionen im Wochenbett oder bei onkologischen Patientinnen in der Rehabilitation die Massagetherapie als „aktive Maßnahme" eingesetzt werden sollte.

4.2.2
Indikationen

Im folgenden werden die Indikationen zur Massagetherapie in der Frauenheilkunde im einzelnen aufgeführt [14].

◻ **Menstruationsstörungen.** Die Funktion der Eierstöcke kann durch desensibilisierende und entspannende Rückenmassage mit vorsichtiger Betonung der reflektorischen Zone im Lendenwirbelsäulen- und Kreuzbeinbereich positiv beeinflußt werden.

◻ **Psychosomatische Beschwerden, Verspannungszustände.** Die Schmerzfreiheit kann mit der klassischen Massage als Ganzkörpermassage, unter besonderer Beachtung der schmerzhaften Organ- oder Körperregion, erreicht werden.

◻ **Reflektorische Rückenschmerzen, Muskelhartspann, Myogelosen.** Eine Schmerzreduzierung oder Schmerzfreiheit kann durch großflächige detonisierende Ausstreichungen im Wechsel mit tiefgehenden Knetungen und Friktionen zur Lockerung der verspannten Muskeln vorrangig in den organbezogenen Reflexzonen erzielt werden.

◻ **Psychovegetative Syndrome.** Die vegetative Normalisierung gestörter Biorhythmen und Homöostase kann durch tonussenkende oder tonussteigernde Griffkombinationen erreicht werden. Die Anwendung der klassischen Massage, z. B. bei der Pelveopathia spastica, richtet sich nach der individuellen Ausprägung des Krankheitsbildes.

◻ **Laktationsverhalten post partum.** Zur Anregung des Milchflusses kann eine Massage des gesamten Rückens unter besonderer Beachtung der entsprechenden Reflexzone durchgeführt werden.

4.2.3
Unerwünschte Wirkungen und Kontraindikationen

Die Relativität der Kontraindikation ist abhängig von der Schwere der jeweiligen Erkrankung, vom zeitlichen Abstand zum akuten Geschehen und vom Ort des Geschehens (Tab. 4-6, 4-7, 4-8).

Tabelle 4-6: Unerwünschte Wirkungen

- Muskelkater
- Hämatome
- Schmerzen

Tabelle 4-7: Relative Kontraindikationen

- Frische Operationsnarben
- Thrombose
- Abortrisiko
- Maligne Erkrankungen
- Strahlenschäden
- Pulmonale-kardiale Insuffizienz
- Infektiöse Hauterkrankungen
- Schlechter Allgemeinzustand mit reduzierter Abwehrlage
- Ulzera

Tabelle 4-8: Absolute Kontraindikationen

- Frischer Herzinfarkt
- Infektionskrankheiten
- Akute Entzündungen
- Emboliegefahr
- Fieber

4.3
Manuelle Lymphdrainage (ML)

4.3.1
Grundlagen

Das Lymphgefäßsystem ist ein Drainagesystem zum Abtransport überschüssiger interstitieller Flüssigkeit sowie der lymphpflichtigen Stoffe, die wegen ihrer Größe nicht über die venösen Kapillarwände aufgenommen werden können [18].

Die manuelle Lymphdrainage und die Kompressionstherapie sind zur Zeit die Therapie der ersten Wahl zur Behandlung von Ödemen und Lymphödemen.

Die differenzierte Grifftechnik der ML bewirkt eine Anregung der Lymphvasomotorik, wodurch es zur Steigerung der Transportkapazität der Lymphgefäße und zur Ausbildung funktionsfähiger Lymphkollateralen kommt.

Der geringe Druck (ca. 30–40 Torr) bewirkt bei peripheren Schmerzzuständen eine Analgesie.

Die sanfte Berührung und das rhythmische Arbeiten lösen den Effekt der „Lateralen Schmerzhemmung" aus. Dies bedeutet eine Überdeckung der nozizeptiven Aktionspotentiale.

Zur Behandlung von Lymphödemen reicht das Griffe-Repertoire der ML nicht aus. Es kommen spezielle Grifftechniken zur Anwendung. Durch Steigerung des Druckes, der resorptionsfördernd wirkt, und Einsatz von fibroselockernden Gewebeverschiebegriffen wird der progredienten Entwicklung entgegengewirkt [1]. Anschließende Kompression, Bandage oder Bestrumpfung sowie die Anleitung zum Intervalltraining, von Földi als Komplexe Physikalische Entstauung (KPE) bezeichnet, sichern den Therapieerfolg [10].

Mechanische Expressoren, wie „Lymphapress" und „Lymphamat" oder ähnliche, verringern das Volumen der distalen Extremitätenabschnitte, konzentrieren aber das Serumeiweiß der Gewebsflüssigkeit besonders am proximalen Ende der Kompressionsmanschette mit der Gefahr der zirkulären Fibrosenbildung [18].

Nur durch eine frühzeitige Diagnose und konsequente Therapie lassen sich die Folgen einer schweren Lymphostase verhindern [15].

4.3.2
Indikationen

❑ **Posttraumatische Ödeme, postoperative Ödeme.** Sekundäre Lymphödeme können nach Operationen bei Mamma- oder Genitalkarzinomen mit Entfernung und/oder Bestrahlung der regionalen

Lymphknoten auftreten. Beispielsweise bestimmt die Radikalität bei der Wertheim-Operation bezüglich der Lymphknotenentfernung das Risiko der Ödementstehung im Bein-, Bauch- und Genitalbereich und das Ausmaß der Fibrosierung.

Zur Ödemreduktion und Progredienzprophylaxe erfolgt zuerst die Behandlung der noch aufnahmefähigen regionalen Lymphknotenzentren, eine Anregung der zu den axillären oder inguinalen Lymphknoten führenden Lymphgefäße, dann die Behandlung der ödematisierten Region mit Lymphdrainage und Ödemgriffen. Erreicht werden soll die Rückbildung der Schwellung, Abtransport der Serumeiweiße und Entleerung der regionalen Lymphknoten.

□ **Keloidbildung**. Das Ziel der Umformung der Narbe im Zuge der Narbenreifung kann durch die Lymphdrainage der umliegenden Hautbezirke und der Narbenregion mit anschließender Narbenbehandlung durch Lockerungs- und Dehngriffe erreicht werden. Das Ausmaß der Keloidbildung kann durch ML verringert werden. Erfahrungsgemäß verbessert die ML das kosmetische Ergebnis nach Brustoperation deutlich.

□ **Zyklisch-idiopathische Ödeme**. Besonders im Zusammenhang mit dem Menstruationszyklus findet sich durch die erhöhte Blutkapillarpermeabilität eine allgemeine Ödemneigung [11].

Um Beschwerdefreiheit zu erzielen, ist eine Ganzkörperlymphdrainage erforderlich.

□ **Schwangerschaftsödeme**. Die Ödemreduktion wird durch die manuelle Lymphdrainage des ganzen Körpers mit Betonung der Beine erreicht. Unumgänglich ist die Kombination mit einer Kompressionstherapie. Es bieten sich Wickelungen der Beine mit Kompressionsbandagen oder Stützstrumpfhosen an.

□ **Primäre Lymphödeme**. Angeborene Lymphvasodysplasien werden häufig erst während der Schwangerschaft manifest. Die Ödemreduktion kann durch eine Ganzkörperlymphdrainage mit Schwerpunktbehandlung der betroffenen Extremität, meist ein Bein, seltener beide Beine, erreicht werden. Über die Bauchtiefdrainage und Behandlung der Beine wird zunächst der Lymphabfluß gesteigert, anschließend erfolgt eine Kompression durch Bandagieren mit Kurzzugbinden oder Kompressionsstrümpfen der Kompressionsklasse 3-4.

□ **Orthostatische Ödeme**. Zur Rückbildung der Beinödeme wird die ML für die Drainage der regionalen Abflüsse eingesetzt. Die Basistherapie stellt jedoch die Kompression mit Bandagen oder Strümpfen der Kompressionsklasse 1–2 dar.

Die manuelle Lymphdrainage kann bei Fibrosen und Narbenkontrakturen mit Ultraschalltherapie, bei Schmerzen mit der Interferenzstromtherapie und bei Bewegungseinschränkung mit der Krankengymnastik kombiniert werden.

4.3.3
Unerwünschte Wirkungen und Kontraindikationen

Unerwünschte Wirkungen treten nur bei unsachgemäßer Behandlung auf. Dazu zählen der zu hohe Druck, das Hineinarbeiten in die Abflußblockade und ein zu schneller Griffwechsel.

Schmerzen bei der Behandlung weisen auf ein falsches Vorgehen hin. Es kann zu Übelkeit und Verstärkung des Spannungsgefühls kommen.

Die Relativität der Kontraindikation ist zu beachten. Die ML erfolgt als Palliativbehandlung bei malignen Tumorerkrankungen, dekompensierter Herzinsuffizienz und akuten schweren Ekzemen der Ödemextremitäten. Absolute Kontraindikationen sind in Tabelle 4-9 dargestellt.

Tabelle 4-9: Absolute Kontraindikationen zur ML

- Virale akute Infekte
- Fieber
- Akute Erkältung, Grippe
- Akutes Erysipel
- Offene infizierte Wunden im Ödemgebiet
- Infektiöse Erkrankung, z. B. TBC, Hepatitis
- Akute Thrombose
- Emboliegefahr

4.4
Unterwasser-Druckstrahl-massage (UWM)

4.4.1
Grundlagen

Die Ziele der UWM entsprechen denen der klassischen Massage.

Die UWM wird in einer Wanne mit mindestens 600 l temperiertem Wasser (36°–38°C) – meist ohne Zusatz – appliziert. Mittels einer Umwälzpumpe wird das Wasser aus der Wanne über ein Druckregelventil durch einen Schlauch wieder zurück in die Wanne geleitet. Mit dem regelbaren Wasserdruck und den unterschiedlichen Düsen wird die Körperdecke und die darunter befindliche Muskulatur massiert. Der Verlauf der Strichführung erfolgt von distal nach proximal und von kaudal nach kranial.

Die Behandlung dauert 10–30 Minuten und erreicht, je nach verwandter Düse, eine generalisierte oder spezifische und gezielte Wirkung. Eine sich anschließende Ruhezeit von mindestens 10 Minuten ist unverzichtbar.

Die UWM ist eine „Druck-Sog-Massage". Es finden sich detonisierende Effekte des warmen Wassers und rückstromfördernde

Effekte. Es erfolgt eine Kombination von thermischer und mechanischer Wirkung. Je nach Intensität zeigt sich eine mehr oberflächliche oder tiefgreifendere Wirkung. Die Wirkungen im engeren Sinne sind eine ausgeprägte kräftige Hyperämie, eine leichte Kreislaufregulation und eine analgetische Wirkung. Weiterhin wirkt sie auf die Haut und das Unterhautgewebe, auf Faszien, Muskulatur, Rezeptoren sowie Blut- und Lymphgefäße.

Die Wärme und der Auftrieb des Wassers fördern die Entspannung der Muskulatur und begünstigen so eine tiefgehende Massage. Es kommt zu einer sichtbaren Verbesserung der peripheren Durchblutung der Haut und des Bindegewebes. Die vegetative Umstimmung bewirkt eine Tonusregulierung der Muskulatur.

4.4.2
Indikationen

❑ **Kreuzschmerzen bei gynäkologischen Erkrankungen**. Zur Schmerzmilderung erfolgt erst die Behandlung der Beine, dann die Massage des Rückens mit Betonung der Kreuzbeinregion.

Als Besonderheit ist dabei zu beachten, daß nach Hentschel die UWM auch für Patienten mit Lagerungsschwierigkeiten auf der Massagebank geeignet ist [14].

❑ **Lumbago.** Das Ziel der Schmerzfreiheit kann durch eine von distal nach proximal ausgerichtete Massage, beginnend an den Füßen bis zum Lendenwirbel-Becken-Bereich und Schulter-Nacken-Region, erreicht werden.

❑ **Myogelosen, Muskelhartspann.** Es wird zunächst großflächig die umgebende Muskulatur, dann evtl. mit erhöhtem Druck die Myogelosen oder das Gebiet des Hartspanns behandelt.

❑ **Obstipation.** Zur Normalisierung der Darmfunktion wird eine detonisierende

Massage der Beine und der Rückenmuskulatur, danach eine Bauchmassage im Uhrzeigersinn mit adäquatem Druck durchgeführt.

4.4.3
Unerwünschte Wirkungen und Kontraindikationen

Atemnot, Verschlechterung des Krankheitsbildes und mögliche Kreislaufstörungen durch die Weitstellung der peripheren Gefäße sind als unerwünschte Wirkungen anzusehen. Die Kontraindikationen der UWM werden in Tabelle 4-10 aufgezeigt.

Tabelle 4-10: Kontraindikationen der UWM

- Obstipationen in der Schwangerschaft und im Wochenbett
- Akute und infektiöse Erkrankungen
- Herzinsuffizienz
- Kreislaufstörungen
- Akute Thrombose
- Fieber
- Behandlung der Brustdrüse

Als relative Kontraindikationen gelten die Varikosis, allergische Hauterkrankungen und die Schwangerschaft.

4.5
Reflexzonenmassage

4.5.1
Grundlagen

Die verschiedenen Arten der Reflexzonenmassagen haben das Ziel, durch die Behandlung bestimmter Abschnitte der Körperoberfläche Einfluß auf die Funktionen innerer Organe zu nehmen. Über Nerven-reflexe werden gestörte Organe, Drüsen und Gefäße erreicht und zur Normalisierung der Funktionen angeregt.

Die nervös-reflektorischen Verbindungen geben in beide Richtungen Signale. Diese Signale werden über motorische, sensible und vegetative Fasern geleitet, um das jeweilige Zielorgan zu erreichen.

Die Versorgungsareale der Haut sind die Dermatome, der Unterhaut und deren Faszien die Sklerotome, der Muskulatur die Myotome, der Knochen die Osteotome und der Eingeweide die Enterotome. Es existieren verschiedene Techniken:

- Lokales Bindegewebe: Zug und Druck
- Kolon: Tast- und Druckwirkung
- Periost und Knochen: intermittierender Druck

Über nervale Reflexe und Verschaltungen wird versucht, von der Peripherie Einfluß auf tiefer gelegene Erfolgsorgane wie Herz, Lunge, Magen, Kolon und Adnexe zu nehmen (Abb. 4-1).

Die **Periostbehandlung** ist eine manuell ausgeführte rhythmische Druckanwendung auf das Periost geeigneter Knochenpartien. Sie soll zur Anregung, der Ernährung und Zellregeneration des Knochens sowie zur reflektorischen Beeinflussung ferngelegener Organe dienen. In der Regel ist die Periostbehandlung in der Frauenheilkunde nicht indiziert.

Die **Kolonmassage** dient zur örtlichen und vegetativen Beeinflussung bei Obstipation. Sie wird zur Regulierung der Tonusverhältnisse im Bauchraum durch Normalisierung einer Hyperperistaltik oder Anregung bei peristaltischer Trägheit, außer in der Schwangerschaft und im Wochenbett, eingesetzt.

Die **Segmentmassage** ist eine Massage reflektorischer Zonen, eine Behandlungsmethode vergleichbar mit der Technik der klassischen Massage, die bei verschiedenen Krankheitsbildern und Funktionsstörungen in bestimmten Körperbereichen Anwendung findet.

Die **Fußreflexzonenmassage** ist eine Reflexzonenmassage der Füße, insbesondere

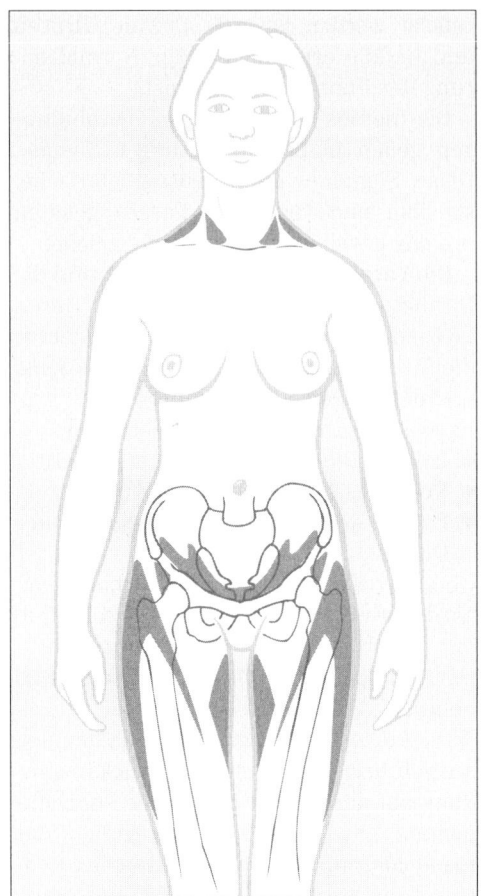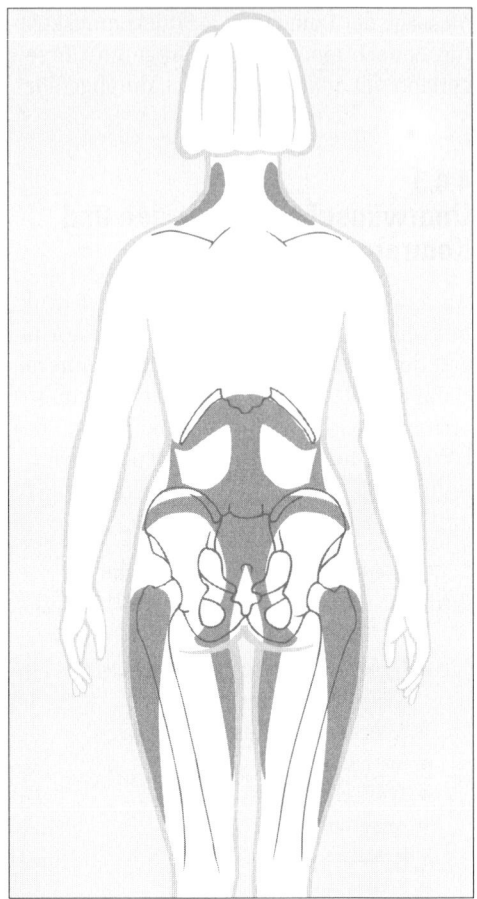

Abbildung 4-1: Reflexzonen bei gynäkologischen Erkrankungen

der Fußsohlen, durch die eine reflektorische Beeinflussung innerer Organe und eine Behebung der von ihnen ausgelösten Gesundheitsstörung erreicht werden soll [21].

Die Bindegewebsmassage (BGM) ist die erste und bekannteste Form der Reflexzonenmassagen. Anfang der 30er Jahre von Dicke, Leube und Kohlrausch [6] entwickelt, wird die BGM auch heute noch erfolgreich eingesetzt.

Die BGM basiert auf folgendem Behandlungsschema:
- „Kleiner Aufbau" (Abb. 4-2)
- „Großer Aufbau" (Abb. 4-3)
- Indikationsbedingte Strichführungen
- „Ausgleichstrich" über den Musculus pectoralis (Abb. 4-4)

Einwirkungsort der BGM ist das Unterhautbindegewebe. Funktionelle Organstörungen können von den Head-Zonen aus, über den kutiviszeralen Reflexweg, therapeutisch behandelt werden.

Reflektorisch entstandene Schmerzzonen können Anhaltspunkte für erkrankte Organe und Regelkreise im menschlichen Organismus sein, die über den viszerokutanen Reflexweg angezeigt werden.

Ein weiterer Reflexweg ist der viszeromyotone. Es kommt in den segmental zugeordneten Muskelbezirken zu einem Hypertonus. Die eingesetzten Zug- und Dehngriffe werden auch zur lokal wirksamen Massage angewendet [8].

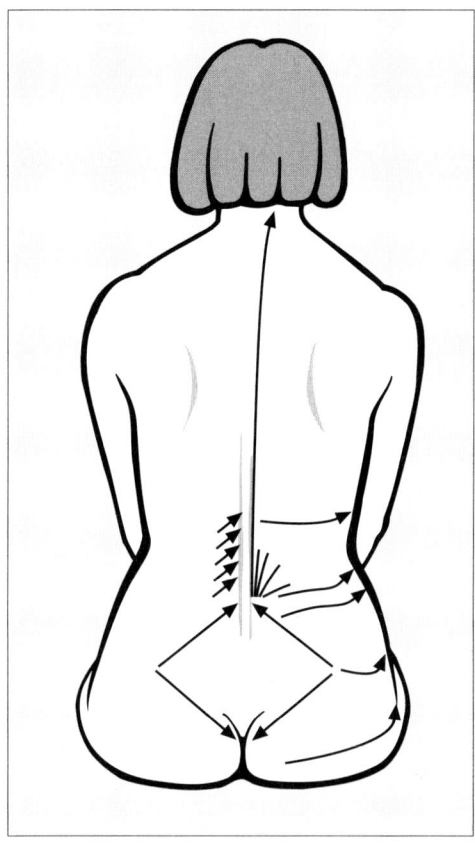

Abbildung 4-2: Kleiner Aufbau

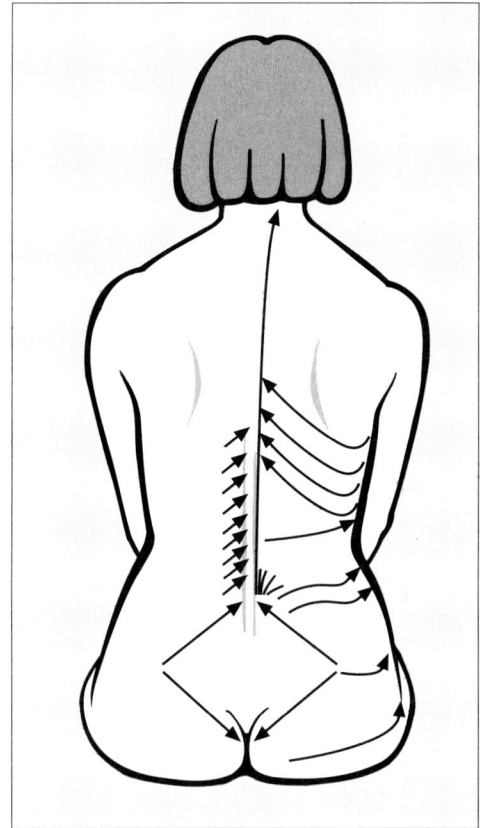

Abbildung 4-3: Großer Aufbau

Die differenzierte Anwendung der vorgegebenen Behandlungsmöglichkeiten garantiert den Erfolg der BGM.

Im Gegensatz zur Segmenttherapie, bei der spezifische, dem Segment zugeordnete Organe angesprochen werden sollen, können hier über das Mitreagieren benachbarter Bindegewebszonen auch andere Organe gleichzeitig beeinflußt werden. Reflektorisch beeinflußt werden nicht nur Organsysteme, sondern auch die Zirkulation in den Extremitäten in den Fällen reflektorischer Veränderungen des Bindegewebes [6].

Eine hervorragende Unterstützung der BGM sind Wärmeanwendungen, speziell der Head-Zonen, mit der „Heißen Rolle". Auch die Kombination mit anderen Massagetechniken ist oft angezeigt und sinnvoll.

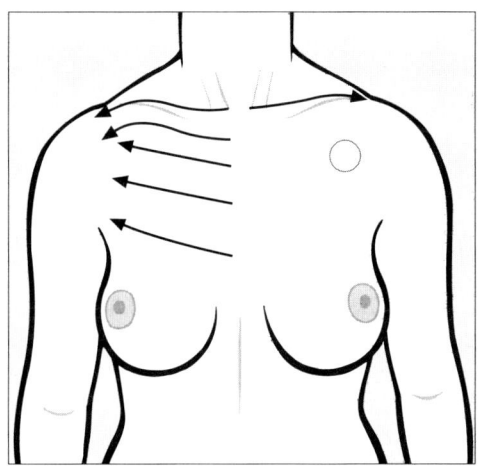

Abbildung 4-4: Ventraler Ausgleichsstrich

4.5.2
Indikationen

Bei der Kombination BGM und Pharmakotherapie kann möglicherweise die medikamentöse Dosis verringert werden!

❏ **Kreuzschmerzen aus gynäkologischer
Ursache.** Typisch für dieses Krankheitsbild sind muskuläre und bindegewebige
Spannungen neben der Wirbelsäule. Auf
dem Kreuzbein findet sich eine mehr oder
minder starke Schwellung oder Einzie-
hung. Das Ziel der Schmerzfreiheit soll
durch Behandlung der Lendenwirbel- und
Iliosakralregion erreicht werden.

❏ **Amenorrhoe.** Das Ziel der zykluskon-
formen Regelblutung ist eine Domäne der
BGM, da über den kutiviszeralen Reflexweg gute Wirkungen bei endokrinen
Störungen erreicht werden. Die Behandlung beginnt mit dem „Kleinen Aufbau"

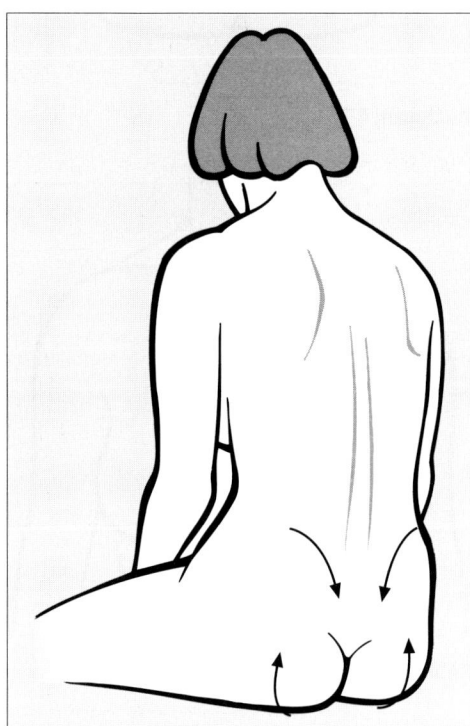

Abbildung 4-5: Reizgriffe bei der Amenorrhoe

und dem kaudalen Bauchstrich sowie den
„Reizgriffen" am Tuber ossis ischii und am
Trigonum lumbale wie auch den Querstri-
chen über das Kreuzbein (Abb. 4-5). Dicke
[6] empfiehlt die Einhaltung von Behand-
lungsrhythmen (Menstruationszyklus).

❏ **Dysmenorrhoe.** Das Ziel der schmerz-
armen Regelblutung soll durch die BGM
mit speziellen Griffen im Bereich der entsprechenden Reflexzonen in Kombination
mit Wärmeanwendung, der „Heißen
Rolle", erreicht werden. Die Behandlung
ist der der Amenorrhoe vergleichbar,
wobei jedoch keine Reizgriffe angewendet
werden und auf den Behandlungsrhyth-
mus verzichtet wird.

❏ **Klimakterisches Syndrom.** Eine Verminderung der typischen Beschwerden sowie
eine Stimmungsaufhellung kann durch die
BGM erzielt werden. Behandlungsschwer-
punkte sind das Kreuzbein, Lendenwirbelsäule, Becken und die unteren Rippenbögen.

❏ **Ischialgie/Lumbago.** In Kombination
mit Wärmeanwendung wirkt die BGM
analgesierend und spasmolytisch mit dem
Endziel der Schmerzfreiheit.

❏ **Variköser Symptomkomplex.** Behand-
lungsziel ist die Rückflußsteigerung. Die
tonussteigernde Wirkung der BGM verbessert die Funktion der Venenklappen und
fördert den Abstrom herzwärts.

❏ **Obstipation.** Die BGM kann die Peristaltik des Kolons anregen. Die am häufigsten
auftretende Form, die hyperkinetische Obstipation, wird mit dem „Kleinen Aufbau"
behandelt; d. h. Massage der Kreuzbeinregion, der Beckenschaufeln und intensiv
der Spina iliaca ventralis (Abb. 4-6).

❏ **Adhäsionen.** Nach dem „Kleinen Aufbau" werden spezifische Bauchgriffe
durchgeführt. Lokale Schmerzpunkte werden zunächst ausgelassen. Anhaltende Beschwerdefreiheit wird angestrebt.

Abbildung 4-6: Bauchstriche

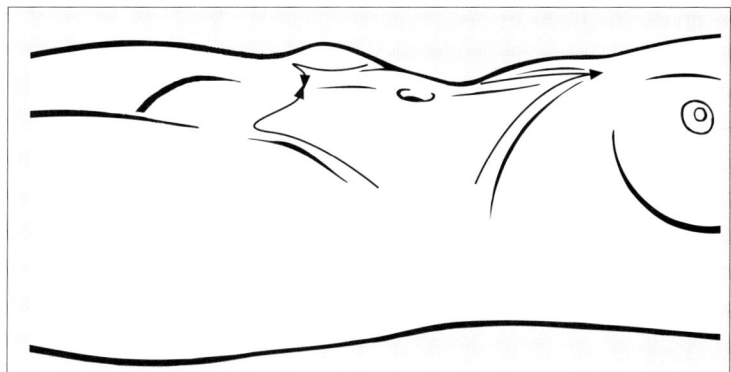

❐ **Geburt und Wochenbett.** Zwar sind in der Literatur [13] Bauch- und Beinstriche bei Wehenschwäche und sistierender Wehentätigkeit beschrieben, es liegen jedoch keine größeren Erfahrungen vor.

Im Wochenbett kann zur Laktationsanregung der sog. „Milchstrich" Anwendung finden. Er ist nur dann effektiv, wenn zuvor der „Kleine Aufbau" erfolgte (Abb. 4-7a und b).

❐ **Fluor albus.** Die BGM bezieht sich auf den „Kleinen Aufbau", Bauch und Beine. Nach Literaturangaben [13] soll ein „Sistieren" erfolgen.

Die inneren weiblichen Organe werden in der segmentzonalen Sicht meist als ein Organkomplex aufgefaßt. Das Gewebe neben der Lendenwirbelsäule ist, je nachdem, ob es sich um einseitige oder beide Seiten be-

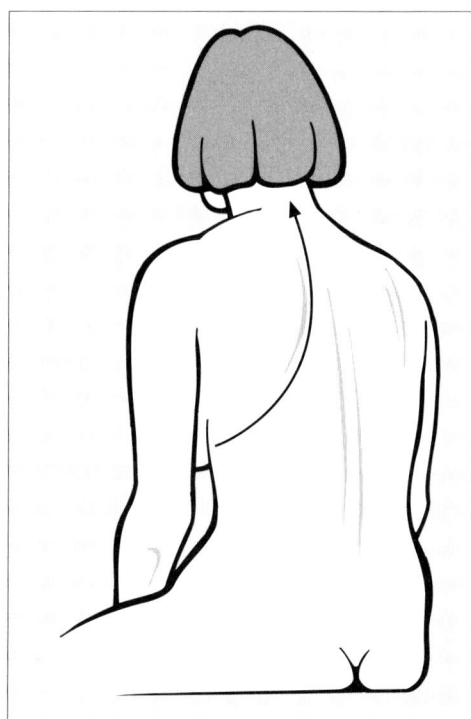

Abbildung 4-7a: Milchstriche

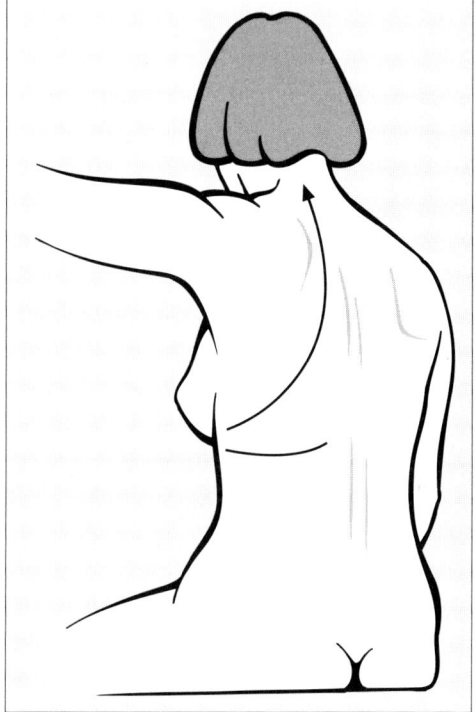

Abbildung 4-7b: Milchstriche

treffende Organdysfunktion handelt, durch muskuläre Spasmen und bindegewebige Verklebungen deutlich beteiligt. Vielfach findet sich eine erhöhte Bauchdeckenspannung mit eingeschränkter Bauchatmung. Im Bereich der Oberschenkel tastet man oft Spannungen und Verbackungen am Traktus und Trochanter sowie muskulären Hypertonus der Adduktoren.

Bei den Behandlungen muß man sich vielfach spezifisch nach dem jeweiligen Erkrankungsbild richten.

4.5.3
Unerwünschte Wirkungen und Kontraindikationen

Vegetative Überreaktionen und eine Verschlechterung der Schmerzsymptomatik sind nicht erwünscht. Die vegetative Reaktion ist erwünscht, da sie die Reizantwort auf die Behandlung darstellt.

In Tabelle 4-11 werden alle in der Literatur erwähnten Kontraindikationen aufgeführt. Es soll jedoch darauf hingewiesen werden, daß aus heutiger Sicht Myome oder die Endometriose keine Kontraindikationen mehr darstellen.

Tabelle 4-11: Kontraindikationen der Bindegewebsmassage

- Hypermenorrhoe, 1–2 Tage vor der Menstruation
- Blutungen in der Postmenopause
- Abortus imminens
- Habitueller Abort
- Bis zum fünften postpartalen Tag
- Myome
- Endometriose
- TBC aller Organe und Stadien
- Maligne Tumoren
- Infektiöse Erkrankungen
- Entzündungen innerer Organe
- Fieber
- Psychosen und Geisteskrankheiten

4.6
Bewegung und Sport in der Krebsnachsorge

Verbesserte Früherkennungsmaßnahmen sowie vielschichtige therapeutische Anstrengungen führen heute dazu, daß Tumorkranke, insbesondere Frauen nach einer Brustkrebsoperation, eine längere Lebenserwartung haben. So leben etwa die Hälfte der Frauen nach Entdeckung eines Brustkrebses noch nach 10 Jahren.

Mit diesen Erfolgen gehen allerdings häufig nicht unerhebliche Einschränkungen der Lebensqualität einher. Diese wird im wesentlichen durch die drei sich gegenseitig beeinflussenden und bedingenden Elemente bestimmt: die somatische, psychische und soziale Dimension. Für alle drei Dimensionen eröffnen sich mit der Bewegung und dem Sport im weitesten Sinne gute therapeutische Möglichkeiten.

Die nachfolgenden Ausführungen beziehen sich überwiegend auf Untersuchungen und Erfahrungen, die seit mehr als 15 Jahren mit brustkrebs- und unterleibskrebserkrankten Frauen gesammelt wurden.

Die Grundprinzipien der Rehabilitation „sofort, nahtlos, individuell und ganzheitlich" lassen sich auch für die Anwendung der Bewegungstherapie in der Nachsorge beim Mammakarzinom verdeutlichen [25].

Hier beginnt die streng funktionell orientierte und meist in Einzeltherapie durchgeführte Physiotherapie in der Frühphase nach der Operation in der Akutklinik. Sie sollte nahtlos durch die Sporttherapie in der stationären oder ambulanten Heilmaßnahme bzw. AHB ergänzt oder abgelöst werden. Sie verwendet eher ganzheitliche Bewegungsformen und beinhaltet neben trainingswissenschaftlichen Aspekten insbesondere pädagogische und motivationale Elemente, die meist im Gruppenrahmen vermittelt werden, um so die Patientinnen für eine über die Klinik hinausreichende Bewegung zu animieren.

Abbildung 4-8:
Rehabilitations-Kette

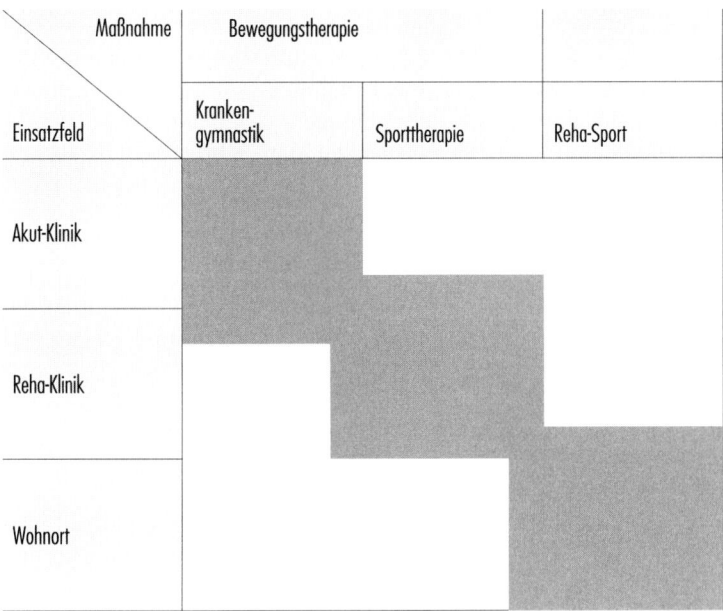

Maßnahme	Bewegungstherapie		
Einsatzfeld	Kranken-gymnastik	Sporttherapie	Reha-Sport
Akut-Klinik			
Reha-Klinik			
Wohnort			

Als dritter und letzter Schritt in der Rehabilitationskette erfolgt dann der Rehabilitationssport oder auch der allgemeine Sport am Wohnort, bei dem neben der Verbesserung noch vorhandener spezifischer Bewegungseinschränkungen die psychosoziale Unterstützung durch die Gruppe im Vordergrund steht. Hieraus wird deutlich, daß sich Bewegung mit unterschiedlicher Zielsetzung von unterschiedlichen Berufsgruppen interdisziplinär vermitteln läßt. Erfolgreich läßt sich Rehabilitation allerdings nur im Team vermitteln, in dem jedes Mitglied auch über die Tätigkeiten seiner Teamkollegen ausreichend Bescheid weiß.

Nur so kann der immer wieder geforderte ganzheitliche, biopsychosoziale Therapieansatz eingelöst werden. Die Abbildung 4-8 spiegelt die aufgeführte Rehabilitationskette aus Sicht der Bewegungstherapie wider.

4.6.1
Ziele und Wirkungen

Obgleich bis heute noch nicht alle Wirkungen der Bewegungstherapie wissenschaftlich evaluiert sind, lassen sich einige der nachfolgend aufgeführten auch aus der Erfahrung begründen.

Somatische Dimension. Aufbauend auf der physiotherapeutischen Vorarbeit lassen sich Verbesserungen funktioneller Einschränkungen, vor allem des betroffenen Arm- und Schulterbereiches nach Brustoperationen, erreichen. Haltungs- und Koordinationsschulung wirken den häufig sekundär auftretenden Rückenschmerzen entgegen. Eine Verbesserung der allgemeinen Fitneß durch ein gezieltes moderates Herz-Kreislauf-Training in Form eines Walking- oder Jogging-Programmes, bei Insuffizienzen im Bewegungsapparat, wie Arthrosen, auch auf einem Fahrradergometer, wirkt sich positiv auf das Immunsystem aus, indem es neben der Stärkung allgemeiner und spezifischer Abwehrkräfte durch den Anstieg der Phagozytoseaktivität von Monozyten und Granulozyten vor allem die gegen Krebszellen gerichteten natürlichen Killerzellen (NK) stimuliert [19]. Zum Programm gehören ebenso Entspannungstechniken und Atemübungen.

Als Nebeneffekt läßt sich feststellen, daß „Sportlerinnen" sich meist bewußter und „gesünder" ernähren und es damit z. B. bei Übergewichtigen zu einer Gewichtsreduzierung kommen kann.

Schlafstörungen werden seltener und damit auch die Fähigkeit zur Erholung und Streßbewältigung begünstigt.

Psychische Dimension. Den kranken und „lädierten" Körper wieder positiv erleben und erfahren zu können, gehört zu den vordringlichsten Zielen der Sporttherapie. Dieses wird über Angstabbau und einen lust- und freudbetonten systematischen Leistungsaufbau angestrebt.

Einer Übermotivation bzw. einem übertriebenen Leistungsdenken muß jedoch entgegengewirkt werden, da es die zuvor beschriebene Immunsituation eher schwächt als stärkt.

Schließlich muß die Patientin ein neues Körperschema finden und sich mitunter ganz neu und intensiv mit ihrem „sie im Stich gelassenen" Körper auseinandersetzen.

Soziale Dimension. Da Krebspatienten auch heute noch in einer gewissen Tabuzone leben, besteht die Gefahr des Rückzuges bis hin zur Isolation. Hier bietet die Sportgruppe den unschätzbaren Wert der sozialen Unterstützung im Sinne des „social support". So erleben sich die Patientinnen bei gemeinsamen Aktivitäten mitunter völlig neu in der Gruppe. Anders als in den üblichen Selbsthilfegruppen wird hier in der Sportgruppe weniger über die Erkrankung selbst gesprochen, vielmehr erhält man die Befriedigung, aktiv etwas für seine Gesundheit tun zu können.

Der Kontakt mit anderen, in gleicher Weise betroffenen Frauen schafft zudem Solidarität und fördert Selbstbewußtsein bzw. Selbstsicherheit und hilft bei der Krankheitsbearbeitung, möglicherweise sogar bei der Krankheitsbewältigung. Durch eine fachlich vorgebildete Übungsleiterin handelt es sich bei der Sportgruppe am Wohnort also um keine „echte" Selbsthilfegruppe, sondern um eine Gruppe mit Selbsthilfecharakter. Nicht wenige Frauen haben erst durch die sportlichen Aktivitäten wieder den Mut gefunden, sich in der Öffentlichkeit zu zeigen und auch andere kulturelle Angebote wahrzunehmen.

4.6.2
Inhalte

Die nachfolgend kursorisch aufgeführten Inhalte orientieren sich an den oben beschriebenen drei Dimensionen. Je nach psychischer und physischer Verfassung und Fortschritten in der Rehabilitation einerseits und möglichem Tumorprogreß andererseits ergeben sich unterschiedliche Schwerpunktsetzungen, die im Einzelfall Berücksichtigung finden müssen. Auf differenzierte krankengymnastische Programme kann hier nicht eingegangen werden, auf entsprechende Fachliteratur wird verwiesen.

Somatische Dimension

- Mobilisierung des Schultergelenkes, Kontrakturprophylaxe
- Verbesserung und Erhaltung der Bewegungsfähigkeit im Arm-Schulter-Bereich
- Verbesserung der Alltagsbewegungen
- Allgemeine Funktionsgymnastik
- Gymnastik mit und ohne Gerät, mit und ohne Musik, Wassergymnastik (für Ödemgefährdete besonders zu empfehlen). Alle Übungen einzeln und in Gruppen
- Rhythmisch-spielerische Gymnastik nach Musik, auch mit individueller improvisierter Bewegungsgestaltung

Somatische Dimension (Fortsetzung):

- Vermeidung von Schonhaltungen und asymmetrischen Bewegungsabläufen
- Anregung des Herz-Kreislauf-Systems
- Verbesserung der allgemeinen Fitneß
- Schwimmen, Radfahren, Wandern, Joggen
- Ballspiele mit Soft- und Wasserbällen, „Kleine" Spiele
- Modifizierte, vereinfachte Spielformen von Ball- und Zeitlupenball, „Kleine" Spiele
- Einführung von Freizeitsportarten, z .B. Frisbee, Family-Tennis

Psychische und soziale Dimensionen

- Bewußtmachung der Übungswirkung und Hinführung zum selbständigen Üben
- Stärkung der Motivation zum Sporttreiben zu Hause durch vielfältige Bewegungsangebote
- Vermittlung von Bewegungserlebnissen und Bewegungserfahrungen in verschiedenen sportlichen Bereichen
- Einbau spielerischer, evtl. auch tänzerischer Elemente
- Gemeinsame Wanderungen, Radtouren, Skilanglauf, einfache Tanzformationen
- Aufgaben zur Anpassung an den Partner, die Gruppe, das Gerät, die Musik, die Zeit
- Gemeinsames Lösen von Bewegungsaufgaben in Partner- und Gruppenarbeit
- Rollenspiele in Form von Bewegungsaufgaben
- Körpererfahrungsübungen, z. B. An- und Entspannungsübungen mit Elementen des Autogenen Trainings oder der progressiven Muskelrelaxation nach Jacobson

4.6.3
Unerwünschte Wirkungen und Kontraindikationen

Zur Zeit wird noch kontrovers diskutiert, ab wann nach einer Brustoperation mit leichten sporttherapeutischen oder auch sportlichen Übungsformen begonnen werden kann. Während einige Autoren bereits während der Chemotherapie mit Laufbandergometertraining beginnen, neigen wir eher dazu, bis nach Beendigung des ersten Chemotherapie-Zyklus und Abschluß der Strahlentherapie damit zu warten. Da während dieser „aggressiven" Therapiezeit das Immunsystem meist sehr stark beansprucht wird, sollte es durch sportliche Maßnahmen nicht zusätzlich belastet, in dieser Situation überlastet werden. Nach Erholung stellen moderate sportliche Belastungen ein „Training" für das Immunsystem dar.

Die Arbeitsgemeinschaft „Sport in der Krebsnachsorge" empfiehlt im Gesundheitsausschuß des Landessportbundes Nordrhein-Westfalen, daß für Patienten mit Erkrankungen des lymphatischen Systems, wie Hodgkin-Lymphom, Non-Hodgkin-Lymphom, Leukämien sowie bei akuten allergischen Reaktionen, fieberhaften Erkrankungen, Infektionen jeder Art und während der Einnahme von Antibiotika Sport eine Gegenanzeige darstellt [26].

Grundsätzlich sind alle Überforderungen zu vermeiden, ebenso zerrende oder reißende Übungen wie etwa übertriebene Armschwünge und Schleuderbewegungen sowie statische Belastungen des betroffenen Armes nach Mammaoperation. Auf derlei Auswirkungen sind alle Gymnastik-, Übungs- und Sportformen vor ihrer Anwendung zu überprüfen.

Ansonsten können fast alle Bewegungs- und Sportformen Anwendung finden, mitunter sind sie lediglich zu modifizieren. So kann z. B. auch Skilanglauf sehr gut durchgeführt werden, sofern mehr aus den Beinen heraus gelaufen wird und die

Stockarbeit nicht zu statischen Belastungen führt.

Zusammenarbeit mit weiteren Therapeuten. Will man dem zuvor genannten ganzheitlichen, biopsychosozialen Therapieansatz gerecht werden, ist eine Zusammenarbeit und Abstimmung mit allen an der Therapie beteiligten Berufsgruppen und Institutionen unerläßlich. Hierzu gehört auch ein „soziales Netzwerk" am Wohnort, um eine langfristige soziale Unterstützung der Betroffenen zu sichern.

5
Ernährungstherapie

L. Quaas, H. Anemueller

5.1
Grundlagen

Ernährungstherapie ist ein klassisches Naturheilverfahren, das auf die klassische hippokratische Medizin zurückzuführen ist. Heute ist es bei einer zunehmenden Zahl ernährungsabhängiger Krankheiten von größter Bedeutung. Mit einfachsten Mitteln ist Ernährungstherapie durchzuführen, wobei ein Grundsatz hippokratischer Medizin gilt: Nahrung soll Heilmittel sein.

Oberstes Ziel von Ernährungstherapie im Sinne eines Naturheilverfahrens ist, durch möglichst optimale Zusammensetzung der Nahrung auf den ganzen Organismus einzuwirken. Dabei sind Einflüsse auf die Grundfunktionen Stoffwechsel, Kreislauf und Abwehr am wichtigsten.

Besonderheiten einer naturheilkundlich ausgeführten Ernährungstherapie sind:
- Der Lebensmittelqualität und Bewertung des Gesundheitswertes der Lebensmittel wird hohe Beachtung beigemessen.
- Begrenzte Auswahl vollwertiger Lebensmittel hat in der Nahrung ein hohes Angebot essentieller Nahrungsinhaltsstoffe herzustellen.
- Vegetabiler Frischkost wird als Bestandteil der Ernährung ein besonderer Wert zugeschrieben.
- Rückstände und Verunreinigungen in Lebensmitteln sind nach Möglichkeit auf ein Mindestmaß zu reduzieren (aus diesem Grunde sind Lebensmittel aus biologischem Landbau von Bedeutung).

Übliche Fehler falscher Ernährung sind zu korrigieren und durchzusetzen. Darüber hinaus sollten Verordnungen zur Ernährung in Empfehlungen zu vernünftiger Verhaltensweise in der gesamten Lebensführung eingebunden sein – und dies im Sinne klassischer Diätetik.

Insoweit ist Ernährungstherapie als Naturheilverfahren eine unspezifische Allgemeintherapie, was jedoch nicht ausschließt, daß sie auch auf spezifische vorhandene Gegebenheiten oder Krankheiten ausgerichtet sein muß, wie Schwangerschaft, Stillzeit, gynäkologische Erkrankungen etc. (vgl. 5.2).

5.1.1
Ernährungstherapie und Grundfunktionen

In der Physiotherapie sind als Grundfunktionen die unerläßlich lebenserhaltenden Funktionen Atmung, Stoffwechsel, Kreislauf, Abwehr ausgewiesen.

Die Grundfunktion **Stoffwechsel** reagiert am stärksten auf die Ernährung. Vielfach sind es Fehler und Mängel der Ernährung, die an Störungen der Stoffwechselfunktion beteiligt sind.

Stoffwechsel ist im Organismus ein programmierter Ablauf biochemischer Reaktionen. Dieser Ablauf umfaßt Digestion und Resorption der Nahrung, Transport der Nährstoffe zu den Zellen, Umsetzung in den Zellen, Prozesse der Energiegewinnung, Auf- und Abbau von Körpersubstanz, Entgiftungsleistungen und die Ausscheidung von Stoffwechselendprodukten. Regulationen, die die Zusammensetzung von Körperflüssigkeiten und Körpergeweben im Gleichgewicht halten (Homöostase), schließen die Grundfunktion Stoffwechsel ein (z.B. Regulation Blutglukose, Blutlipide, Wasser, Elektrolyte, Säuren und Basen).

Äußere und innere Faktoren können die Grundfunktion Stoffwechsel beeinträchtigen; an äußeren Faktoren sind dies quantitative Fehler und qualitative Mängel der Ernährung, Bewegungsmangel und Streß, an inneren Faktoren Vermehrung der Körperfettmasse und genetische Prägungen. Auswirkungen der Ernährung auf die Grundfunktion Stoffwechsel sind durch Stoffwechselbefunde zu kontrollieren, Normwerte sollten erreicht werden.

Die Regulation des **Säure-Basen-Haushaltes** ist ein Teilbereich der Grundfunktion Stoffwechsel. Naturheilkundliche Ernährungstherapie berücksichtigt mehr oder weniger, über die Ernährung auf den Säure-Basen-Haushalt einzuwirken. Es sind jedoch diesbezügliche Auffassungen nicht ausreichend geklärt. Es ist aber davon auszugehen, daß langfristig säureüberschüssige Nahrung mit überhöhtem Gehalt an Eiweiß aus hohem Fleischverzehr abträglich ist. Es treten im Stoffwechsel Schwierigkeiten auf, wenn sich eine azidotische Stoffwechsellage entwickelt (z. B. beim Fasten, bei Diabetes oder kohlenhydratarmer und fettreicher Nahrung durch Anreicherung von Ketonen, bei Purinstoffwechselstörungen durch Anreicherung von Harnsäure, bei Herz-Kreislauf-Versagen durch Anreicherung von Milchsäure). Andererseits ist zu beobachten, daß basenakzentuierte Nahrung mit mehr Gemüse, Kartoffeln und Obst im Körper ablaufende Stoffwechselvorgänge erleichtert.

Die Grundfunktion **Kreislauf** wird durch das Herz und das Gefäßsystem gewährleistet.

Transport der Nährstoffe in Körperflüssigkeiten, Stoffaustausch zwischen Blut und Organzellen, Sauerstoffversorgung der Zellen und Ausscheidung von Stoffwechselendprodukten können nur ungestört ablaufen, wenn die Grundfunktion Kreislauf in Ordnung ist. Die Grundfunktionen Stoffwechsel und Kreislauf sind eng miteinander verbunden.

In einem größeren Ausmaß kann über die Ernährung Einfluß auf Kapillargefäße, interstitielles Gefäßbindegewebe, Arteriolen, Blutdruck und strukturelle Beschaffenheit der Arterien und die Herzleistung genommen werden.

Weiterhin liegen Erkenntnisse vor, daß über die Ernährung die Fließeigenschaften des Blutes optimiert und Parameter beeinflußt werden können, die die Viskosität, Thrombozytenaggregation, Erythrozytenaggregation, Gerinnungsaktivität und Blutlipide betreffen.

Eine relativ größere Menge vegetabiler Frischkost kann das Ausscheidungsgefälle zwischen Organzellen und Blut erhöhen und hierdurch Ausscheidungsprozesse fördern.

Der Grundfunktion **Abwehr** liegen humorale und zelluläre Abwehrvorgänge zugrunde. Sie ist erheblich von der ernährungsphysiologischen Qualität der Nahrung, dem Angebot essentieller Nahrungsinhaltsstoffe sowie der Versorgung mit sekundären Pflanzenstoffen oder anderen biologisch aktiven Nahrungsbestandteilen abhängig. Jede Verschlechterung der Nahrungsqualität mindert die Abwehrleistung.

Eine besondere Rolle für die Abwehrleistung des Organismus spielt der Darm. Unter den Enterozyten der Darmschleimhaut befindet sich lockeres Bindegewebe, in dem sich in großer Zahl Makrophagen, Lymphozyten und andere immunkompetente Zellen befinden. Dieses der Abwehr dienende System wird als darmassoziierte Abwehr bezeichnet. Es steht mit der intestinalen Darmflora und der Gesamtabwehr des Organismus in enger Beziehung, und es sind Möglichkeiten zu nutzen, hierauf über die Ernährung Einfluß zu nehmen.

Einflußfaktoren der Ernährung auf die Grundfunktionen:

- Begrenzung der Energieaufnahme: Entlastung von Stoffwechsel und Kreislauf.
- Bedarfsdeckendes Angebot essentieller Nahrungsinhaltsstoffe: optimale Ausstattung im Stoffwechsel wirksamer Enzymsysteme.
- Bevorzugung von Lebensmitteln mit möglichst hohem Gehalt naturgegebener essentieller Nahrungsinhaltsstoffe: Optimierung der ernährungsphysiologischen Qualität der Nahrung.
- Ausgewogenes Mengenverhältnis von Kohlenhydraten, Fett und Eiweiß (ca. 50–60% Kohlenhydratkalorien, 25–30% Fettkalorien, 10–15% Eiweißkalorien): Begünstigung des Stoffwechselablaufes.
- Begrenzung der Gesamtfettmenge: Erleichterung der Regulation der Blutlipide. Begrenzung endogener Cholesterinsynthese: Verbesserung rheologischer Parameter des Blutes, antiatherogene Wirkung.
- Begrenzung der Aufnahme gesättigter Fettsäuren: Verminderung endogener Cholesterinsynthese.
- Vermehrte Aufnahme ungesättigter und hochungesättigter Fettsäuren (Polyensäuren): Günstige Auswirkung auf Cholesterinstoffwechsel, evtl. mit Verminderung erhöhter Cholesteringehalte des Blutes (insbesondere LDL-Cholesterin).
- Optimale Bedarfsdeckung mit essentiellen Fettsäuren (Alpha-Linolsäure = C 18:2 Omega-6, Alpha-Linolensäure = C 18:3 Omega-3): Positive Auswirkung auf Metaboliten essentieller Fettsäuren (Arachidonsäure, Gamma-Linolensäure, Eicosapentaensäure, Prostaglandine, Immunglobuline).
- Begrenzung der Cholesterinaufnahme: Zur Aufrechterhaltung oder Wiederherstellung normaler Cholesteringehalte des Blutes.
- Eiweißaufnahme ca. 0,8 g/kg Körpergewicht: Deckung des Eiweißbedarfes.
- Keine übermäßige Eiweißaufnahme: Entlastung des Eiweißstoffwechsels (Verringerung ausscheidungspflichtiger Endprodukte des Abbaus von Eiweiß), Verminderung des Risikos von Bluthochdruck und Arteriosklerose, evtl. Schutz der Kapillarmembranen vor Eiweißablagerungen.
- Akzentuierte Aufnahme basenbildender mineralischer Verbindungen aus Kartoffeln, Gemüse und Obst: Erleichterung der Regulation des Säure-Basen-Haushaltes und Aufrechterhaltung ausreichender Alkalireserven.
- Begrenzung der Aufnahme von Kochsalz (NaCl) auf ca. 8 g NaCl/Tag: Verringerung der Ansprechbarkeit der Arteriolen auf gefäßverengende Hormone (Adrenalin, Noradrenalin). Begünstigung der Strömung des Blutes in der kapillaren Strombahn (verbesserte Mikrozirkulation), Entlastung des Kreislaufes, erhöhte Diurese, evtl. Senkung erhöhter Blutdruckwerte.
- Gutes Würzen der Speisen (vorzüglich mit Zitrone, frischen Kräutern, Meerrettich, Knoblauch, Obstessig, Gewürzen): Verstärkte Absonderung der Verdauungssäfte, Erleichterung der Verdauungsvorgänge.
- Ausreichende Aufnahme verträglicher Ballaststoffe (individuelle Anpassung): Förderung der Darmtätigkeit (über verminderte Cholesterinrückresorption im enterohepatischen Kreislauf).
- Eingeschränkte Aufnahme von Raffinadezucker (Küchenzucker, Traubenzucker, Fruchtzucker): Entlastung der Regulation des Blutglukosegehaltes, Vermeidung der Aufnahme „leerer Kohlenhydratkalorien".
- Relativ reichliche Flüssigkeitsaufnahme: Verbesserung der Fließeigenschaften des Blutes, Erleichterung der Ausscheidung von Stoffwechselendprodukten.
- Akzentuierte Aufnahme von Vitamin C, Beta-Carotin bzw. Vitamin A, Tocopherol, Selen: Schutz vor appressiven Radikalen.
  Akzentuierte Aufnahme von Vitamin C: Steigerung der Leukozyten-Phagozytose.
  Akzentuierte Aufnahme von Vitamin A: Verbesserung der Abwehrbereitschaft von Schleimhäuten des Magen-Darm-Kanals, der Atem- und Harnwege.
  Akzentuierte Aufnahme von Tocopherol: Verbesserung des Stoffwechsels im Myokard, ökonomischere Sauerstoffnutzung.

5.1.2
Vollwertige Grunddiät

Als Ernährungstherapie ist aus naturheilkundlicher Sicht in vielen Fällen eine vollwertige Grunddiät einzusetzen. Sie ermöglicht den Einfluß der Ernährung auf den Gesamtorganismus und seine Grundfunktionen [1].

Aus vollwertiger Grunddiät sind durch geringfügige Änderungen oder Ergänzungen Grunddiät-Ableitungen zu bilden. Dadurch können bestimmte ernährungsabhängige Risikobefunde oder Krankheiten berücksichtigt werden.

Bedingungen, die für die Ableitung vollwertiger Grunddiät in der Schwangerschaft, Stillzeit und bei besonderen gynäkologischen Erkrankungen zu berücksichtigen sind, betreffen vor allem Gehalte an Eiweiß, Kalzium, Flüssigkeit, Kochsalz und Eisen.

Orientierende Regeln zur vollwertigen Grunddiät

1. Die Aufnahme von Nahrungsenergie (kcal) ist auf Erhaltung oder Wiederherstellung eines normalen Körpergewichtes (+/-20%) auszurichten (dabei ist zu berücksichtigen, daß das Körpergewicht im Verlaufe der Schwangerschaft um 9–18 kg zunimmt).
   Bemühungen um normales Körpergewicht sollten nicht übertrieben werden. Zur Vermeidung von Übergewicht ist besonders der Verzehr von Fett, Zucker und Süßigkeiten zu begrenzen.
2. Bei der Auswahl von Lebensmitteln, Nahrungsmitteln und Speisen sind jene zu bevorzugen, deren ernährungsphysiologische Qualität bzw. Gesundheitswert möglichst hoch einzustufen sind. Die nachfolgende Tabelle liefert hierzu Anhaltspunkte. Aus der Tabelle sind vorzüglich Lebensmittel und Speisen zu wählen, die unter I und II aufgeführt sind, Nahrungsmittel und Speisen unter III

Tabelle 5-1: Wertstufentabelle Lebensmittel und Speisen

I
– Rohes Obst, frischgepreßte Obstsäfte, frische Kräuter
– Nüsse, reine Nußmuse, Samen
– Frischgemüse roh, frischgepreßte Gemüsesäfte
– Speisen aus gequetschten, gequollenen oder gekeimten Getreidekörnern, Speisen aus Getreideschroten und Getreideflocken (roh zubereitet)
– Vorzugsmilch (tierärztlich kontrolliert)
– Frische Molke
– Quark, Frischkäse, Käse
– Frische Eier
– Frische Butter
– Nicht raffinierte, naturbelassene Pflanzenöle (Fruchtfleischöle, Samen- oder Keimöle)
– Nicht erhitzter Bienenhonig

II
– Tiefkühlfrüchte, Tiefkühlgemüse
– Milchsaure Gemüse
– Pasteurisierte Fruchtsäfte (reiner Preßsaft, Fruchtsaftanteil 100%)
– Pasteurisierte Gemüsesäfte (zu 100% aus Gemüse gewonnen)
– Gemüsegerichte gedämpft oder gedünstet
– Pellkartoffeln, in der Schale gebackene Kartoffeln
– Speisen aus Erbsen, Bohnen, Linsen, Sojabohnen
– Sojamilch, Soja-Tofu
– Soja-Teigwaren
– Vollkornbrote, Vollkornknäckebrot, Flachbrote aus Vollkornmehl
– Breie, Suppen und Schleime aus Vollgetreideprodukten
– Pasteurisierte Frischmilch
– Fermentierte und pasteurisierte Sauermilchen
– Pasteurisierte Trinkmolke, Diät-Kurmolke

Tabelle 5-1 (Fortsetzung):

– Speisen aus Fisch und Fleisch
– Margarine mit hohem Gehalt nicht raffinierter naturbelassener Pflanzenöle im
  Fettanteil (bis zu 75% gemäß Deklara-
  tion)

III
– Fruchtnektare verdünnt mit Wasser und
  Zuckerzusatz
– Trockenobst
– Apfelkraut, Birnenkraut
– Fruchtige Brotaufstriche mit hohem
  Fruchtanteil
– Gemüsetränke verdünnt mit Wasser
– Speisen aus geschälten und gekochten
  Kartoffeln
– Speisen aus Gemüsekonserven
– Brote und Backwaren aus höher ausge-
  mahlenen Mehlen
– Speisen aus Feinmehlteigwaren
– Speisen aus Soja-Trockenfleisch
– Margarine mit raffinierten Pflanzenölen
  (mit gehärteten oder ungeesterten
  Fettrohstoffen), Backfette, Bratfette

IV
– Vollraffinierte Pflanzenöle
– Fruchtsaftgetränke mit geringem Anteil
  an Raffinadezucker
– Limonaden, Cola-Getränke
– Speisen aus geschältem und poliertem
  Reis
– Kartoffel- oder Maisstärke
– Sterilmilch, Kondensmilch
– Raffinadezucker (Küchenzucker, Trauben-
  zucker, Fruchtzucker)
– Zuckeraustauschstoffe (Sorbit, Frucht-
  zucker, Xylit), Süßstoffe

begrenzt zu halten und Nahrungsmittel und Speisen unter IV nur minimal
zu verwenden.

3. Frischkost aus frischem Obst, frischem Gemüse, Nüssen oder Samen
   soll einen ausreichenden Anteil der
   Nahrung stellen (und liefert ein brei-
   tes Angebot naturgegebener essentieller Nahrungsinhaltsstoffe).
   Für empfindliche Patienten ist Frischkost individuell auszuwählen. Ange-
   botene Mengen sind individuell zu
   dosieren (Cave grobe Rohkost und
   überzogene Rohkostanteile).
   Leichte, herabgesetzter Toleranz angepaßte Frischkost sind z. B. frisch
   gepreßte Obstsäfte (evtl. mit Schlei-
   men abgebunden), zerkleinertes rei-
   fes Obst, frisch gepreßter Karotten-
   saft, verträgliche Gemüsesäfte,
   Frischsalate aus zarten Salatgemü-
   sen.
4. Kohlenhydrate als energieliefernder
   Nährstoff sind vorzüglich als Polysac-
   charid-Kohlenhydrate im Verbund
   mit Vitaminen, Mineralstoffen, Spu-
   renelementen, sekundären Pflanzenstoffen und Ballaststoffen aufzunehmen.
   Besonders geeignete Polysaccharid-
   Kohlenhydratträger sind Speisen aus
   Gemüse und Kartoffeln sowie Vollkornprodukte (z. B. Vollkornbrot,
   Vollkornflocken).
   Brot und Backwaren aus ausgemah-
   lenen Auszugsmehlen sind im Verzehr zu begrenzen, Raffinadezucker
   als Kohlenhydratträger weitgehend
   zu meiden.
   Durchschnittlich sollte die tägliche
   Nahrung 250–300 g Kohlenhydrate
   (prozentual 50–60% der Gesamtkalorien) zuführen.
5. Die Gesamtfettmenge sollte 70–80
   g/Tag nicht überschreiten. In diese
   Menge einzuschließen sind Streich-
   fett, Zubereitungsfett und in Lebensmitteln befindliches Fett.

Die Zufuhr gesättigter Fettsäuren ist begrenzt zu halten, die Zufuhr ungesättigter und hochungesättigter Fettsäuren zu vergrößern. Das Verhältnis der Zufuhr gesättigter zu hochungesättigten Fettsäuren ist auf etwa 1 : 1 einzustellen.

Auf in Lebens- und Nahrungsmitteln enthaltenes Fett ist besonders zu achten (es liefert hauptsächlich gesättigte Fettsäuren).

Nicht raffinierte, naturbelassene Pflanzenöle sowie Pflanzenfette und Margarine mit möglichst hohem Anteil nicht raffinierter Pflanzenöle im Fettanteil sind als Aufstrich- und Zubereitungsfett zu bevorzugen.

Pflanzenöle und Margarine sollen reichlich essentielle Fettsäuren (Alpha-Linolsäure, Alpha-Linolensäure) gemeinsam mit möglichst hohen Gehalten an antioxidativ wirkendem Tocopherol enthalten.

Bei Erkrankungen, die von Maldigestion und Malabsorption begleitet sind, können spezielle mct-Diät-Öle und mct-Diät-Margarine (Basis-plus-Fette) von Vorteil sein (sie bestehen vorwiegend aus mittelkettigen Triglyzeriden = medium-chain triglycerides [mct] und enthalten höherprozentig leicht resorbierbare essentielle Fettsäuren aus Saflor- und Leinöl).

6. Eiweiß aus Milch, Quark, Käse, Ei, Fleisch, Fisch, Hülsenfrüchten, Soja, Getreide, Nüssen, Samen, Kartoffeln und Gemüse ist bedarfsdeckend pro Tag in einer Menge von ca. 0,8 g Eiweiß/kg Körpergewicht aufzunehmen. Begrenzt werden sollte der Verzehr von Eiweiß aus Fleisch und Fleischwaren.

Von Vorteil kann eine laktovegetabile Ausrichtung der Grunddiät sein. Ausreichende und bedarfsdeckende Eiweißversorgung ist aus Milch, Sauermilchen, Molke, Sojamilch, Quark, Frischkäse, Soja-Tofu, vegetabilen Pasteten, Nüssen und Samen möglich.

7. Kochsalz ist sparsam zu verwenden und gegenüber der Menge deutlich zu reduzieren, die übliche Ernährung enthält.

Die täglich aufgenommene Kochsalzmenge sollte ca. 8 g nicht überschreiten (im Vergleich hierzu enthält übliche Nahrung 15 g und mehr Kochsalz/Tag).

8. Zum Würzen der Speisen sind frische Kräuter, frische Zitrone, frischer Meerrettich, Rohzwiebel, Rohknoblauch und Gewürze am besten geeignet.

9. Relativ reichlich ist Flüssigkeit zuzuführen; am besten aus Quellwasser, Mineralwasser sowie ungezuckerten Kräuter- und Früchtetees. Sehr gut geeignet auch sind Molke oder Molke-Kwaß.

10. Individuellen Bedürfnissen entsprechend ist die Zahl der Mahlzeiten festzulegen. Evtl. ist es von Vorteil, die Nahrungsaufnahme auf mehrere kleine Mahlzeiten zu verteilen (insbesondere zur Erleichterung der Regulation von Blutglukose und Blutlipiden).

11. Bei der Zubereitung von Speisen ist auf Erhaltung wertgebender Inhaltsstoffe in vollwertigen Lebensmitteln zu achten.

12. Evtl. Ergänzung durch antioxidativ wirkende Schutzstoffe (Radikalfänger), Vitamin C, Vitamin E und Beta-Carotin, evtl. Selen. Vitamin C aus Sanddorn- oder Acerolakonzentrat, Beta-Carotin aus getrockneten Aprikosen oder Mango-Konzentrat, Vitamin E aus Weizenkeimen oder Weizenkeimöl (alternativ Supplementation aus Präparaten).

5.1.3
Intensivernährungstherapeutische Maßnahmen

Bei gegebener Indikation können in einzelnen Fällen besonders zeitlich begrenzte

ernährungstherapeutische Maßnahmen
sinnvoll sein, um Stoffwechsel und Kreislauf zu entlasten. Es bieten sich hierzu an:
kohlenhydratergänztes Saft-Fasten (pro
Tag ¼ l Obstsaft, ¼ l Gemüsesaft, 2 Tassen
Kräutertee, 2 Tassen Früchtetee, Gemüsebrühe, zusätzlich Mineralwasser), protein-
substituiertes Molke-Fasten (1 l Diät-Kurmolke mit ca. 30 g Laktalbumin, zusätzlich
Flüssigkeit aus Kräutertees und Mineralwasser bis zu 2,5 l), Molke-Trinkkur in
Kombination mit Frischpflanzensäften
(pro Tag 1 l Diät-Kurmolke + 150 ml
Brennessel- bzw. Löwenzahn-Frischpflan-
zensaft im Wechsel), Schoenenberger-
Pflanzensaft-Kur (pro Tag 3 El Frisch-
pflanzensaft Artischocke, 2 El Frischpflan-
zensaft Brennessel, 4 El Frischpflanzen-
saft Kartoffel, 6 El Tomatensaft gemischt
zu einem Trunk, jeweils morgens und
abends, zusätzlich Gemüsebrühe und Be-
gleitkost aus Gemüse- und Kartoffelgerich-
ten), Reis-Obst-Diät nach Kempner (ausschließlich Mahlzeiten aus 250-300 g Reis-
Trockengericht, ergänzt durch Obst), vege-
tabile Frischkost (ausschließlich Speisen
aus Rohobst, Rohgemüse, Frischsalaten).
Bei gynäkologischen Erkrankungen ist die
Indikation solcher ernährungstherapeuti-
scher Maßnahmen kritisch zu prüfen.

5.2
Indikationen

5.2.1
Schwangerschaft und Stillzeit

Physiologische Grundlagen. In der
Schwangerschaft kommt es zu einer Gewichtszunahme von 9-18 kg. Abbildung
5-1 zeigt, woraus sich die mütterliche Gewichtszunahme zusammensetzt. Es ist er-
sichtlich, daß der eigentliche Gewichtsanstieg erst in der 2. Schwangerschaftshälfte
stattfindet. Nach Abzug der durch den
Feten, Fruchtwasser, Plazenta und Uterus
bedingten Gewichtszunahme bleibt eine

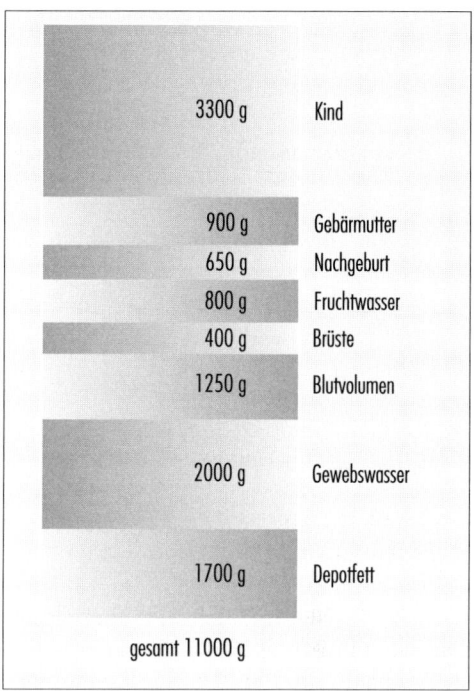

Abbildung 5-1: Die Verteilung des mittleren Ge-
wichtsanstiegs in der normalen Schwangerschaft

Differenz von 6–7 kg. Diese läßt sich durch
den Anstieg des Gesamtkörperwassers
(Tab. 5-2) und durch die Zunahme des
mütterlichen Fettanteiles von 1,5–3,5 kg
erklären. Dieses Fettdepot ist als Energiereserve vor allem für die Stillzeit von Bedeutung, da diese einen zusätzlichen Energiebedarf von 700–1000 kcal/Tag erfordert. Die Anlage des Fettdepots erfolgt
zum größten Teil bereits vor der
30. Schwangerschaftswoche. Die Zunahme des Gesamtkörperwassers ist großen
und individuellen Schwankungen unter-
worfen und beträgt im Mittel 6 l, wobei
der größte Anteil des mütterlichen Was-
serzugewinns auf den Extrazellulärraum
entfällt. Zusätzlich kommt es zu einer Zunahme des Plasmavolumens von etwa
50%, dies bewirkt eine Hämodilution und
Verbesserung der Rheologie des mütterlichen Blutes. Die Steigerung des Plasmavolumens erreicht einen Maximalwert um

Tabelle 5-2: Zunahme der Flüssigkeitsmenge während der Schwangerschaft

Flüssigkeitsräume	Wasser in ml		
	20. Woche	30. Woche	40. Woche
Fetus	260	1180	2350
Plazenta	150	370	540
Fruchtwasser	250	600	800
Uterusmuskel	440	670	750
Plasma	500	1100	1000
Erythrozyten	30	100	160
Gewebswasser	500	1000	2000
	2130	**5020**	**7600**

die 34. Woche und beträgt bei Erstgebärenden im Mittel 1300 ml, bei der Mehrgebärenden 1500 ml. Da der Anstieg des Erythrozytenvolumens von durchschnittlich 324 ml oder 24% während der Schwangerschaft proportional geringer ist, kommt es zu einer physiologischen Schwangerschaftsanämie mit einer Abnahme der Hämoglobinkonzentration um etwa 2 g/dl und einer Senkung des Hämatokrits auf bis zu 32% (Tab. 5-3).

Die Zunahme des Gesamtkörperwassers führt zu Schwangerschaftsödemen, die sich bei jeder Schwangeren in leichter Form und bei etwa der Hälfte aller Schwangeren in generalisierter Form nachweisen lassen. In der Spätschwangerschaft auftretende lokalisierte Ödeme, wie die sehr häufigen Fußknöchelödeme, werden durch erhöhten Venendruck und Veränderungen des hydrostatischen und onkotischen Drucks in den Kapillaren der un-

Tabelle 5-3: Veränderungen des Plasmavolumens, Erythrozytenvolumens, totalen Blutvolumens, Hämatokrits und Hämoglobins

	Nicht-schwangere	Wochen der Schwangerschaft			
		20	30	34	40
Plasmavolumen ml	2600	3150	3750	3830	3600
Erythrozytenvolumen ml	1400	1450	1550	1600	1650
Totales Blutvolumen ml	4000	4600	5200	5430	5250
Hämatokrit %(l/l)	39,8 (0,358)	35,8 (0,358)	34,0 (0,340)	33,5 (0,335)	35,8 (0,358)
Hämoglobin g/dl (g/l)	14,34	13,50	12,67	11,62	12,20
	± 1,48	± 1,29	± 1,02	±1,12	± 1,18
	(143,4±14,8)	(135,0±12,9)	(126,7±10,2)	(116,2±11,2)	(122,0±11,8)

teren Extremitäten (bedingt durch die Größenzunahme des Uterus) hervorgerufen. Inzwischen ist allgemein anerkannt, daß der alleinigen Ausbildung generalisierter oder lokalisierter Ödeme kein Krankheitswert beizumessen ist und daß diese den Schwangerschaftsverlauf und die Kindsentwicklung nicht nachteilig beeinflussen. Es konnte gezeigt werden, daß ein größeres kindliches Geburtsgewicht mit einem größeren mütterlichen Gewichtsanstieg, Ödem, größerem Plasmavolumen und größerem Gesamtkörperwasser korreliert ist.

Von den physiologischen Schwangerschaftsödemen abweichend und prognostisch ungünstig sind akut entstehende Ödeme, die mit einem plötzlichen Gewichtssprung der mütterlichen Gewichtskurve und einer Proteinurie verbunden sind. Diese werden durch eine Mutter und Kind gefährdende Gestose mit Hypertonie, vaskulärer und renaler Funktionsstörung hervorgerufen.

Für Fragen der Ernährung in der Schwangerschaft sind vor allem die veränderten gastrointestinalen Funktionen von Bedeutung. In der Mundhöhle kommt es zu einer Gingivahyperplasie mit häufiger auftretenden Zahnfleischblutungen. Gastrointestinale Refluxbeschwerden, die durch die Verlagerung des Magens und einer meßbaren Abnahme des Ruhedrucks im unteren Ösophagussphinkter erklärbar sind, werden beobachtet. So klagt etwa die Hälfte aller Schwangeren besonders im letzten Drittel der Schwangerschaft über mehr oder weniger starkes Sodbrennen. Eine Refluxösophagitis entsteht nicht. Der Grund hierfür liegt in der gesicherten Verminderung der Säuresekretion des Magens in der Schwangerschaft bei gleichzeitig gesteigerter Mukusbildung. Der Tonus und die Motilität des Magens sind ebenfalls herabgesetzt, was als eine Ursache für die häufiger in der Schwangerschaft auftretende Übelkeit und das Völlegefühl gewertet wird. Auch eine Größenzunahme der Gallenblase mit verminderter Motilität

konnte durch Ultraschalluntersuchung nachgewiesen werden. Insgesamt zeigen die Veränderungen im Gastrointestinaltrakt, daß von den Schwangeren häufigere und kleinere Mahlzeiten besser toleriert werden.

Im Bereich des Dünndarms ist die Eisenaufnahme und auch die Kalziumresorption durch den erhöhten Parathormonspiegel gesteigert. Durch das Schwangerschaftsschutzhormon Progesteron, das die Kontraktivität des Uterus ruhigstellt, wird auch die Motilität von Magen, Gallenblase und Dünndarm vermindert.

Aufgrund der den Dickdarm betreffenden Herabsetzung von Tonus und Motilität der glatten Muskulatur leiden viele Schwangere unter einer atonischen Obstipation. Die gesteigerte Aldosteron-Angiotensin-Bildung führt zur vermehrten Natriumrückresorption und entzieht damit dem Dickdarminhalt zusätzlich Flüssigkeit. Therapeutisch sollte immer zuerst der Versuch einer Ernährungseinstellung gemacht werden. Hierzu gehört eine ballaststoffreiche Ernährung mit reichlicher Flüssigkeitszufuhr.

Wie die Organfunktion erfährt auch der Stoffwechsel im mütterlichen Organismus durch die Schwangerschaft tiefgreifende Veränderungen. Die endokrine Funktion der fetoplazentaren Einheit führt zu einer Neuregulation im mütterlichen Hormonsystem mit dem Ziel, den Umsatz von Nährstoffen und Energie den Bedürfnissen des heranwachsenden Kindes anzupassen. Wie der Schwangerschaftsdiabetes zeigt, stellt die Gravidität eine diabetogene Stoffwechsellage dar. Da Glukose mit 90% die Hauptenergiequelle des Feten ist, wird der mütterliche Kohlehydratstoffwechsel im Sinne einer optimalen kindlichen Energieversorgung ausgerichtet. Auch die Plazenta benötigt Glukose. Von der mit dem mütterlichen Blut angebotenen Glukose werden etwa 40% von ihr verbraucht. Um diese Differenz erniedrigt sich der fetale Blutglukosespiegel im Vergleich mit den mütterlichen Blutzuckerwerten.

Wie die Funktion aller mütterlichen endokrinen Organe, so wird auch die des Inselzellorgans um das Doppelte gesteigert. Die Insulinsekretion steigt im Verlauf der Schwangerschaft von 40 auf 80 IE täglich. Hierdurch kommt es zur Inselzellhyperplasie und zum Hyperinsulinismus, der die Hypoglykämie- und Ketoseneigung der Schwangeren erklärt.

Hungerzustand und Schwangerschaft wirken additiv. Auch ein leichter Hungerzustand, wie bereits das Weglassen des Frühstücks, wird von der Schwangeren schlechter vertragen. Durch die gesteigerte Insulinsekretion besteht vor allem im 1. Schwangerschaftsdrittel eine erhöhte Glukosetoleranz. Diese normalisiert sich im weiteren Schwangerschaftsverlauf.

Zusammenfassend sollte in der Schwangerschaft ein ausreichend hoher Kohlenhydratanteil der Ernährung gewährleistet sein. Dies gilt nicht für Fette. Eine stärkere Fettbelastung wird in der Schwangerschaft schlecht vertragen. Es besteht bereits eine physiologische Schwangerschaftshyperlipidämie. Nahezu alle Fettfraktionen sind im Mittel um etwa 50% erhöht.

Früher hatte man angenommen, daß in der Schwangerschaft neben dem Fettdepot als Energiereserve für die Stillzeit auch ein Proteinspeicher angelegt wird. Dies konnte durch neuere Untersuchungen widerlegt werden. Das Aminosäurenspektrum im mütterlichen Blut ist unverändert. Einige Plasmaproteine, wie insbesondere das Transferrin, steigen an. Hierdurch wird eine ausreichende Eisenbindungskapazität erhalten. Die Plazenta ist in der Lage, auf dem Wege des aktiven Transports nahezu alle Aminosäuren an den Feten weiterzugeben. Dies erklärt, daß der Aminosäurengehalt im fetalen Blut den mütterlichen Wert um ein Vielfaches übersteigt. Ein eindrucksvolles Beispiel dafür, daß das Fließgleichgewicht des mütterlichen Stoffwechsels immer wieder zugunsten des Kindes ausgerichtet wird. Dies ist z. B. der Grund dafür, daß eine unzureichende Folsäurezufuhr bei der Mutter zur Anämie führt,

während der Fetus noch ungefährdet bleibt.

Ernährungsrichtlinien in der Schwangerschaft. Ein normales Ausgangsgewicht, eine ausreichende Gewichtszunahme und eine ausgewogene Ernährung stellen ohne Zweifel wesentliche Faktoren für einen ungestörten Schwangerschaftsverlauf dar. Die meisten Schwangeren sind sich auch der Bedeutung dieser Faktoren bewußt. Die Motiviertheit der Schwangeren sollte Anlaß sein, in einem Beratungsgespräch falsche Ernährungsgewohnheiten und einen Genußmittelmißbrauch abzubauen.

Wachstum von Kind, Plazenta und mütterlichem Gewebe bedingen den erhöhten Energiebedarf in der Schwangerschaft. Der kalorische Mehrbedarf sollte jedoch nicht überschätzt werden. Als Grundregel kann eine Steigerung des Energiebedarfs von 300 kcal/Tag in der 2. Schwangerschaftshälfte gelten. Dieser erhöht sich in der Stillzeit bis max. 1000 kcal/Tag.

Hinsichtlich der Grundnährstoffe gelten dieselben Relationen wie außerhalb der Schwangerschaft. Der Proteinanteil sollte zwischen 70–90 g Eiweiß/Tag liegen, wobei ein Mindestproteingehalt von 40g/Tag gewährleistet sein muß. (Tab. 5-4) Bei den Fetten sollten 70–80 g/Tag nicht überschritten werden. Wichtig ist die ausreichende Aufnahme von mehrfach ungesättigten essentiellen Fettsäuren, die für die Bildung von Zellmembranen, Blutlipiden und Prostaglandinen benötigt werden.

Die Hauptmenge der Kalorien sollte durch Kohlenhydrate (etwa 300g/Tag) gedeckt werden. Der Gesundheit zuträgliche Energieträger mit hohem Kohlenhydratgehalt sind dunkle Vollkornbrotsorten, Obst, Gemüse, Kartoffeln, Vollreis und Vollkornteigwaren. Der Anteil von Mono- und Disacchariden sollte 15% der Gesamtkohlenhydratzufuhr nicht überschreiten.

Mit ballaststoffreicher Nahrung kann bei reichlicher Flüssigkeitszufuhr die in der Schwangerschaft häufige Obstipation ge-

Tabelle 5-4: Empfohlene Verteilung der Grundnährstoffe in der Schwangerschaft

	Gesamtmenge/Tag	Mehrbedarf/Tag	Kalorien	%
Proteine	70 – 100 g	15 – 30 g	280 – 420	15
Fette	60 – 90 g	–	750 – 800	30
Kohlenhydrate	380 – 420 g	30 – 60 g	1500 – 1680	55

bessert werden. Von Bedeutung ist auch eine zusätzliche Ballaststoffzufuhr.

Untersuchungen über den Bedarf an Mineralstoffen in der Schwangerschaft haben einen Mehrbedarf an Kalzium, Eisen, Zink und Jod nachgewiesen. Natrium, Kalium und Chlorid werden mit der durchschnittlichen Kost weit über den Mindestbedarf aufgenommen. Bei den übrigen als essentiell angesehenen Elementen (Kupfer, Mangan, Chrom, Selen, Zinn, Molybdän) sind nur Schätzwerte möglich. Ein erhöhter Bedarf an Fluor besteht nicht. In den letzten Jahren wurde auch zunehmend auf die Bedeutung einer Magnesiumsubstitution in der Schwangerschaft aufmerksam gemacht. Eine Vielzahl der Schwangerschaftskomplikationen wird auf einen latenten Magnesiummangel zurückgeführt. Eine zusätzliche Magnesiumzufuhr wird daher mit großzügiger Indikationsstellung empfohlen. Therapeutisch hat sich diese bei vorzeitigen Wehen, den in der Schwangerschaft häufig auftretenden nächtlichen Wadenkrämpfen und zur Besserung der Obstipation bewährt.

Der tägliche Bedarf an Kalzium liegt zwischen 800–1200 mg und damit 400 mg über dem Bedarf der Nichtschwangeren. Dieser Richtwert wird in der Ernährungspraxis oft nicht erreicht, vor allem wenn wenig Milch getrunken wird (1 l Milch stellt etwa 1200 mg Kalzium zur Verfügung). Bei einer Aversion gegen Milch oder Milchprodukte kommt die Schwangere leicht in eine Mangelsituation, und latente Tetanien sind nicht selten. Auch der Eisenbedarf ist, wie Tabelle 5-5 zeigt, in der Schwangerschaft erhöht; hier sollte eine entsprechende Ernährungsberatung erfolgen.

Der Vitaminbedarf ist in der Schwangerschaft und Stillzeit erhöht (Tab. 5-6), dies bedingt schon der gesteigerte Stoffwechselumsatz. Vor allem die Vitamine der B-Gruppe sind an zahlreichen Stoffwechsel-

Tabelle 5-5: Mehrbedarf an Mineralstoffen in der Schwangerschaft und Stillzeit (mg/dl)

	Nichtschwangere	Schwangere/Stillende	Steigerung %
Kalzium	800	1200	50
Phosphor	800	1000	25
Magnesium	300	400	33
Eisen	18	25	39
Zink	12	20	67
Jod	0,15	0,18	20

Tabelle 5-6: Mehrbedarf an Vitaminen in der Schwangerschaft und Stillzeit

	Nichtschwangere	Schwangere/Stillende	Steigerung %
Vitamin A (mg)	1,5	2,1	40
Vitamin D (µg)	2,5	10,0	300
Vitamin E (mg)	11,0	13,0	18
Vitamin B_1 (mg)	1,7	2,2	23
Vitamin B_2 (mg)	2,0	2,5	25
Vitamin B_6 (mg)	2,0	10,0	400
Folsäure (mg)	0,4	0,8	100
Vitamin B_{12} (µg)	5,0	8,0	60
Vitamin C (mg)	100,0	120,0	20

prozessen beteiligt. Hauptnahrungsquellen dieser Vitamine sind Milch (Tab. 5-6), Vollkornprodukte, Hefe, Fisch, Fleisch, Leber und bestimmte Gemüsesorten. Zu beachten sind Vitaminverluste durch Lagerung, Konservierung, Pasteurisation und Sterilisation der Milch und durch die Zubereitung der Nahrungsmittel.

Eine generelle Verordnung von Vitaminen und Mineralien in Form von Kombinationspräparaten ist abzulehnen. Die ungezielte Substitution hilft der Schwangeren nicht. Als Ausnahmen gelten lediglich die prophylaktischen Gaben von Eisen, Folsäure und Magnesium. Auch die generelle Gabe von Jod (200 µg/Tag) wird empfohlen. In Einzelfällen können auch die Gabe von Vitamin B_1, B_6, Vitamin D und Kalzium angezeigt sein. Vorrangig sind Aufklärung und Beratung über eine der Schwangerschaft angemessene Ernährungs- und Lebensweise und, falls erforderlich, entsprechende Ernährungsumstellungen.

Als Grundregeln für die Ernährung in der Schwangerschaft gelten: Eine Schwangere soll nicht hungern und nicht dursten, eine Beschränkung der Flüssigkeitsaufnahme ist auch bei Schwangerschaftsödemen strikt abzulehnen. Die Ernährung sollte von Beginn der Schwangerschaft an vollwertig sein. Hierbei sollte der Energiegehalt und die Zufuhr von einigen Mineralstoffen und Vitaminen etwas höher liegen als bei nichtschwangeren Frauen.

◻ **Typische Schwangerschaftsbeschwerden.** Morgendliche **Übelkeit** und auch **Erbrechen,** oft verbunden mit **Schwindelgefühlen,** treten vor allem in der Frühschwangerschaft auf. Die Ursache ist unklar. Empfohlen wird, morgens ½ Stunde vor dem Aufstehen eine Kleinigkeit zu essen. Häufige kleine Mahlzeiten sind weniger belastend. Auf reichliche Flüssigkeitszufuhr – eher zwischen als zu den Mahlzeiten – sollte geachtet werden. Die Beschwerden vergehen meist ohne weitere Maßnahmen im Verlauf von 1–2 Wochen.

Insbesondere zwischen dem 4. und 7. Schwangerschaftsmonat erleben einige Schwangere einen nahezu unstillbaren **Heißhunger,** der sie zu wahllosem Essen verleitet. In diesen Fällen sollte man versuchen, bereits vor dem Auftreten des stärksten Hungergefühls eine kleinere Mahlzeit einzunehmen.

Wadenkrämpfe treten ab der Schwangerschaftsmitte auf. Ursächlich werden ein Mangel an ionisiertem Kalzium und Phosphatanstieg, ein Pantothensäuremangel und neuerdings auch Magnesiummangel diskutiert. Durch orale Magnesiumgaben über 4 Wochen ist eine signifikante Besserung zu erzielen.

Viele Frauen klagen insbesondere in der Spätschwangerschaft über **Sodbrennen.** Von erstaunlicher Wirksamkeit können Mandeln, Nüsse oder ein Teelöffel mittelscharfen Senfs sein. Prophylaktisch lassen sich auch die üblichen Magnesiumpräparate einsetzen.

Die in der Schwangerschaft sehr häufige **Obstipation** kann durch eine Reihe diätetischer Maßnahmen (ballaststoffreiche Kost mit viel Obst, Gemüse, Vollkornbrot, Dörrfrüchten sowie reichlicher Flüssigkeitszufuhr) gebessert werden.

❐ **Schwangerschaft im Adoleszentenalter.** Eine Schwangerschaft bei Mädchen unter 16 Jahren muß aufgrund der nachgewiesenen Häufung von Schwangerschaftskomplikationen als Risikoschwangerschaft eingestuft werden. Sie erfordert eine sorgfältige Schwangerschaftsüberwachung. Eine Reihe von Untersuchungen hat gezeigt, daß ein Teil dieser die Schwangerschaft belastenden Probleme direkt oder indirekt auf den Ernährungsstatus und die Ernährungsgewohnheiten der Heranwachsenden zurückgeführt werden kann, da häufig eine unausgewogene, wenig abwechslungsreiche und minderwertige Nahrung bevorzugt wird. Aus Angst vor einer Gewichtszunahme wird eine selbst auferlegte Abmagerungskur durchgeführt. Dies kann, da die Heranwachsende über die Anforderung der Schwangerschaft hinaus noch einen eigenen zusätzlichen kalorischen Mehrbedarf hat, zu tiefgreifenden Störungen führen. Entscheidend sind daher die frühzeitige und beständige Schwangerschaftsüberwachung, die genaue Kenntnis der Ernährungsgewohnheiten und die ausführliche Information und Beratung.

❐ **Adipositas.** Die Bedeutung einer mütterlichen Adipositas für einen pathologischen Verlauf und Ausgang der Schwangerschaft wurde in der Vergangenheit überschätzt. Neuere und eigene Untersuchungen haben gezeigt, daß selbst bei Frauen mit starkem Übergewicht vor der Schwangerschaft keine eindeutige Häufung von Schwangerschaftskomplikationen feststellbar ist. Signifikant erhöht sind jedoch durch Adipositas erklärbare und in der Regel harmlose Hypertonie, Störungen des Kohlenhydratstoffwechsels (Gestationsdiabetes) und eine vergleichsweise geringe Gewichtszunahme. Das mittlere Geburtsgewicht der Kinder liegt deutlich höher als im Normalkollektiv. Auch eine höhere Rate an atonischen Nachblutungen und Wochenbettkomplikationen wie verzögerte Uterusrückbildung, Wundinfektion, Thromboserisiko kann als gesichert gelten. Bei den Kindern adipöser Frauen ließ sich zwar nicht bei der Geburt und nach einem ½ Jahr, jedoch im Alter von 12 Monaten eine deutlich höhere Rate an Übergewicht nachweisen. Abmagerungskuren sind in der Schwangerschaft kontraindiziert. Eine gezielte Ernährungsberatung ist erforderlich. Auch bei der adipösen Graviden sollte man auf eine ausreichende Gewichtszunahme und angemessene Nahrungs- und Flüssigkeitszufuhr achten. Die Stillperiode bietet Gelegenheit zur allmählichen Gewichtsreduktion. Im Anschluß daran sollte eine ausführliche Beratung über die richtige Ernährung des Säuglings erfolgen, um damit bereits frühzeitig einer Überernährung des Kindes vorzubeugen.

❐ **Untergewicht, Anorexie.** Geburtshilflich ist die Schwangerschaft untergewichtiger Frauen mit größeren Problemen verbunden als bei übergewichtigen. Signifkant erhöht sind kardiovaskuläre und respiratorische Probleme, Anämie, vorzeitiger Blasensprung und puerperale Endometritis. Deutlich seltener wird dagegen eine Gestose entwickelt. Dem steht die Häufung an Frühgeburten gegenüber. Das mittlere Geburtsgewicht der Kinder untergewichtiger Mütter liegt deutlich unter dem normalgewichtiger. Auch im Alter von 12 Monaten wurde bei der Mehrzahl der Kinder ein Gewicht unterhalb des 25. Percentiles gefunden. Die Bedeutung mütterlichen Untergewichtes ist daher möglicherweise unterschätzt worden, da Nachuntersuchungen der Kinder ein erhöhtes Risiko für Entwicklungsstörungen, insbesondere neurologischer Art, zeigen.

Statistisch ist nachgewiesen, daß Frauen mit niedrigem Ausgangsgewicht im Durchschnitt erheblich mehr zunehmen als Frauen mit höherem Ausgangsgewicht. Außerdem konnte gezeigt werden, daß, wenn bei vorbestehendem Untergewicht es zusätzlich zu einer unzureichenden Gewichtszunahme in der Schwangerschaft kam, die perinatale Mortalität signifikant anstieg. Diese Beobachtungen zeigen die Notwendigkeit, bei untergewichtigen Frauen auf eine ausreichende, möglichst überdurchschnittliche Gewichtszunahme zu achten. Sie belegen auch insbesondere die Bedeutung der vorgeburtlichen Beratung, mit dem Ziel, die Schwangerschaft möglichst mit einem normalen Ausgangsgewicht zu beginnen.

Patientinnen mit einer Anorexia nervosa sind in der Regel amenorrhoisch. Eine Sterilitätsbehandlung ist erforderlich. Die damit verbundene Häufigkeit von Mehrlingsschwangerschaften führt zu zusätzlichen Komplikationen. Bei den von uns beobachteten Patientinnen konnte in der Mehrzahl auch in der Schwangerschaft keine ausreichende Gewichtszunahme erreicht werden. In fast allen Fällen kam es zur Frühgeburt, wobei die Kinder sämtlich untergewichtig waren. Nach der Schwangerschaft trat das Krankheitsbild meist in vollem Umfang wieder auf, ohne daß eine Besserung durch die Mutterschaft erreicht worden wäre.

◻ **Mehrlingsschwangerschaft.** Unreife und fetale Dystrophie sind die beiden Hauptursachen der hohen perinatalen Mortalität und Morbidität bei Mehrlingen. Die Diagnose der Mehrlingsschwangerschaft sollte möglichst früh gestellt wer-

den. Mit der Diagnose sollte eine entsprechende Beratung und Entlastung der Schwangeren durch Haushalt und Beruf verbunden sein. Durch häusliche Schonung und eine optimale Ernährung kann die Frühgeburtlichkeit bis auf die Hälfte reduziert, das durchschnittliche Kindsgewicht bis zu 500 g erhöht und die perinatale Mortalität bei Zwillingen signifikant verbessert werden. Spezielle diätetische Maßnahmen sind nicht erforderlich, da sich im Vergleich zur Einlingsschwangerschaft signifikante Unterschiede hinsichtlich des Energie- und Proteinbedarfes sowie der Plasmawerte von Zink, Kupfer und Eisen nicht nachweisen ließen.

◻ **Gestose.** Die Ätiologie der Gestose ist ungeklärt. Bekannt ist eine Reihe möglicher Risikofaktoren wie Alter, Parität, mütterliche Vorerkrankungen (Niere, Hypertonie, Diabetes), psychosoziale Faktoren, niedriger Sozialstatus und berufliche Belastung.

Auch Ernährungsmangelzustände wie Eiweiß-, Kohlenhydrat- und Vitaminmangel werden mit der Entstehung einer Gestose in Zusammenhang gebracht.

In der Schwangerschaft wird verstärkt Prostacyclin gebildet, das eine Vasodilatation und Thrombozytenaggregationshemmung bewirkt. Bei der Gestosepatientin ist die Prostacyclinsynthese vermindert. Es kommt zum Überwiegen der Wirkung von Thromboxan A2 mit Vasokonstriktion und Thrombozytenaggregation. Als Prophylaxe zur Entstehung einer Gestose wird eine an ungesättigten Fettsäuren reiche Nahrung empfohlen, so der wöchentliche Verzehr von Kaltwasserfischen wie Makrelen, Heringen, Sardinen, Lachs und Forellen. Eine spezifische Gestosediät gibt es nicht. Immer noch empfohlene Maßnahmen wie eine Reduzierung der Kalorien- und Flüssigkeitszufuhr sind strikt abzulehnen. Auch eine weitgehende Beschränkung der Kochsalzzufuhr und Apfelreistage sind für die Prophylaxe oder Behandlung der Gestose ohne Sinn. Eine Flüssigkeits- und auch Kochsalzrestriktion sollten nicht erfolgen, da eine bereits vorhandene Hämokonzentration verschlechtert werden kann.

❏ **Stillzeit.** In der Stillzeit gelten weitgehend dieselben Ernährungsrichtlinien wie in der Schwangerschaft. Eine bereits während der Schwangerschaft entsprechend angepaßte Ernährungsform ist eine der besten Voraussetzungen für eine erfolgreiche Laktation.

Für die Bildung von 850 ml Milch werden etwa 1000 kcal (4190 kJ) benötigt. Die Ernährung sollte daher kalorisch ausreichend sein. Eine unterkalorische Ernährung wirkt sich negativ auf die Dauer der Stillzeit aus.

Die Synthese von 1 g Milchprotein erfordert 2–3 g verfügbares Protein. Deshalb ist eine ausreichende Eiweißversorgung mit durchschnittlich 80–90 g/Tag wünschenswert. Durch eine erhöhte Eiweißzufuhr wird der Proteingehalt der Milch nicht gesteigert.

Der Fettgehalt der reifen Muttermilch beträgt im Mittel 35–45 g/l. Die Menge der mit der Muttermilch sezernierten Fette wird durch die Nahrung anscheinend nicht beeinflußt. Etwa 98% macht das Triacylglycerol aus. Der häufigste sekundäre Ester ist Palmitinsäure, die wahrscheinlich für die relativ hohe Absorptionsfähigkeit des Fettes verantwortlich ist. Der Cholesteringehalt reicht von 200 bis über 500 mg/100 g Fett. Zwar sind inzwischen 167 Fettsäuren in der menschlichen Muttermilch identifiziert worden, den Hauptanteil stellen jedoch Palmitin-, Stearin-, Olein- und Linolinsäure.

An Kohlenhydraten sind in der Muttermilch über 25 verschiedene Poly- und Oligosaccharide nachgewiesen worden. Ihre Funktion ist noch weitgehend unbekannt. Einige von ihnen scheinen zusammen mit Laktose als Wachstumsfaktoren für Lactobacillus bifidus der kindlichen Intestinalflora zu dienen. Durch diesen Keim wird das saure intestinale Milieu des

brusternährten Kindes gefördert, das einen Schutz vor einer Überwucherung durch pathogene Bakterien bietet. Die täglichen Schwankungen des Laktosegehalts sind groß, ob diese in irgendeiner Weise durch die Ernährung beeinflußt werden, ist unklar.

Der Bedarf an Mineralstoffen und Vitaminen entspricht dem der Schwangerschaft. Bei einigen Mineralstoffen wie Kalzium ist er geringfügig erhöht.

Wie auch in der Schwangerschaft ist die ungezielte Substitution von Vitaminen und Mineralstoffen während der Laktation ohne Nutzen, und die häufig geübte Praxis der Verschreibung von Multivitaminpräparaten wäre nicht schädlich, aber doch sinnlos. Sinnvoller ist der Hinweis, daß bei der täglichen Nahrungszufuhr von etwa 3000 kcal, einschließlich Trinkmilch, Käse, Eier, Fruchtsaft und Vollkornbrot, keine Mangelerscheinungen auftreten.

5.2.2
Gynäkologie

❏ **Menstruation.** Im Hinblick auf die Bedeutung der Ernährung für den Menstruationszyklus spielen vor allem Über- und Untergewicht eine wesentliche Rolle. Untergewichtige Frauen haben neben unregelmäßigen Zyklen und z. T. mehrmonatigen Amenorrhoen auch seltener Entzugsblutungen. Bei Frauen mit einer Anorexia nervosa bleibt die Regelblutung vollständig aus. Auch bei Frauen mit gestörtem Eßverhalten (Bulimie) finden sich stark irreguläre Zyklen und wechselnd häufige Phasen einer sekundären Amenorrhoe.

Frauen mit Übergewicht zeigen häufig verkürzte anovulatorische Zyklen. Durch die endokrine Funktion des Fettgewebes mit der Bildung großer Mengen von Östrogenen wird die hormonell über das Zwischenhirn und die Hypophyse geregelte Ovulation in ihrem Ablauf gestört. Auch treten bei adipösen Frauen häufiger dysfunktionelle Blutungen auf. Allgemein

Tabelle 5-7: Empfohlene Nährstoffe bei Menstruationsbeschwerden

Vitamin-B-Komplex	10 – 30 mg
Vitamin C	100 – 300 mg
Vitamin E	400 mg
Kalzium	1000 – 1500 mg
Magnesium	500 mg
Zink	30 – 60 mg
EPH (Eicosapentaensäure, z. B. in Fischfett)	3 – 10 mg

kann festgestellt werden, daß eine ausgewogene Ernährung und ein normales Körpergewicht wichtige Voraussetzungen für den ungestörten Ablauf des Menstruationszyklus darstellen.

Bei der Dysmenorrhoe kommt es zu äußerst schmerzhaften, krampfartigen Unterleibsschmerzen und spastischen Kontraktionen der Gebärmuttermuskulatur. Begleitet werden diese Menstruationskrämpfe von Übelkeit, Erbrechen, Durchfall, Mattigkeit, Verspannungen und Kopfschmerzen. Eine der Ursachen für die schmerzhafte Regelblutung ist die gesteigerte Bildung von kontraktionswirksamen Prostaglandinen, die sich in erhöhter Konzentration im Serum und Menstrualblut nachweisen lassen. Bei der Therapie der Dysmenorrhoe wird eine vitamin- und mineralstoffreiche Ernährung (Tab. 5-7) vorgeschlagen. Bevorzugt werden sollten Nahrungsmittel mit einer hohen Nährstoffdichte. Einen positiven Effekt hat auch die verstärkte Nahrungsaufnahme mehrfach ungesättigter Fettsäuren. Hierbei spielen die Eicosapentaensäuren eine große Rolle, die als Substrat der Prostacyclinbildung dienen. Prostacyclin wirkt im Gegensatz zu Prostaglandin F2-α kontraktionshemmend auf die glatte Muskulatur.

◻ **Prämenstruelles Syndrom.** Bis heute gibt es keine eindeutige Definition des prämenstruellen Syndroms. Beschrieben wird eine Vielzahl von Charakteristika. Als typisch gilt das Auftreten eines oder mehrer Symptome wie etwa Kopfschmerzen, Stauungszustände, Ödeme in den unteren Extremitäten, seelische Verstimmung, prämenstruelles Spannungsgefühl in den Brüsten und Appetitveränderungen während der letzten 7 Tage vor der Regelblutung. Die Symptome sistieren mit Beginn der Menstruation. Während dieses Zeitraumes kann es oft zu einer Verschlimmerung anderer präexistenter Krankheiten kommen. Migräneanfälle werden stärker und treten gehäufter auf. Gastrointestinale Störungen häufen sich.

Als Behandlungsmöglichkeit des prämenstruellen Syndroms gilt auch die Umstellung der Ernährung auf möglichst stoffwechselentlastende Nahrungsmittel und die vermehrte Aufnahme von mehrfach ungesättigten Fettsäuren. Empfohlen wird auch eine Eiweißreduktionskost und eine strukturreiche Nahrung. Diese Eiweißreduktion betrifft pflanzliche Proteine und gibt qualitativ hochwertigem Fleisch den Vorzug. Auch Äpfel mit Schale, das ganze Getreidekorn, ungeschälte Karotten und rohe Tomaten werden empfohlen. In diesem Falle ist die Forderung, nur gesunde Lebensmittel zu essen, schon ein erster Therapieansatz, um zumindest einige mit dem prämenstruellen Syndrom einhergehende Symptome auf schonende Weise zu lindern.

Nach neueren Untersuchungen lassen sich bei Patientinnen mit prämenstruellem Syndrom vier Gruppen unterscheiden. Bei der ersten, zahlenmäßig größten Gruppe stehen die Symptome Spannungen, Stimmungsschwankungen, Gereiztheit, Angst und Schlaflosigkeit im Vordergrund. In der Ernährungsanamnese wird die Einnahme vieler Milchprodukte und viel raffinierten Zuckers gefunden. Endokrinologisch zeigen sich erhöhte Estradiol- und erniedrigte Progesteronwerte. Zusätzlich findet sich ein relativer Vitamin-B_6-Mangel.

In der zweiten Gruppe steht als Symptom der Kopfschmerz im Vordergrund. Es findet sich hier auch, wie die Patientinnen berichten, ein gesteigerter Appetit und Lust auf Süßes. Im Serum werden erniedrigte Magnesiumspiegel und Prostaglandin-E1-Konzentrationen gefunden. Zusätzlich zeigt sich eine gesteigerte Kohlenhydrattoleranz.

In der dritten Gruppe herrschen Depressionen und Vergeßlichkeit vor. Hier findet man gehäuft eine Schwermetallbelastung durch Quecksilber.

Die vierte Gruppe schließlich zeigt das Symptom der Hyperhydration, die Gewichtszunahme von mehr als 1,5 kg im Zyklus und eine Schwellung der Extremitäten. In dieser Gruppe werden eine erhöhte Aldosteronsekretion und eine gesteigerte Wasser- und Salzretention gefunden.

Zusammenfassend sollten beim prämenstruellen Syndrom mehrere therapeutische Verfahren kombiniert eingesetzt werden, wobei neben einer gezielten Ernährungsberatung auch hydrotherapeutische Anwendungen sowie die Bewegungstherapie wirksam sind.

Es kann für die Patientin hilfreich sein, eine Art Tagebuch zu führen, in dem verzeichnet wird, an welchen Tagen bestimmte Beschwerden auftreten und wann die Regelblutung eintritt. Dazu sollte aufgeführt werden, was an diesen Tagen gegessen und getrunken wird. Hierbei kann dann festgestellt werden, was an der Kost geändert werden muß und welche Speisen vor allem 1–2 Wochen vor der Menstruation gemieden werden sollten. Gemieden werden sollte Zucker, Alkohol, Kaffee und Nikotin. Ungünstig sind salz- und natriumreiche Speisen und Getränke, da diese die Speicherung von Wasser und Brustspannungen begünstigen. Auch Käse ist reich an Salz und Fett und kann Migräneanfälle auslösen. Am besten sollten jene Nahrungsmittel eingeschränkt werden, die das prämenstruelle Syndrom verschlimmern, und solche bevorzugt werden, die die Beschwerden erleichtern. Hierzu gehören komplexe Kohlenhydrate wie Vollkorn, Gemüse, Bohnen, Reis und Früchte. Die Flüssigkeitszufuhr sollte nicht eingeschränkt werden. Je nach Jahreszeit sollten Speisen, die natürlich entwässern, bevorzugt werden. Hierzu gehören Wassermelonen, Erdbeeren, Artischocken, Spargel, Kresse und Petersilie. Unter den Mineralstoffen werden von Magnesium, Kalzium und Zink positive Einflüsse auf das prämenstruelle Syndrom berichtet. Zu den Vitaminen, die hilfreich sind, gehören Vitamine der B-Gruppe, Vitamin E und Vitamin C. Auf die Bedeutung von Lecithin und Gamma-Linolensäure sowie essentiellen Fettsäuren in Fisch und Öl wurde schon hingewiesen.

◻ **Klimakterium.** Durch eine vernünftige Zusammensetzung, Auswahl und Zubereitung der Ernährung (Tab. 5-8) können die Beschwerden des klimakterischen Syndroms und das körperliche Befinden der Frau erheblich gebessert werden. Zudem trägt dies zu einer Minderung des Krankheitsrisikos bei. Hierzu gehören Hypertonie, Gefäßleiden, Diabetes mellitus, Divertikulose, Osteoporose und eine Reihe anderer Erkrankungen wie Brust- und Gebärmutterkrebs.

Tabelle 5-8: Grundprinzipien für Ernährungsvorschläge im Klimakterium

- Hohe Nährstoffdichte (Mineralstoffe, Vitamine)
- Hoher Ballaststoffgehalt
- Wenig Fett
- Wenig Zucker

Für die ausgewogene Diät werden folgende Empfehlungen gegeben:

- Die Proteinzufuhr sollte 0,8 g/kg Körpergewicht betragen und 15% der Kalorienzufuhr ausmachen. Bei einem Gewicht von 60 kg reichen 48 g Eiweiß täglich aus.
- Auch bei einer beabsichtigten Gewichtsabnahme sollten zur Vermeidung einer Ketose täglich 50–100 g Kohlenhydrate verzehrt werden. Die Kohlenhydrate sollten etwa 50% des gesamten Kalorienbedarfs decken. Kohlenhydrate, insbesondere komplexe Kohlenhydrate, sind die sicherste und einfachste Energiequelle. Komplexe Kohlenhydrate werden in Vollkorn, Bohnen, Vollreis, Obst und Gemüse gefunden. Sie sind reich an Nähr- und Ballaststoffen (Tab. 5-9, 5-10) sowie an Eiweiß, aber arm an Fett. Komplexe Kohlenhydrate sollten den größten Teil des Speiseplans ausmachen. Sie sind Grundpfeiler und Gerüst der Ernährung. Sie erfüllen die vier Grundprinzipien der Ernährungsweise im Klimakterium. Diese lauten: hohe Nährstoffdichte, hoher Faserstoffgehalt, wenig Fett, wenig Zucker.
- Der Verbrauch an Raffineriezucker sollte auf höchstens 10% des Kalorienbedarfs beschränkt werden.
- Die tägliche Nahrung sollte mindestens 30 g Ballaststoffe enthalten. Um eine Minderversorgung mit Mineralstoffen durch Absorption an die Ballaststoffe zu vermeiden, sollte die Zufuhr nicht mehr als 60 g/Tag umfassen.
- Die Fettzufuhr sollte nicht mehr als etwa 30% des Kalorienbedarfs decken. Wünschenswert wäre, wenn sich diese Menge zu je einem Drittel aus gesättigten, einfach ungesättigten und mehrfach ungesättigten Fetten zusammensetzen würde.
- Die Zusammensetzung der Nahrung sollte so gehalten werden, daß der Cholesterinspiegel nicht über 300 mg/ml ansteigt. Bei der Speisenzusammenstellung sollte darauf geachtet werden, daß gesättigte Fette den Cholesterinspiegel erhöhen, aber durch nicht gesättigte Fette gesenkt wird. Bevorzugt werden sollten Öle mit einfach ungesättigten Fettsäuren.
- Die Zufuhr von Kochsalz sollte auf 5 g/Tag begrenzt werden. In der duchschnittlichen Ernährung werden 10–20 g Kochsalz/Tag aufgenommen. Auf das versteckte Salz in vorgefertigter Nahrung muß geachtet werden. Auch bei Getränken, vor allem Mineralwässern, sollte auf einen niedrigen Natriumgehalt geachtet werden.
- Der Alkoholkonsum sollte nach Möglichkeit begrenzt werden.

Tabelle 5-9: Unlösliche und lösliche Ballaststoffe

Unlösliche Ballaststoffe	Lösliche Ballaststoffe
Gerüst- und Stützsubstanzen von Pflanzenzellen	Extrakte aus Zellwänden
– Cellulose	– Meeresalgenextrakte (Agar)
– Hemicellulosen	– Pflanzenextrakte (Pektin)
– Lignin	– Samenschleime (Leinsamen)
werden kaum fermentiert, physiologischer	– Cellulosederivate (synthetisch)
Effekt durch Wasserbindungskapazität	werden im Kolon fermentiert,
	bilden im Wasser Gele

Tabelle 5-10: Ballaststoffgehalt in Nahrungsmitteln

	Ballaststoffe gesamt (g/100g)	davon unlösliche (g/100g)	davon lösliche (g/100g)
Brot			
Weißbrot	3,8	2,0	1,9
Weizenvollkornbrot	6,6	4,8	1,8
Roggenvollkornbrot	8,5	4,9	3,7
Roggenmischbrot	5,7	4,0	1,7
Hülsenfrüchte			
grüne Erbsen	16,8	11,7	5,1
Linsen	11,0	6,9	4,0
weiße Bohnen	18,0	8,7	9,3
Kohl			
Blumenkohl	2,2	1,3	0,9
Sauerkraut	2,2	1,4	0,9
Rosenkohl	2,5	1,2	1,3
Weißkohl	1,9	1,3	0,5
Chinakohl	0,9	0,8	0,1
Gemüse			
Kartoffeln	2,2	0,8	1,5
Paprika	1,4	1,0	0,4
Tomaten	0,9	0,8	0,1
Gurken	0,4	0,3	0,1
Brokkoli	3,2	1,8	1,4
Karotten	1,5	1,0	0,4
Rote Beete	1,9	1,0	0,9

Ein erhebliches Problem stellt die Tatsache dar, daß sowohl die Qualität wie auch die Quantität der aufgenommenen Nahrung bei älteren Menschen zu wünschen übrig läßt. So wird geschätzt, daß in den USA bis zu 50% der älteren Menschen mit ihrer Nahrung zu wenig Kalorien, zu wenig Kalzium, Vitamin A, Vitamin C und Vitamine des B-Komplexes erhalten. Studien in Deutschland haben gezeigt, daß ältere Menschen auch in gutem Gesundheitszustand diätetisch mit Vitamin C und A, Thiamin, Folsäure, Kalzium, Zink und Jod unterversorgt sind, und zwar Frauen in stärkerem Maße als Männer.

Der Schlüssel für gesunde Wechseljahre und eine gesunde zweite Lebenshälfte liegt in der wohlüberlegten Kombination von nährstoffreicher Kost, wenn nötig in einer überlegten und auf das Notwendigste beschränkten Nahrungsergänzung, und in regelmäßiger körperlicher Bewegung.

6
Atmungstherapie

C. Fürst, A.-M. Beer

Im Atemholen sind zweierlei Gnaden,
die Luft einziehen, sich ihrer entladen.
Jenes bedrängt, dieses erfrischt,
so wunderlich ist das Leben gemischt.
Du danke Gott, wenn er Dich preßt,
und danke ihm, wenn er Dich wieder entläßt.

Johann Wolfgang von Goethe
„West-Östlicher Divan"

6.1
Grundlagen

Die Atmungstherapie kann als eine Form der Ordnungstherapie zur Lösungs- und Entspannungstherapie als somato-psychisches Heilverfahren eingesetzt werden; sie wird aber auch in den Bereich der Physiotherapie eingeordnet.

Grundlage und Ziel der Atmungstherapie ist das Erreichen einer ökonomischen Atmungsform, die der Pflege und dem Training der Atmungsorgane zur Regeneration, verbesserter Leistung und Erhaltung oder Erlangung der Widerstandskraft dient. Ohne eine ökonomische Atmungsform anzustreben, ist eine krankengymnastische Behandlung oder der Einsatz eines Entspannungsverfahrens nur eine unvollständige Therapie.

Die Atmungstherapie ermöglicht nicht nur die Verbesserung der Sauerstoffaufnahme und Kohlendioxidabgabe, sondern hat darüber hinaus weitere Aufgaben, die sich durch die Diaphragmaauslenkung ergeben. Dieser Aspekt wird häufig unterschätzt. Die Magen-Darm-Massage unterstützt eine geregelte Verdauung. Die Sogwirkung fördert den venösen Rückstrom aus den unteren Extremitäten und führt zu einer kardialen Entlastung. Dies bedeutet den Einsatz der Atmungstherapie zur Prophylaxe und Therapie bei venöser Insuffizienz, Hämorrhoiden und kardialen Erkrankungen [14, 16].

Jedem Geburtshelfer und jeder Hebamme ist die zentrale Bedeutung der richtigen Atmung in der Geburtsvorbereitung und unter der Geburt zur besseren Oxygenierung des Feten verständlich [3 ,6].

Der Frauenarzt ist aufgefordert, diese Aspekte mehr als je zuvor in seiner täglichen Arbeit zu berücksichtigen. Während in der Geburtshilfe die Bedeutung der Atmung bekannt ist, wird ihrem Einsatz bei gynäkologischen Erkrankungen zu wenig Bedeutung beigemessen.

6.1.1
Möglichkeiten der atmungstherapeutischen Arbeit

Im Basisprogramm werden die angebotenen Behandlungsverfahren den Funktionsstörungen der Patientin individuell angepaßt. Durch das positive Körpererleben wird die unspezifische Resistenz gestärkt und der somato-psychisch gelöste Zustand läßt einen sachlichen Umgang mit der Erkrankung zu.

Basierend auf den konzentrierten Wahrnehmungsvorgängen, auf den Spannungs- und Druckverhältnissen, z. B in der Haut, den Sehnen, Gelenkkapseln und Muskeln, kann die Atmungstherapie erlebt und beherrschbar gemacht werden. Nonverbale Atmungsführung durch die Hände des Therapeuten in Inspiration und die Atmungsschulung in Exspiration sind Prinzipien dieser Therapie.

Zum Behandlungsprinzip gehört die Schulung der jeweils zu belüftenden Rumpfregion. Besondere Lagerungen nach Operationsverfahren, wie Insellappenplastiken, erfordern spezielle Atmungsformen.

Die ideale Atmungsbewegung stellt sich als dreidimensionale synchrone Inspirationsweitung und Exspirationsverengung des eiförmigen Thorax nach allen Richtungen dar – nach ventral, dorsal, kranial und kaudal. Dabei ist die unterschiedliche physiologische Beweglichkeit der verschiedenen Rumpfwandabschnitte zu beachten. Sie ist nach vorne, zum Sternum hin größer als zum Rücken und zur Mitte, am unteren Rippenring und am Zwerchfell stärker als am Hals. Darüber hinaus bedeutet jede innere und äußere Haltungsänderung oder Bewegung, wozu auch die Sprache zählt, eine Störung und Neuordnung des Körpergleichgewichtes und damit auch der Atmung. Das heißt: Bewegung ist Änderung der Atmung.

In der Literatur der atmungstherapeutischen Schulen finden sich wenige Hinweise auf Behandlungsmöglichkeiten in der Frauenheilkunde. Die verschiedenen atmungstherapeutischen Schulen haben dasselbe Ziel, die Behandlungsmethoden sind jedoch individuell unterschiedlich. Der Arzt Johannes Ludwig Schmitt hat nicht nur das Fundament der medizinisch-physiologischen, physikalischen und chemischen Aspekte der Atmung in seinem Buch „Atemkunst" [16] beschrieben, sondern hat mit der nach ihm benannten Atemreizmassage neue Schwerpunkte in den Therapiekonzepten gesetzt. Die Einsatzmöglichkeiten der Atmungstherapie für den „Genitalapparat der Frau" sieht er in „chronische(n) Katarrhe(n) und Entzündungen, Schwäche, Unterentwicklung, Dysmenorrhoe" [16].

Julius Parow, auf dessen „Funktioneller Atmungstherapie" die hier beschriebene Atmungstherapie vor allem basiert, schreibt in seinem Buch bereits über Atmungsverfall und Atmungsrehabilitation.

In dem Kapitel „Schwangerschaft und Entbindung" betont er das ungünstige Spannungsverhältnis auf die Gebärmutter bei prall gefüllten Lungen, angehaltenem Atem und Senken des Rumpfes beim Pressen [14].

6.1.2
Diagnostik der Fehlatmung

Jede Behandlung, auch die Atmungstherapie, setzt eine Diagnosestellung voraus. Überdies bietet die diagnostische Untersuchung die Möglichkeit einer ersten Kontaktaufnahme mit der Patientin. Die übliche Methode besteht in einer Analyse des Krankheitsbildes mittels der fünf Sinne und spezieller Untersuchungsmethoden. Für die funktionelle Atmungstherapie ist die Diagnose „respiratorische Insuffizienz oder Fehlatmung" häufig. Daraus folgt fälschlicherweise eine Einheitstherapie, etwa die Empfehlung der Bauchatmung. Dies wird aber den heutigen Erkenntnissen über die Natur der Atmungsfunktionsstörungen nicht mehr gerecht. Während früher die Retraktionskraft des Diaphragmas als nicht trainierbar galt, werden heute dazu bewußt spezielle Übungen eingesetzt. Diagnostische Sammelbegriffe sind hier nur grobe Anhaltspunkte und für eine gezielte Therapie nicht geeignet. Die Atmungsdiagnostik will nicht in ärztliche Belange eingreifen, die ärztliche Diagnose wird stets mit herangezogen. Der Atmungsbefund muß objektiv und unabhängig von der späteren Art des atmungstherapeutischen Ansatzes erhoben werden.

Als Instrumentarium dient das Bandmaß, das Spirometer, das Peak-Flowmeter und eine Uhr mit Sekundenzeiger. Durch keine Geräte zu ersetzen ist eine durch Erfahrung geschärfte Beobachtungsgabe. Vorweg gibt die Anamnese Hinweise auf Lebensgewohnheiten, Krankheiten, vor allem kardiale und pulmonale Beschwerden, und deren möglichen Zusammenhang mit Atmungsfehlern. Zu bedenken sind hier an erster Stelle spezielle Atmungsbe-schwerden: Atemnot, Kurzatmigkeit in Ruhe, beim Sprechen, Gehen, Bücken, nach dem Essen, Husten und Auswurf, Hustenanfälle, Behinderung der Nasenat-mung, Schnarchen und Brustbeklemmun-gen. Besondere Aufmerksamkeit ist auch der psychischen Situation zu widmen.

Der Atmungsbefund beginnt mit dem Händedruck während der Begrüßung. Im Gespräch mit der Patientin werden die persönlichen Daten wie auch das Gewicht und die Körpergröße erfragt, die Werte der Lungenfunktionsdiagnostik werden mit einbezogen. Man sollte sich nicht auf diese Messungen verlassen, sondern eigene Kontrollen mit dem Maßband durch-führen.

Die Inspiration sowie die Exspiration werden an drei Stellen des Thorax gemes-sen: axillär, an der Sternumspitze und 5 cm unterhalb des Sternums. Diese Mes-sungen sowie der Peak-Flowmeter-Test werden unter der Behandlung mehrfach wiederholt.

In der Erhebung des Atmungsbefundes liegt schon ein Teil der Therapie. Während die unbekleidete Patientin, in warme Tücher gehüllt, eine spezielle Massage der vorderen sowie der hinteren Thoraxmus-kulatur erfährt, um das sog. Muskelkorsett wieder beweglich zu machen, hat der The-rapeut die Möglichkeit, durch den direkten Kontakt der Hände und die Inspektion den jeweiligen Gesamtzustand zu beurteilen.

Aufgrund der verschiedenen Menschen-typen, ihrer Haltung und ihrer individuel-len Atmungsform können gewisse Zuord-nungen getroffen werden. Pykniker mit einem Fett- oder Gasbauch sind meist Bauchatmer, Athleten dagegen Brust-atmer. Der Astheniker, der sog. Brust-schwächling, mit ausgeprägter Lordose und Kyphose, überdehnter Rückenmusku-latur, schwacher Brust- und Bauchmusku-latur zeigt eine mangelhafte Rückenat-mung. Dieser asthenische Zustand findet sich oft nach Operationen bei Mammakar-zinom oder beim Emphysem.

Hängende Schultern und einseitige At-mungsschwäche können durch Pleurapro-zesse bedingt sein.

Noch zu nennen wären die Trichter-brust, die Kielbrust und Skoliosen schwe-rer Art. Eine Beeinträchtigung der Atmung ist auch bei Patientinnen mit bereits ge-schwächtem Muskeltonus durch Tragen eines zu engen Kleidungsstückes, z. B. Bü-stenhalter, Rock-, Hosenbund, Stütz-strümpfe, Korsett oder ein spezielles Kor-sett zur Stabilisierung bei Knochenmeta-stasen, zu beobachten.

Bei der Betrachtung des Thorax können sich Abweichungen von der normalen Ela-stizität zeigen – von der verknöcherten und osteoporotischen Starre bis zur rachi-tischen Weichheit. Diese Fehlformen kön-nen bereits als Vorerkrankung der Patien-tin bestehen.

Der gesamte Abdominalraum ist inte-grierter Bestandteil des Atmungssystems. Atmungs- und Verdauungssystem sind dabei so eng miteinander gekoppelt, daß Störungen an einem System auch auf das andere übergreifen, sich gegenseitig be-dingen und sich dort funktionell sowie sta-tisch äußern können. Einer der schwäch-sten Punkte ist dabei die Bauchdecke, auf die sich Erkrankungen reflektorisch aus-wirken. Mit ihrer eingeschränkten Funk-tion, z. B. bei unzureichender körperlichen Übung und vor allem nach mehrfachen Bauchoperationen, versagt sie als wichtig-ste Exspirationskraft und ist oft der Anstoß zu einer Kettenreaktion, die immer tiefer in die Atmungsinsuffizienz hineinführt.

Ist der statische Befund erfolgt, bei dem auch das Ertasten während der Locke-rungsmassage wichtig ist, konzentriert sich die Beobachtung unter Berücksich-tigung einzelner Regionen auf das Ganze – den Atmungstypus.

Bei einer **ökonomischen** Atmungsform ist während der Inspiration eine harmoni-sche Weitung im gesamten Funktionsbe-reich festzustellen.

Bei der **unphysiologischen** Form sind bestimmte Abschnitte überbetont oder vernachlässigt.

Atmungsformen bei Erkrankungen mit Störung der Atmungsmechanik werden als Erfordernisatmung bezeichnet; Atmungsformen als Ausdruck erhöhter psychischer Spannung, verursacht durch Angst, Schmerz oder Erregung, als Ausdrucksatmungsformen.

Als **paradoxe** Atmungsform gilt alles, was sich in der Inspiration verengt oder in der Exspiration erweitert. In Exspiration kann dies ein Vorwölben des Bauches oder in Inspiration ein Absenken der Brust, ein Einziehen des Bauches oder der Flanken sein. Dabei gehen wir von der Ruhestellung aus.

Besondere Beachtung bei der Diagnostik sowie auch in der nachfolgenden Behandlung durch Lockerungsmassagen oder Zug- und Vibrationstechniken gilt dem sternokostalen Dreieck. In dieser Region unterhalb des Brustbeines treffen sich die in verschiedenen Richtungen wirkenden Zug- und Druckkräfte der Atmung. Der Gleichgewichtszustand dieses Gebietes ist auch für die angrenzenden inneren Organe von erheblicher Bedeutung. Hier finden sich besonders häufig Verspannungen, exspiratorische Einziehungen, inspiratorische Vorwölbungen, Myogelosen oder wulstige Verhärtungen im Rektusbereich, die auch schmerzhaft sind und zu Fehldiagnosen führen [7]. Diese Veränderungen finden sich erfahrungsgemäß häufig bei Patientinnen mit Sterilität oder bei Frauen, die ein gestörtes Verhältnis zu ihrem Sexualleben haben, sei es durch sexuellen Mißbrauch oder andere negative Erlebnisse. Tabelle 6-1 gibt einen Überblick über die notwendigen diagnostischen Parameter.

Die am häufigsten anzutreffenden unphysiologischen Atmungsformen sind sowohl die sternocostale Atmung, die forcierte Bauchatmung als auch die Flachatmung. Alle Formen können durch enge Kleidung, postmenopausale osteoporoti-

Tabelle 6-1: Diagnostische Parameter

- Gesamteindruck
- Ventilation
- Atmungsbewegung und ihre Therapiebeeinflußbarkeit
- Herz-Kreislauf-Situation
- Haltung und Atmung
- Bewegung und Atmung
- Belastung und Atmung
- Gewebetastbefund
- Dehnfähigkeit der Muskelketten
- Beurteilung der Atmungsmuskulatur
- Funktionelles Verhältnis zwischen Atmungsmuskeln und Atmungshilfsmuskulatur
- Atemvolumen
- Atmungsrhythmus
- Nasenfunktion
- Mundfunktion
- Stimmfunktion
- Psychischer Eindruck

sche Veränderungen, Narben oder psychosomatische Ursachen bedingt sein.

Nachdem die Atmungsfunktionsfehler erkannt und der Befund erstellt wurde, erhält die Patientin, evtl. in einem eingehenden Lichtbildervortrag, Einblick in die anatomischen, pathologischen und physiologischen Grundlagen der Atmungstherapie. Durch eine derartige genaue Information wird ein besseres Verständnis und

Tabelle 6-2: Aufklärung der Patientin

- Anatomische und physiologische Grundlagen
- Risikoaufklärung (Nikotin, Übergewicht)
- Vermeidung von Streßsituationen
- Hilfen zur Umsetzung des Erlernten im Alltag

Tabelle 6-3: Grundatmungsformen

Atmungs-formen	Lagerung und Hilfsmittel	Inspiration	Exspiration
Brustatmung	• Rückenlage; bei Patientinnen mit Kyphose legt man zur Dehnung ein Kissen unter die Brust-wirbelsäule. • sitzend oder stehend • Die Atmungsexkursion kann am besten mit einem axillär ange-legten Bandmaß demonstriert werden.	• durch die Nase • Rippen und Sternum heben sich. Jegliche Bewegung nach kra-nial sollte unterbun-den werden.	• auf Lippenbremse Summ- oder Brumm-töne auf die Buch-staben F oder S • Der Brustkorb senkt sich passiv.
Flanken-atmung	• Seitlage, ggf. mit Kissen unter dem Brustkorb oder Strecklage der Arme zur Besserung der Dehnung • Halbmondlage • sitzend • stehend • Auch dabei ist die Demonstra-tion mit dem Bandmaß möglich.	• je nach Lagerung einseitig oder beidseitig lateral	siehe Brustatmung
Bauchatmung	• Rückenlage • sitzend • stehend	• Streng kaudal, wobei man das Vorwölben der Bauchdecke vermeiden sollte. So kann der M. rectus abdominis den gewünschten Zug auf das Zwerchfell ausüben.	siehe Brustatmung
Rücken-Lenden-Atmung	• sitzend, z.B. im Kutschersitz • liegend, ggf. mit Kissen unter dem Bauch • stehend • Fersensitz • Vierfüßlerstand • Bauchlage auf dem Pezziball	• dorsale Weitung	siehe Brustatmung
Basisatmung Ringatmung Rundatmung	• stehend • sitzend • Vierfüßlerstand • Schneidersitz	• Die Basisatmung ist eine Kombinationsat-mungsform und ergibt sich aus den bisher beschriebenen Atmungs-techniken nach abdomi-nal, ventral und kaudal.	• Durch Engerstellen der Nase wird eine vertiefte Ausatmung erreicht, die zur Ver-besserung des Gas-austausches führt. • z. B. Ausatmen durch das rechte Naseloch, das linke wird durch Fingerdruck ver schlossen. • Training für das Dia-phragma
Schnüffel-atmung		• Das Engerstellen der Nase durch schnüffeln, schnuppern oder das Zu-halten eines Nasenloches schafft eine langsamere, vertiefte Inspiration, z. B. Einatmen durch das rechte Nasenloch, Zuhalten des linken Nasenloches.	

somit eine direkte Einsicht zur Erlernung der richtigen Atmungsform erreicht. In der Tabelle 6-2 werden die im Vortrag angesprochenen Punkte dargestellt.

Während der folgenden Behandlungen wird der Wissensstand immer wieder überprüft. Die Patientin muß dazu befähigt werden, in jeder Körperhaltung die jeweils adäquate Atmungsform einzusetzen.

Bei gestreckter Beinhochlagerung in Rückenlage wäre die abdominale Inspiration eine unökonomische Atmungsform, da das Zwerchfell gegen das Gewicht der Bauchorgane arbeiten muß. Anschließend wird das individuelle Behandlungskonzept besprochen, damit die Übende auch weiß, worauf sie sich einzustellen hat. Die Hauptarbeit liegt außerhalb der Therapiebetreuung in der selbständigen regelmäßigen Übung. In Tabelle 6-3 werden die Grundatmungsformen beschrieben. Sie können individuell bei Harninkontinenz, zur Entspannung oder zur Geburtsvorbereitung eingesetzt werden.

6.2 Indikationen

6.2.1 Harninkontinenz

Nahezu jede Frau leidet über kurze oder längere Zeiträume unter Harninkontinenz. Die Atmung kann zur Prophylaxe oder Therapie eingesetzt werden. Dabei macht man sich die Abhängigkeit der Beckenbodenmuskulatur von der richtigen Atmung zunutze. Außerdem muß auf die Haltung im Stehen, im Liegen, beim Gehen, den Muskeltonus, den Bindegewebszustand und auf das mehr oder weniger vorhandene Körpergefühl geachtet werden. Das Gespräch im Rahmen einer atmungstherapeutischen Sitzung ist sehr wichtig, da die Betroffenen aus Schamgefühl nicht gerne über diese „Unpäßlichkeiten" reden. Hierbei kann der Vergleich mit dem Sinnes-

organ Mund (Kußmund, Preßmund) oder einer Spritzdüse den Umgang mit dem Intimbereich auflockern, da dieser für viele auch heute noch eine Tabuzone ist. Die Patientin muß lernen, mit ihrem Körper umzugehen, ihn zu akzeptieren, Berührungsängste abzubauen und letztlich auch das Training auf den partnerschaftlichen Verkehr auszudehnen, denn die Angst vor unwillkürlichem Urinverlust beinhaltet auch sexuelle Aspekte.

Die Harninkontinenz ersten Grades, der unwillkürliche Urinabgang beim Husten, Niesen oder Lachen, führt nicht nur zu einem erhöhten Druck im Brust-, sondern auch im Beckenraum, so daß ein kontrollierter Umgang damit erlernt werden muß. Hier wird die Patientin aufgefordert, den Husten zu vermeiden oder, wenn dies nicht möglich ist, bei Einsetzen des Hustens den Beckenboden anzuspannen.

Der als lästig empfundene häufige Toilettengang kann mit einer Übung verbunden werden. Bei kleinen Exspirationsstößen soll eine verhaltene Abgabe des Urins und kein unkontrolliertes Entleeren erfolgen. Die gängige Empfehlung, unter Anspannen der Beckenbodenmuskulatur den Urinstrahl zu unterbrechen, hat sich in der täglichen Praxis nicht bewährt. Da durch die Zunahme des Druckes ein ungehemmtes Wasserlassen im Intervall entsteht, ist die verhaltene Urinabgabe als Training effektiver.

Als eine Behandlungsmethode bietet sich hier der Pezziball an, wobei es verschiedene Varianten der Beckenbodenspannung gibt [8]. Diese Übungen dienen durch eine nachschwingende, flexible Unterlage der Sensibilisierung des Beckenbodens. Beispiele zur Mobilisierung finden sich in Tabelle 6-4.

Eine weitere beliebte Variante ist das Arbeiten mit dem Gymnastikball. Das Mitfedern, z. B. beim Aufprellen des Balles auf dem Boden, wird von manchen Therapeuten abgelehnt. Man sollte aber bedenken, daß nach Ausführung gewisser statischer Übungen unter fachlicher Anleitung richtig

Tabelle 6-4: Mobilisierung auf dem Pezziball

- Erspüren des Beckenbodens auf flexibler Unterlage
- Verschiebungen des Beckens zur Seite
- Kippbewegungen des Beckens
- Federn über die gesamte Zeit der Exspiration
- Beweglichmachung des Beckens und der Lendenwirbelsäule durch Kreisen in alle Richtungen
- Exspiration durch Vokale, wobei der Ton den Beckenraum erfüllt. Das vielgebrauchte Wörtchen „Om" läßt sich sehr gut einsetzen, indem man den Übenden die Vorstellung gibt, selbiges mit der Scheidenmuskulatur zu sprechen und dabei beim Buchstaben „m" die Spannung einzusetzen.
- Atmungsübungen in Bauchlage – mit gestreckten Beinen sowie in Froschstellung oder kniend über dem Ball hängend. Hier haben wir eine große Bandbreite vom freien, entspannten Schaukeln, Schwingen, Wippen bis zur aktiven Beckenarbeit, wie Glutäusspannungen.
- In der Rückenlage lassen sich überwiegend Dehn- und Kräftigungsübungen der Adduktoren und Abduktoren durchführen, wobei die Aktion, bis auf geringe Ausnahmen, grundsätzlich auf die Exspiration zu setzen ist.

erlernte federnde Bewegungen mit anschließenden Spannungsübungen die Angst vor gewissen Bewegungen verminden können. Die Patientin wird so in die Lage versetzt, kritische Situationen besser einzuschätzen, vorausgesetzt, sie ist dazu körperlich und altersgemäß in der Lage.

Generell trägt das Barfußgehen auf Steinen oder Unterlagen verschiedener Größe und Art zur Motivation, Sensibilisierung, Konzentration, Mobilisation und zum Abbau von Angst bei, mit dem Endziel, Körperbeherrschung mit ökonomischer Atmung zu erreichen.

Zusammenfassend läßt sich sagen, daß Information, Haltungsschulung, Entwicklung des eigenen Körpergefühls, Körperwahrnehmung, Entspannung, Kräftigung der Beckenbodenmuskulatur, Aufbau des Selbstwertgefühls und ein Trainingsprogramm stets in Kombination vermittelt werden müssen.

In Tabelle 6-5 werden Übungen beschrieben, die sich bei Harninkontinenz bewährt haben.

Tabelle 6-5: Übungen, die sich bei Harninkontinenz bewährt haben

Übungen	Lagerung	Inspiration	Exspiration	Ziel	Anmerkungen
1. Übung mit Gymnastikball	Die Patientin steht, unter Beachtung aller statischen Regeln, am besten vor einem Spiegel. Der Gymnastikball befindet sich zwischen den Oberschenkeln. Die Höhen können variiert werden. Einleitend und zur Erwärmung sanft federn und dabei von den Füßen gut abrollen.	• Bauchatmung • Flankenatmung • Basisatmung • alle Inspirationsformen möglich	• Federn, solange eine Exspirationsphase dauert. • Atmungspause: Hier herrscht das Gleichgewicht der Kräfte.	• Kräftigung der Becken- und Oberschenkelmuskulatur, bessere Durchblutung	
2. Übung	siehe oben	• Flankenatmung • Basisatmung	• Kräftiger Druck der Oberschenkel gegen den Ball • Musik steigert die Motivation.	siehe oben	
3. Übung	Die Patientin kniet, der Ball sitzt zwischen den Oberschenkeln.	siehe oben	• Während einer Ausatmung wird in mehreren Intervallen mit beiden Oberschenkeln Druck gegen den Ball ausgeübt und gleichzeitig der Beckenboden angespannt. • Variante: Den Druck der Oberschenkel gegen den Ball während einer Exspirationsphase halten.	siehe oben	
Brust-Bauch-Lockerungsübungen	Die Patientin befindet sich in Rückenlage.	kurz in die Flanken	Auf „Puh" stimmlos in ein bis mehreren Stößen abgeben, mit explosivem Sprengen der Lippen im Abstand von einer Sekunde („Puh–Puh–Puh", nicht zu schnell). Dabei springt die Bauchdecke jedesmal kurz hoch und fällt elastisch wieder zurück. Der Brustkorb macht entsprechende Gegenbewegung (Schaukelbewegung). Bei jedem Laut so wenig wie möglich Luft abgeben, trotzdem bis zur vollständigen Entspannung. Diesen Vorgang dann auf die Laute „Ku-Tu-Hu-Wiewie-sisi" mit Betonung auf der ersten Silbe wiederholen.	• Entspannung und Zusammenspiel in der Lockerheit zwischen Brustkorb und Bauch, Lockerung des Zwerchfells bei Zwerchfellhochstand	*Mögliche Fehler*: • Bauch wird statt eingezogen vorgestoßen. • Zu tiefe Ausatmung überträgt die Spannung auf den Oberbauch • Mangelnde Elastizität zwischen Brustkorb und Bauchdecke • Bauchdecke wird statt durch eigene Kraft, durch den Brustkorb hochgezogen.

Tabelle 6-5 (Fortsetzung):

Übungen	Lagerung	Inspiration	Exspiration	Ziel	Anmerkungen
Bauchkräftigungsübung		kurzer Schnupfer in den Bauch	Auf „F-Ta", bei „F" wird der Bauch kräftig eingezogen, auf „Ta" wieder elastisch zurückgelassen. Ein- bis mehrmals in Exspiration, zunächst langsam, dann schneller	• Kräftigung der Bauchmuskulatur, besonders Unterbauch • Durchblutungsförderung der Bauchorgane und der unteren Extremitäten • Anregung der Darm- und Verdauungstätigkeit. Einer Bindegewebsschwäche mit Gebärmuttersenkung kann entgegengewirkt werden.	Die rechte Hand flach auf der Bauchdecke, die linke Hand oberhalb der rechten Pektoralismuskulatur gelten als Hilfsgriffe von seiten des Therapeuten.
Dreiphasenatmung	• Die Welle ist eine Kombination zwischen den einzelnen Atmungsformen. • Patientin liegt in Rückenlage mit angezogenen Beinen.	• *Phase 1:* Kurzer Schnaufer in den Bauch, Brustkorb senkt sich. • *Phase 2:* Kurzer Schnaufer in die Flanken, Bauch senkt sich. *Phase 3:* • Den dritten Schnaufer in die Brust nachziehen.	• Auf stimmloses gehauchtes „Schu". • Als Variante kann auf ein stimmlos gehauchtes9 „Schu" der Rest der Luft auf ein scharfes „St" mit einer schnellen Beckenkippbewegung unter Anspannung der Beckenbodenmuskulatur herausgestoßen werden. Dabei wird eine ruckartige Bewegung der Bauchorgane Richtung Zwerchfell mit einer „massierenden" Wirkung auf den Aortenbogen erzeugt.	*Indikationen:* • Förderung der Durchblutung • Kreislaufübung • Insbesondere bei hohem Blutdruck • Herzerweiterung	*Kontraindikationen:* • Genitalprolaps • Bei Patientinnen mit permanentem Spannungszustand der Beckenmuskeln • Inkontinenz durch Bewegung. Bei diesen Zustandsbildern sind zur Erwärmung das Radfahren in Rückenlage und die Venenpumpe zu empfehlen.

6.2.2
Onkologische Krankheitsbilder

❏ **Mammakarzinom.** Die Anwendung der Atmungstherapie beim Mammakarzinom konzentriert sich auf alle Lösungs- und Entspannungsverfahren, einschließlich Haltungskorrekturen. Viele Patientinnen lassen die operierte Seite „hängen", somit ist auch die Atmungsbewegung einge-schränkt. Die passive Vordehnung der Brustmuskulatur, vornehmlich des M. pec-toralis, bahnt den Weg für die Kran-kengymnastik und die Lymphtherapie an. Erfahrungsgemäß wird zur Verbesserung der Abduktion im Schultergelenk meist unbewußt traumatisierend behandelt. Zwar erfährt die Patientin in vielen Fällen präoperativ eine Haltungsschulung zur postoperativen Schmerzvermeidung, muß aber dennoch immer wieder ermutigt werden, ihre Haltung auszurichten. Leider läßt die Definition der Komplexen Physi-kalischen Entstauung die Integration der Atmungstherapie vermissen. Ein „Hau-Ruck"-Verfahren kann nicht erfolgreich sein, die Anbahnung muß mit der Atmung erfolgen. Die Therapie beginnt grundsätz-lich mit passiver Dehnung in der Exspira-tion, gefolgt von Mobilisation, Dehnung und Kräftigung in der Inspiration. Ergän-zend sei darauf hingewiesen, daß gerade Operationen der weiblichen Brust mit einer Fülle von Begleitsymptomen einher-gehen, auf die man sich atmungstherapeu-tisch einstellen muß. Anamnestisch sind Veränderungen und Beschwerden des Schultergelenks zu erfragen. Die at-mungstherapeutische Behandlung kon-zentriert sich primär auf die nichtoperier-te Seite, um einen Überblick über die Schultergelenksbeweglichkeit zu erhalten. Die Therapie beginnt mit leichten Streich-massagen der gesamten Thorax- und Halsmuskulatur. Die Patientin muß ein Ge-fühl des Wohlbefindens erleben, allmäh-lich in einen Zustand des Gelöstseins kom-men und durch leichte Dehnungen mit Un-terstützung des Behandlers auf das eigent-

liche Ziel hingeführt werden. Die Ziele der Atmungstherapie bei Mammakarzinom werden in Tabelle 6-6 dargestellt.

Tabelle 6-6: Ziele der Atmungstherapie bei Mammakarzinom

- Information
- Entspannungstechniken und spezielle Massagen
- Hustenschulung (Reizhusten nach Strahlentherapie)
- Dehnungsübungen in der Exspiration
- Mobilisation
- Kräftigung

Übungsbeispiel:

Die Patientin liegt bequem gelagert in Rückenlage auf der Behandlungsliege.

In der Inspiration erfolgt die Bauchatmungstechnik. In der Exspiration hebt die Patientin mit Beginn der Ausatmung den Arm der operierten Seite langsam und entspannt. Bei nächster Inspiration verharrt der Arm in

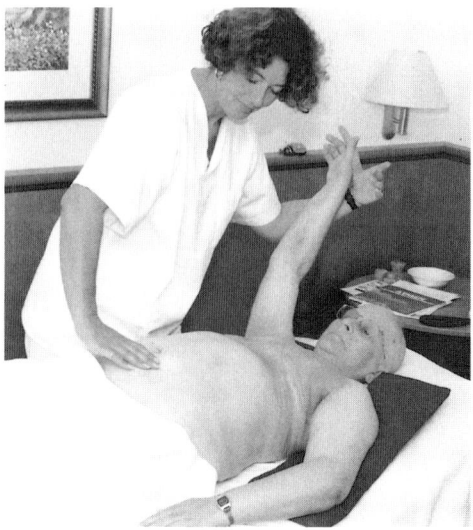

Abbildung 6-1: Abdominale Inspiration (Bauchat-mungstechnik). Passive Dehnung der Narbenregion in Exspiration.

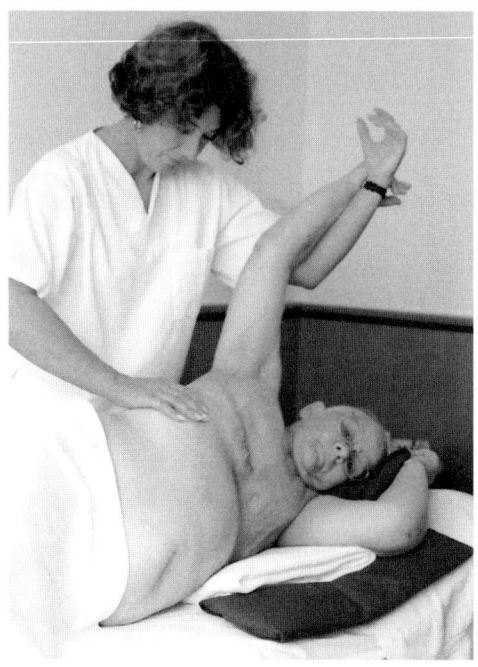

Abbildung 6-2: Narbendehnung in Exspiration. Die Schwere des Armes wirken lassen. Bei anschließender Inspiration über die Flanke in erreichter Stellung verharren.

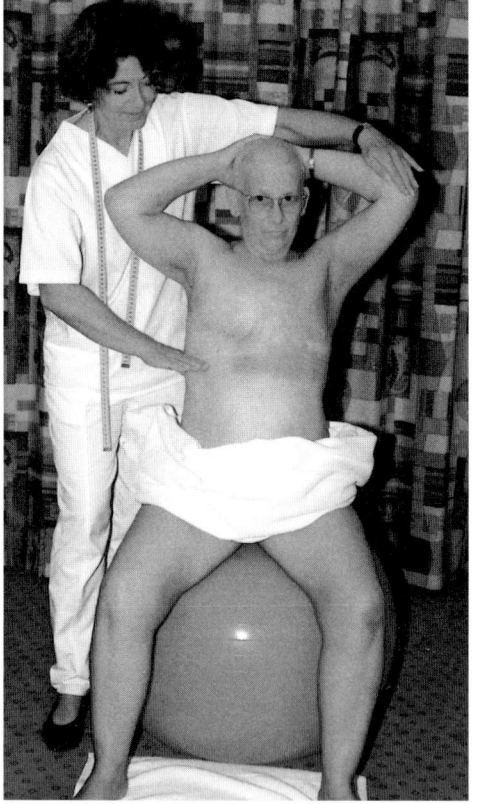

Abbildung 6-3: Inspiration über die Flanke. Bei Exspiration Dehnung bis in den Schultergürtel-Arm-Bereich.

erreichter Stellung. Bei weiterer Exspiration bewegt sich der Arm kontinuierlich weiter nach oben bis zur möglichen endständigen Ausrichtung. Im Idealfall sollte dann der Arm neben dem Ohr nach hinten ausgestreckt liegen. Dieses Übungselement kann längere Zeit in Anspruch nehmen, da nur millimeterweise gedehnt werden kann. Die Vokalatmung lenkt von Schmerzen ab, unterstützt die Entspannung und nimmt die Angst. Die Rückbewegung in die Ausgangsstellung erfolgt ebenso dosiert. Als Variante kann die Übung in Seitlage, im Sitzen, im Stand und später auch mit Hilfsgerät ausgeführt werden.

Bewährt hat sich auch die in Abbildung 6-4 dargestellte Methode:

Die Übende sitzt seitlich einer geöffneten Tür auf einem Stuhl. In der Hand hält sie ein Seil, dessen Verlaufsende über die Tür zur anderen Seite herabhängt. Daran befestigt ist ein zunächst kleines Sandsäckchen, dessen Gewicht bei zunehmender Muskelkräftigung auch ansteigen darf. Die Dehnung erfolgt in der Streckung durch das Gewicht des Säckchens und die Kräftigung beim Zurückziehen.

Abbildung 6-4: Praktische Übung im häuslichen Umfeld bei Zustand nach Brustkrebs

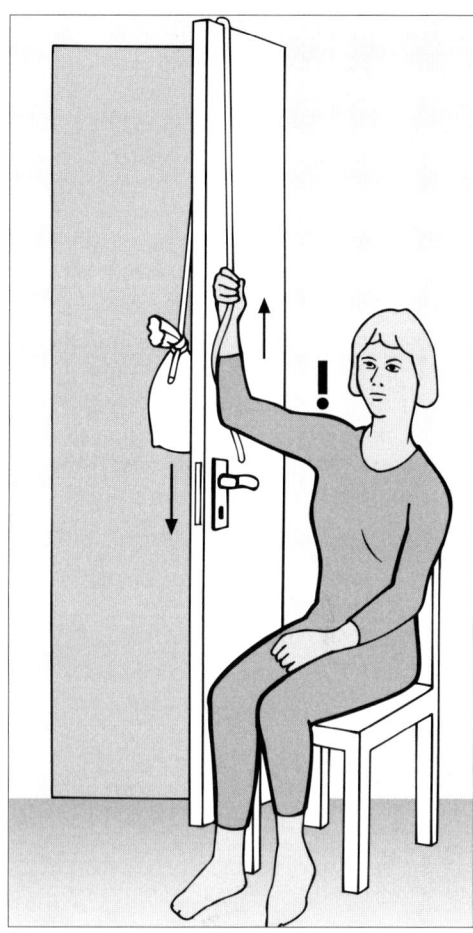

◻ **Genitalkarzinome.** Ziel der Atmungstherapie ist die Verbesserung der Durchblutung, Entspannung und somit Kräftigung der gesamten Beckenbodenmuskulatur. Bei Patientinnen mit großflächigen Operationswunden, z. B. nach Vulvakarzinom, ist die gesammte Atmungsempfindung irritiert. Nach radikalen Operationen des Zervixoder Korpuskarzinoms, partiellen oder totalen Vulvektomien, nach Kolpokleisis, Kolporrhaphie anterior und posterior, ausgedehnten, rezidivierenden Kondylomata accuminata (auch nach Laserung) liegt häufig eine gestörte Körperwahrnehmung vor. Um den operierten Bereich zu schonen, sind abdominale Atmungsformen zu Behandlungsbeginn nicht indiziert. Inspiration mit einseitig zugehaltenem Nasenloch und Ex-

spiration mit Vokal-Summ- oder Brummton sind bewährte atmungstherapeutische Formen, die erst im späteren Übungsprogramm zum Einsatz kommen, um die Konzentration auf den abdominalen Raum zu fördern.

Übungsbeispiele:

1. Die Patientin befindet sich in Rückenlage, die Beine liegen angewinkelt auf dem Pezziball. Die Inspiration erfolgt mit Flankenatmungstechnik in Ruhelage. In der Exspiration werden leichte Schaukelbewegungen der Beine auf dem Ball nach rechts und links durchgeführt.
2. Im Vierfüßlerstand wendet man bei der Inspiration die Basisatmung an. In der Exspiration wird je nach körperlicher Verfassung durch Einziehen des Bauches die Muskulatur angespannt.

◻ **Onkologische Komplikationen.** Bei onkologischen Komplikationen können atmungstherapeutische Techniken differenziert eingesetzt werden. Bei der postoperativen Behandlung einer chronisch-obstruktiven Bronchitis nach Mammakarzinom sollten Techniken zur Schleimlösung durch Vibrationen, Pressungen und Perkussion vermieden werden. Hier werden Lagerungsdrainagen bevorzugt. Für Komplikationen, die atmungstherapeutische Mitbehandlung erfordern, sei auf Lehrbücher der Atmungstherapie verwiesen. Einige ausgewählte Komplikationen, die begleitend im gynäkologischen Bereich auftreten können und durch die Atmungstherapie beeinflußbar sind, sind in Tabelle 6-7 zusammengefaßt.

Tabelle 6-7: Mögliche Komplikationen nach onkologischen Operationen

- Lungenödem
- Pleuraerguß
- Pneumonie
- Chronische Bronchitis
- Asthma bronchiale
- Chronisch-obstruktives Lungenemphysem
- Restriktive Ventilationsstörungen
- Postpleuritischer Zustand
- Herz-Kreislauf-Erkrankungen
- Deformitäten der Thoraxwand
- Trichterbrust
- Kielbrust
- Kyphoskoliose

◻ **Metastasen.** Die atmungstherapeutische Behandlung wird durch Knochenmetastasen erschwert. Die Patientinnen tragen teilweise stark bewegungseinschränkende Korsetts zur Frakturvermeidung. Es ist der betroffenen Person nicht zuzumuten, die Korsage jedesmal abzulegen, und nicht immer ratsam. Durch optimierte At-

mung ist bei diesen im wahrsten Sinne „eingeengten" Patientinnen eine deutliche Verbesserung der Lebensqualität zu erreichen. Da die Inspirationsweitung mechanisch behindert wird, ist es günstiger, das Einatmen in kurzen Inspirationsstößen einzuüben, wie in Tabelle 6-3 unter Schnüffelatmung beschrieben. Bei diesen Patientinnen werden Atmungsübungen angewandt, die sich vorwiegend auf den abdominalen Inspirationszug beschränken.

Übungsbeispiele:
1. Die Inspirationsbewegung soll sich gedanklich abwechselnd in die rechte und linke Beinregion bis zu den Zehenspitzen erstrecken. Die Exspiration folgt beliebig auf Lippenbremse oder Vokal-Summ-Brumm-Töne.
2. Die Patientin wird angeleitet, sich mit der Einatmung einen Eimer vorzustellen, der sich vom Boden aus allmählich nach oben füllt. Die Exspiration setzt ein, wenn der Eimer überläuft.

◻ **Nach speziellen Operationstechniken.** Die Atmungstherapie nach plastischen oder wiederherstellenden autologen Operationsverfahren, die zur Korrektur von Mißbildungen und Verletzungsfolgen sowie in der onkologischen Mammachirurgie zur Anwendung kommen, gewinnt zunehmend an Bedeutung.

Einerseits kann durch Lappenplastiken ein Rekonstruktionsprozedere unterstützt werden, andererseits ermöglicht die Defektdeckung ein radikaleres Operationsvorgehen mit Vergrößerung der „Sicherheitsabstände im Gesunden".

Neben Verschiebelappentechniken, z. B. TEL (**t**horako**e**pigastrischer **L**appen), werden zunehmend myokutane Insellappentechniken angewandt. Hierbei macht man sich zunutze, daß es Regionen der Körperoberfläche gibt, welche ihre Blutzufuhr nicht nur durch oberflächliche Gefäße erhalten, sondern auch durch sog. Perforatoren aus der darunterliegenden Muskulatur. Dies ist z. B. über dem M. latissimus dorsi, im Bereich der unteren Bauchdecke (M. rectus abdominis) und über der Glutealmuskulatur der Fall. Die genannten Regionen stehen grundsätzlich als Donorregion für die Defektdeckung zur Verfügung, wobei muskulär gestielte oder freie Transplantationen möglich sind.

Eine Sonderform stellt der sog. „Turbo-Flap" dar (eine Kombination der vorgenannten Techniken), nämlich muskuläre Stielung und den mikrochirurgischen Anschluß an das venöse System [8].

Neben den üblichen postoperativen Komplikationen, wie der Pneumonie, ist allen Verfahren gemeinsam, daß die Einheilung des Transplantats eine ausreichende Sauerstoffzufuhr und damit eine suffiziente Belüftung der Lunge notwendig macht. Allerdings wird die Atmung durch die postoperative Lagerung mechanisch behindert. Um einen spannungsfreien Wundverschluß der Donorregion zu gewährleisten, werden Patientinnen nach Rektus-Lappenplastiken, z. B. nach TRAM, in einer „Astronautenhaltung", nach Latissimus-Insellappenplastiken (LAT) im Rücken überstreckt gelagert. Auch in der Phase der postoperativen Mobilisation dürfen sich die Patientinnen nach TRAM zunächst nicht vollständig aufrichten. Atemexkursionen sind daher nicht in vollem Umfang möglich.

Bewährt hat sich in diesem Zusammenhang die Anreicherung der Atemluft mit Sauerstoff in den ersten postoperativen Tagen, z. B. über eine Nasensonde. Einen größeren Stellenwert hat die Atmungstherapie. Bereits präoperativ sollte die Patientin entsprechend dem gewählten Operationsverfahren mit den Techniken der Bauch-, Flanken- und Rückenatmung vertraut gemacht werden und diese auch trainieren. Neben einer präoperativen Erhöhung der Atemkapazität wird die Patientin auf die postoperative Phase vorbereitet. Durch die verbesserte Ventilation wird einerseits die allgemeine Sauerstoffversorgung in der Peripherie optimiert und

damit das Einheilen des Transplantats gefördert, andererseits sollen ventilationsabhängige Komplikationen verringert werden (z. B. Pneumonien).

Auch postoperativ muß die atmungstherapeutische Betreuung fortgesetzt werden, um unter den veränderten anatomischen Verhältnissen eine ausreichende Ventilation sicherzustellen. Die Patientinnen erlernen zusätzlich das effiziente Husten, damit die Donorregion nicht durch zu häufige, weil ineffektive, Hustenstöße belastet wird, bzw. die Hustenvermeidung durch den Gähnreiz, wobei eine Anspannung des noch nicht atrophierten muskulären Stiels mit Zugbelastung des Transplantats vermieden wird. Auf die Bedeutung des Erlebens des eigenen Körpers unter der Atmungstherapie wurde bereits an anderer Stelle eingegangen.

Nach Rektus-Lappenplastik muß darauf geachtet werden, daß die abdominale Atmung den inspiratorischen Zug auch auf die Brust ausdehnt und somit das gewünschte Atrophieren des Muskels verhindert und die Wundheilung stört. Auch hier konzentrieren sich die Übungen auf die Flanken- und Rückenatmung.

6.2.3
Schwangerschaft, Geburt und Wochenbett

❏ **Schwangerschaft und Geburtsvorbereitung.** Ideal aus atmungstherapeutischer Sicht wäre die Begleitung, die bereits in der Frühschwangerschaft einsetzt. Durch die statischen Veränderungen in der Gravidität verändert sich auch die Atmung, so daß es oft nicht ausreicht, nur 6 Wochen vor der Entbindung die atmungstherapeutischen Techniken im Rahmen der üblichen Vorbereitungskurse zu vermitteln. Zu empfehlen ist schon zu Beginn der Schwangerschaft eine vorbereitende Atmungsschulung mit dem Ziel, die Rückenschmerzen zu lindern, die Angst zu mindern, eine Akzeptanz, sich mit den körperlichen Veränderungen vertraut zu machen, ein positives Körpererleben, die Beckenbodenkräftigung und nach Möglichkeit eine entspannte Geburt zu erreichen.

Gerade in der Frühschwangerschaft ist eine verbesserte Oxygenierung des Feten notwendig. Auch die Sauerstoffsättigungskurven zeigen im Verlauf zunächst eine Linksverschiebung zugunsten der Mutter, die im Schwangerschaftsverlauf zunimmt. Gegen Ende der Schwangerschaft kommt es zu einer relativen Rechtsverschiebung. Auch rheooxymetrische Untersuchungen [13] zeigen mit zunehmender Schwangerschaftszeit eine Reduktion der Oxygenierungszeit. Die Schwangeren erreichen zwar mit fortschreitender Schwangerschaft schneller das Oxygenierungsmaximum, was jedoch nicht bedeuten muß, daß die Erythrozyten schneller den angebotenen Sauerstoff aufnehmen müssen. Leider ist es bislang noch nicht möglich, routinemäßig die Sauerstoffsättigung des fließenden Blutes intraerythrozytär zu messen, was für die endgültige Klärung dieser Frage von entscheidender Bedeutung wäre. Diese physiologischen Untersuchungen [1, 11] lassen die Notwendigkeit einer frühzeitigen atmungstherapeutischen Maßnahme erkennen. In der Schwangerschaft können alle Grundatmungstechniken, wie in Tabelle 6-3 beschrieben, angewandt werden. Diese Übungsformen haben eine verbesserte Sauerstoffversorgung der Uterusmuskulatur zur Folge. Weitere Aspekte sind Kräftigung der Beckenmuskulatur, Zwerchfellkräftigung durch Widerstandsübungen der Nase und das Erlernen der „gebremsten Zwerchfellatmung". Von Nutzen sind auch die Tonübungen, u. a. singend.

Geburtsvorbereitende Atmungstherapie läßt sich gezielt auf dem Pezziball durchführen. Spezielle Dehnübungen der Rücken-, Bauch-, Becken- und Oberschenkelmuskulatur in Exspiration bei verspanntem Muskeltonus bzw. Kräftigungsübungen bei erschlaffter Muskulatur sind

angezeigt, da bei der Gewichtszunahme und entsprechender Disposition die Gefahr der übermäßigen Bindegewebsschädigung besteht. Bei konzentrativen Körperwahrnehmungsübungen (s. Kap. 6.2.4), werden später leichte federnde Dehnübungen einbezogen.

Komplikationen können auch bei Asthmapatientinnen während der Entbindung auftreten. Hier muß in jedem Falle eine Hyperventilation vermieden werden und im Vorfeld eine Form der Entspannung vermittelt worden sein. Die Atmungstherapie ist besonders bei den in Tabelle 6-8 gezeigten Beschwerden und Erkrankungen indiziert.

Tabelle 6-8: Indikationen zur Atmungstherapie in der Schwangerschaft

- Hypotonie
- Grenzwerthypertonus
- Hyperemesis gravidarum
- Vorzeitige Wehentätigkeit
- Habitueller Abort
- Abortus imminens
- Obstipation

Atmungstherapeutische Techniken, die in der Schwangerschaft, besonders in der Spätgravidität bei Einsetzen der Wehentätigkeit möglich sind, werden in folgenden Beispielen beschrieben.

Übungsbeispiele:
1. Im Sitzen, z. B. vor dem Schreibtisch, werden die Arme bequem abgestützt.
   Inspiration: durch die Nase. Die Atmungsdehnungsbewegung geht anteilig in die Flanken und in den unteren Rückenbereich. Das Handauflegen des Therapeuten oder zu Hause des Partners ist hilfreich. Bei ungenügender Belüftungsmöglichkeit können Reizpunkte durch Daumendruck oder Ziehen der Hautfalten gesetzt werden.
   Exspiration: auf Lippenbremse „Schuu", „Om"

2. Gebremste Zwerchfellatmung

   Inspiration: Flankenatmung

   Exspiration: Unter Weitstellung des Thorax wird mit der Ausatmung eingesetzt (Lippenbremse, „S" oder „F"). Die Weitstellung löst sich erst langsam im letzten Drittel der Exspiration. Der Brustkorb gibt gebremst nach.

3. Die Patientin liegt in Froschstellung über dem Pezziball.

   Inspiration: Rücken- oder Flankenatmung

   Exspiration: Mit Beginn der Ausatmung erfolgen Schaukelbewegungen vor- und rückwärts sowie seitwärts und kreisend. Einen verstärkenden Entspannungseffekt hat die Exspiration auf Ton „Om", „Su" oder „Schu". Es ist sinnvoll, der Patientin einige einfach nachzuvollziehende Übungen außerhalb der atmungstherapeutischen Arbeit an die Hand zu geben. Tabelle 6-9 beschreibt einige Möglichkeiten.

Tabelle 6-9: Kurze Entspannungsübungen

- Die Patientin riecht in Inspiration an einer duftenden Blume. Bei der anschließenden Exspiration wird eine davonfliegende Biene summend dargestellt. Die Biene so lange fliegen lassen, bis sie am Horizont leise verschwindet.
- Der Patientin wird vorgeschlagen, in der Inspiration kalte Luft einzuatmen, in der Exspiration warme Luft abzugeben und diesen Vorgang zu erfühlen.
- Die Inspiration erfolgt z. B. durch Bauchatmung. Bei Einsetzen der Exspiration soll sich die Patientin vorstellen, ihre Augäpfel würden wie Steine auf den Grund eines Sees sinken. Bei nächster Inspiration tauchen die versunkenen Steine wieder zur Wasseroberfläche empor.

Eine weitere Methode, Spannungen zu lösen, wäre der Einsatz von Tennisbällen, runden Steinen oder Stäben, die der Patientin bei Rollungen des Körpers überraschend präsentiert werden. Diesen Vorgang kann man mit dem Öffnen und Schließen eines Buches vergleichen. Eine von zahlreichen Übungen sei hier ausführlich beschrieben.

Übungsbeispiel:

1. Phase: Lagerung: Rückenlage (mit Fortgeschrittenen auch zeitweise ohne Unterlage). Die Arme und Beine sind zu den Seiten diagonal ausgebreitet (Andreaskreuz). Die Augen sind geschlossen.

Inspiration: Durch die Nase langsam einatmen. Die Bauchdecke wölbt sich mit leichtem Zug abdominal.

Exspiration: Auf Lippenbremse, auf den Buchstaben F oder S. Während der gesamten Ausatmung wird Körpergewicht passiv abgegeben, so daß sich allmählich die Hohlräume, wie etwa Kniegelenk-, Lenden-, Schulterbereich, zwischen den Schulterblättern, unter besten Bedingungen auch im Bereich der Halswirbelsäule, verringern. Dies kann ggf. durch entspannende Musik unterstützt werden.

2. Phase: Inspiration: Siehe 1. Phase.

Exspiration: Während der gesamten Ausatmung bewegt sich die Übende im Zeitlupentempo mit der rechten Seite hinüber zur linken, bis Arme und Beine aufeinanderliegen und sie sich in einer Art „Embryostellung" befindet (das Buch klappt zu).

Variante 1: Inspiration: In Embryostellung (Buch geschlossen).

Exspiration: In Andreaskreuz zurück (Buch geöffnet).

Variante 2: Inspiration: In Rückenlage (Andreaskreuz).

Exspiration: Während der gesamten Ausatmungsphase bewegt sich die Übende langsam im Wechsel zwischen embryonaler Stellung und Andreaskreuz.

Fazit: Der Therapeut legt nun die genannten Hindernisse in verschiedenen Positionen auf die Unterlage, die es jeweils in Rückenlage zu bewältigen gilt. Die Patientin hat, da die Augen geschlossen sind, keine Ahnung von dem bevorstehenden Hindernis. Sie muß mittels der Atmung und der entspannten Muskulatur versuchen, den Gegenstand „wie eine Schnecke" unter sich zu begraben, den anfangs nicht angenehmen Druck zu entschärfen. In den ersten Übungsstunden versuchen die Übenden, so schnell wie möglich wieder in die Embryostellung zu kommen. Nach und nach werden sie ermutigt, länger, etwa 2–4 In- und Exspirationsphasen, auf den Hindernissen zu verweilen.

Therapieziel: Abbau der Muskelanspannung bei Schmerz, Durchblutungsförderung, Verbesseung der In- sowie auch der Exspirationsphase. Diese Übung kann als Training zur Schmerzbewältigung unter der Geburt angewandt werden.

❏ **Geburt.** Eines der Hauptprobleme in der Geburtshilfe stellt für Hebammen und Geburtshelfer der rigide Muttermund dar. Ziel der Atmungstherapie ist daher, die werdende Mutter so zu begleiten und an- zuleiten, daß der Muttermund sich öffnet. Der Angst-Spannungs-Kreis nach Dick- Read [5] muß hierzu unterbrochen wer- den. Dies kann geschehen durch Pharma- kotherapie, balneotherapeutische Maß- nahmen in Form des Badens unter der Ge- burt, Lockerungsübungen auf dem Pezzi- ball und die persönliche, menschliche Be- gleitung durch die Hebamme. Die At- mungstherapie kann diese Maßnahmen immer begleiten und kann daher sogar als Basistherapie zur Geburtserleichterung gelten.

Die **Eröffnungsperiode** hat ein individuel- les Zeitmaß. Jede Hebamme hat aus Er- fahrung eigene Atmungs- und Entspan- nungstechniken, die sie entsprechend den Bedürfnissen der Schwangeren einsetzt. Bei beginnender Wehentätigkeit können in jeder Wehenpause die Bauchlockerungs- übungen, wie in Tabelle 6-5 beschrieben, ausgeführt werden.

Atmungstechniken unter der Geburt set- zen eine atmungstherapeutische Geburts- vorbereitung voraus.

Im bequemen Sitz kann die Rückenat- mungstechnik mit Brumm- oder Summ- Exspiration erfolgen. Hier kann der Part- ner mit einer leichten Rücken-Lenden- Massage unterstützend wirken. Im weite- ren Verlauf der aktiven Phase sollten Ent- spannungsübungen der Gesichtsmuskula- tur folgen sowie Beuge- und Streckbewe- gungen der Gliedmaßen, wobei die Inspi- ration in Ruhestellung und die Aktivität in die Exspiration geleitet werden sollen. Es

ist auch nicht ratsam, diese ganze Zeit in Rückenlage zu verbringen.

Die atmungstherapeutische Betreuung durch die Hebamme unter der Geburt er- möglicht eine gute Führung der werden- den Mutter. Das unkontrollierte Schreien dient somit häufig der Einstellung eines Ungleichgewichts und erschwert den Ge- burtsvorgang. In der Eröffnungsphase nimmt die Wehenfrequenz und -intensität zu. Bei Tiefertreten des Kopfes oder Steißes nimmt der Druck auf den Mutter- mund zu.

Es kommt häufig zu Übelkeit und Erbre- chen. Forcierte Atmung sollte vermieden werden.

Bei frühem Preßdrang kann durch die Exspiration auf „Sch-Sch-Sch" oder „F-F- F", die sog. Lokomotivenatmung, eine Hy- perventilation und ein unkontrolliertes Durchschneiden des vorangehenden Kinds- teils vermieden werden.

In der **Austreibungsperiode** führen die tiefe Inspiration, das Anhalten der Luft mit forciertem Preßdruck durch Vorbeugen des Kopfes und Rumpfes sowie Hecheln über einen längeren Zeitraum in den Wehenpausen zu vermehrter Anspannung und zum Sauerstoffdefizit des Feten, was auch durch die Dezelerationen im CTG sichtbar wird. Die reflektorische Bauch- presse wird unterdrückt und damit die Ge- fahr eines Dammrisses erhöht. Vielmehr soll eine Unterstützung der Bauchpresse durch die ungehinderte Exspiration erfol- gen. Stöhnen und auch Schreien wirken entspannend. Bei weniger starken Wehen wird eine stärkere Bauchpresse eingesetzt und umgekehrt. Das Hecheln unterstützt die Dammschutztechniken.

In der **Nachgeburtsperiode** kann eine Atmungsanleitung bei Plazentalösung not- wendig werden. Falls bei der manuellen Plazentalösung keine ausreichende Anal- gesierung möglich ist, kann die Konzentra- tion auf die Atmung die Schmerzempfin- dung und die Angst mildern. Es kann eine Exspiration auf „Schu" eingesetzt werden.

Es wäre wünschenswert, wenn die übliche **Wochenbettgymnastik** die Atmungstherapie integrieren würde. Auch hier gilt, daß die Inspiration in der Ruhephase und die Exspiration in der Aktivphase erfolgen sollen. Eine gymnastische Übung ohne Berücksichtigung der Atmung gilt als überholt. Die wesentlichen Indikationen zur Atmungstherapie im Wochenbett sind in Tabelle 6-10 zusammengefaßt.

Die erschlafften Bauchmuskeln und überdehnten Beckenmuskeln sollen wie-

---

Tabelle 6-10: Indikationen zur Atmungstherapie im Wochenbett

- Obstipation
- Lochialstau
- Psychische Verstimmung („Heultag", „Baby-Blues")
- Wochenbettdepression
- Hämorrhoiden, Varizen
- Unterstützung der Rückbildungsvorgänge

---

der gestrafft werden. Hierbei unterstützen atmungstherapeutische Übungen. Bei der Obstipation im Wochenbett ist die Bauchkräftigungsübung oder die Drei-Phasen-Atmung zu empfehlen (Tab. 6-5).

Ziel spezieller Übungen im Wochenbett muß die Verminderung des Residualvolumens sein, das möglicherweise durch die Hechelatmung und die Anspannung unter der Geburt erzeugt wurde. Überblähte Alveolen müssen entstaut und die Vitalkapazität erhöht werden.

6.2.4
Atmungstherapie als Entspannungsverfahren

Sie kann alternativ zu anderen Entspannungsverfahren nutzbringend eingesetzt werden. Wer sich mit dem Autogenen Training nicht so recht anfreunden kann, findet oft durch atmungstherapeutische Entspannungsverfahren deutliche Hilfen. Die Atmungstherapie ist ein Verfahren, das im Gegensatz zu anderen Entspannungsverfahren in jeder Lebenssituation unabhängig und ohne Hilfsmittel eingesetzt werden kann, denn den „Atem trägt man ständig bei sich". Das Herstellen eines psycho-physisch gelösten Zustandes ist in der Atmungstherapie keine spezielle Technik, sondern ein Prinzip.

Das Therapieprinzip besteht in der Konzentration des Bewußtseins auf den Körper und auf Körperfunktionen beim Ruhen und beim Bewegen. Dabei ist die Schulung der Körperwahrnehmung ein wesentliches Mittel und wird durch systematisches Lenken der Aufmerksamkeit auf den zu belüftenden Körperbereich und durch Üben in einzelnen Etappen erreicht. In der Atmungstherapie bietet sich das Entspannen durch Konzentration auf den Atmungsbewegungsvorgang an. Es wird keine zielgerichtete Atmungsauslenkung in dieser Phase vorgegeben. Die Muskulatur bleibt im Grundtonus. Die Wahrnehmungen sind auf einen Punkt gerichtet. Damit beginnt die Konzentration auf die Atmungsbewegung und den Atmungsrhythmus (Abb. 6-5).

Aus therapeutischer Sicht muß beachtet werden, daß atmungstherapeutische Entspannungsverfahren nicht bei jeder Patientin vorbehaltlos anzuwenden sind. Je nach Ausgangssituation müssen im Vorfeld überblähte Lungenabschnitte, wie sie nach Entbindung, nach Angsthyperventilation oder bei Asthmatikern vorkommen können, durch entsprechende Vibrationsmethoden gelöst werden. Zur Vorbereitung gehört auch die Lösung des Trigonum

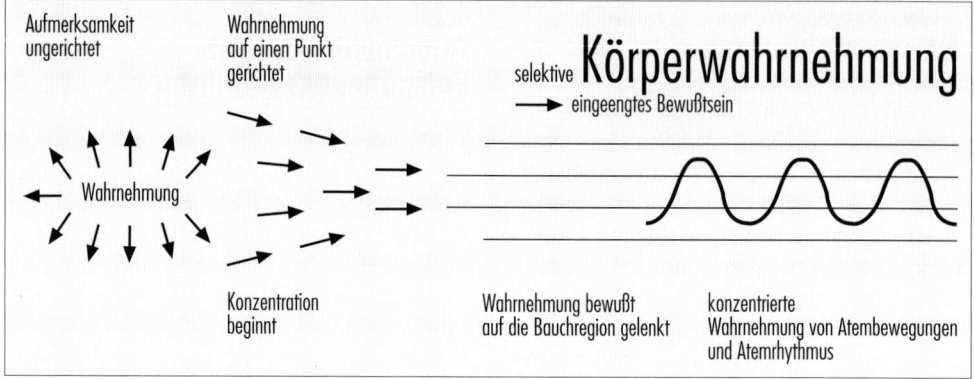

Abbildung 6-5: Bewußtseinseinengung durch Konzentration auf die Atmungsbewegungen

sternocostale durch dehnende Massage-griffe.

Nach Milderung dieser Spannungszonen beginnt die Behandlung mit der Körper-wahrnehmung.

Folgende Übungsbeispiele lassen sich gut in den Alltag integrieren:

1. Die Patientin liegt in Rückenlage auf bequemer Un-terlage, möglichst ohne unterstützende Kissen für den Kopf oder die Kniegelenke. Die Augen sind ge-schlossen. Arme und Beine liegen locker, etwas ab-gespreizt vom Rumpf. Die Atmung ist fließend. Die Wahrnehmung beginnt hier im Kopfbereich.

Wie liegt Ihr Kopf auf der Unterlage? Welche Auf-lagefläche hat er? Wohin ist das Kinn gerichtet? Wie nehmen Sie die Halswirbelsäule wahr? Kön-nen Sie einzelne Punkte wahrnehmen oder spüren Sie diese Region als ganzes? Hat Sie Bodenkon-takt? Wie liegen die Schultern? Können Sie die Schulterblätter im ganzen oder nur die Schulter-blattspitzen bemerken? Gibt es Differenzen zwi-schen rechtem und linkem Schulterblatt?

So geht man bis zu den Zehengelenken vor. Wie-derholt werden die Fragen gestellt: „Wo sind Hohl-räume, wo ist Bodenkontakt, wo wird die Atmungs-bewegung wahrgenommen?"

Im Anschluß können andere Entspannungsverfahren wie die progressive Muskelentspannung nach Jac-obson eingesetzt werden. Abschließend wird wie-der eine Körperwahrnehmung durchgeführt und in der Diskussion danach über das Erfahrene berichtet.

2. Die Patientin befindet sich in Rückenlage, die Knie werden angewinkelt, die Füße sind aufgestellt.

Inspiration: Bauchatmungstechnik

Exspiration: Mit dem Einsatz der Ausatmung wer-den die angewinkelten Beine langsam zu einer Seite bewegt.

Nächste Inspiration: Die Beine verharren während dieser Zeit in erreichter Position.

Anschließende Exspiration: Weiteres seitliches Senken der Beine zur Seite. Diese Sequenz wird fortgeführt, bis die angewinkelten Beine die weit-möglichste Seitlage erreicht haben. Im Idealfall liegt das untere Bein auf dem Boden auf.

Als Variante kann bei beschriebenem Übungsver-lauf der Kopf, ebenfalls im Zeitlupentempo, in Exspiration zur entgegengesetzten Seite bewegt werden.

In erreichter Stellung sollen noch weitere 3–4 In-und Exspirationsphasen erfolgen. Bei diesem Vor-gang können noch vorhandene Spannungszonen in Exspiration der Schwerkraft folgend gedehnt werden.

Je weiter sich die Beine in der Exspiration zur Seite senken, um so mehr erweitert sich die zunächst ab-dominale Inspiration in eine zusätzliche laterale Belüftung durch die Dehnung der entgegengesetzten Thoraxhälfte.

Anschließend geht es zur Ausgangsstellung zurück. Hierbei fällt auf die Exspiration das Anheben der abgewinkelten Beine. Zur anderen Seite verfährt man ebenso. Ist nach dem Übungsverlauf die Aus-gangsstellung wieder erreicht, werden die Beine langsam nacheinander gestreckt abgelegt.

Der Therapeut fragt dann wieder, wie bereits beschrieben, nach dem sog. „Körperabdruck" auf der Unterlage mit den Worten: „Wie liegt der Kopf jetzt auf, wo sind Hohlräume, wo ist Auflagefläche?" „Wo ist die Atmungsbewegung?"

Zielsetzend ist hierbei die Dehnung der Mm. interspinales und intertransversarii. Diese Wirkung läßt sich durch Lockerungsmassagen nicht so effektiv erreichen und wird in der krankengymnastischen Praxis erst durch das Einbeziehen der Atmungstechnik sinnvoll.

Die Einsatzgebiete der Atmungstherapie als Entspannungsverfahren sind Tabelle 6-11 zu entnehmen.

Tabelle 6-11: Einsatzgebiete der Atmungstherapie als Entspannungsverfahren

- Häusliche, berufliche, familiäre Belastungen
- Schwangerschaftsbeschwerden
- Geburtsvorbereitung
- Inkontinenz
- Beschwerden nach Episiotomie oder Dammrissen
- Postoperativer Zustand, z. B. nach Mammakarzinom
- Kleinere, ambulant durchgeführte Eingriffe, evtl. unter Lokalanästhesie
- Tumorschmerzen
- Wechseljahrsbeschwerden
- Psychosomatische Erkrankungen
- Pelveopathia spastica

6.3 Unerwünschte Wirkungen und Kontraindikationen

Bei Zustand nach Pleurodese darf durch physikalische und atmungstherapeutische Maßnahmen die Verklebung nicht wieder aufgehoben werden. Weitere Kontraindikationen sind im Text bereits angesprochen worden und werden nochmals in Tabelle 6-12 zusammengefaßt.

Tabelle 6-12: Kontraindikationen der Atmungstherapie

- Pleuraschwarte
- Schwere Psychosen
- Metastasierung

Der unspezifische Einsatz durch den in der Atmungstherapie Unerfahrenen kann Krankheitsbilder wie Harninkontinenz verschlimmern. Zwar ist die Erhöhung der Vitalkapazität ein anzustrebendes Ziel, dies muß jedoch unter fachlicher Anleitung erfolgen.

7
Ordnungstherapie

A.-M. Beer, J. Derbolowsky, H. Ebel

7.1
Grundlagen

Der Begriff Ordnungstherapie wurde von dem Schweizer Arzt Bircher-Benner (1867–1939) geprägt.

Alle therapeutischen Bemühungen, der natürlichen Ordnung der Lebensvorgänge in Prävention, Therapie und Rehabilitation Rechnung zu tragen, werden unter diesem Begriff zusammengefaßt [13].

Die Ordnungstherapie ist integrativer Bestandteil aller klassischen Naturheilverfahren, stellt deren Basis dar und wird somit in den vorangegangenen Kapiteln bereits behandelt [11, 4].

Konkret bedeutet dies, daß z. B. eine ausgewogene vollwertige Ernährung oder ein wechselwarmer Kneippscher Guß „ordnend" wirken kann.

Da es sich um einen weitgefaßten Begriff handelt, soll er im folgenden in bezug auf die praktischen Belangen in der Frauenheilkunde definiert werden.

Es werden daher zunächst chronobiologische Aspekte als Grundlage jedes ordnungstherapeutischen Handelns aufgezeigt sowie psychosomatisch-psychologische, praktische psychosoziale und gesundheitsbildende Aspekte.

7.2
Chronobiologische Aspekte

Die Beachtung chronobiologischer Aspekte bildet die Grundlage der Ordnungstherapie [9].

Physiologische Phänomene verlaufen in der Regel zeitlich gegliedert und haben periodischen Charakter [15]. Da der Tagesrhythmus ergotrope und trophotrope Phasen der vegetativen Regulation beinhaltet, muß, unabhängig vom vorliegenden Krankheitsbild, eine Strukturierung des Alltages der Patientin angestrebt werden.

Der Tagesrhythmus weist eine Periodendauer von ungefähr 24 Stunden auf (Circadianrhythmus). Erst durch das regelmäßige Einwirken äußerer Reize, z. B. dem Tageslicht, kommt es zur Synchronisation auf exakt 24 Stunden (Tagesrhythmus).

Störungen des Tagesrhythmus können mit erheblichen Beeinträchtigungen des Wohlbefindens einhergehen, die sich z. B. in Schlafstörungen, Leistungsdefiziten und depressiven Verstimmungen manifestieren können.

Aber auch endogene Depressionen, die sekundäre Hypertonie und endokrinologische Krankheiten können aus Störungen der Tages- und Nachtrhythmik resultieren.

Bei den verschiedenen funktionellen Störungen ist das Anhalten der Patientin zu einer regelmäßigen Lebensweise mit ausreichender Aktivität am Tage und störungsfreiem Nachtschlaf notwendig.

Zu einer Verbesserung der tagesrhythmischen Gestaltung kann darüber hinaus die Lichttherapie beitragen. Dabei können bei ausreichendem Aufenthalt im Freien Luxzahlen erreicht werden, die dem Einsatz künstlicher Lampen vergleichbar sind. Die Lichttherapie ist vor allem zur Behandlung der saisonal abhängigen Depression, aber erfahrungsgemäß auch beim menopausalen Syndrom einzusetzen [23].

Im speziellen sind chronobiologische Erkenntnisse bei Störungen des Menstruationszyklus, besonders bei funktionellen Tempoanomalien, therapeutisch nutzbar [14].

Auch hier ist das Anhalten der Patientin zu einer regelmäßigen Lebensweise therapeutisch notwendig.

In der Follikelphase herrscht eine trophotrop-parasympathische und in der Corpus-luteum-Phase eine ergotrop-sympathische Reaktionslage des Vegetativums vor.

Entsprechend werden z. B. trophotrop wirkende Therapieverfahren, vor allem aus dem balneologischen Bereich, in der zweiten Zyklushälfte insbesondere bei Erkrankungen wie dem prämenstruellen Syndrom oder dem menopausalen Syndrom eingesetzt [2].

Auch in der Rehabilitation gynäkologischer Erkrankungen kann das Wissen um chronobiologische Zusammenhänge genutzt werden. Der Behandlungsbeginn soll z. B. zur Vermeidung ergotroper Überreaktionen in die trophotrope Phase des Menstuationszyklus, unmittelbar nach der Menstruation, gelegt werden [1].

7.3
Psychosomatische Faktoren

Der Begriff Psychosomatik beschreibt die Wechselbeziehungen zwischen einerseits dem somatischen und andererseits dem psychischen Geschehen, wobei „Psyche" hier umfassend für den seelischen und geistigen Bereich verwendet wird. Die Dynamik dieser Wechselbeziehung wird einmal als kausal, als gleichzeitig oder als überlappend ablaufend deutlich. Eine gute Mahlzeit oder ein guter Vortrag z. B. haben ein positives Befinden zur Folge, schlechte Stimmung hingegen und eine geschwächte immunologische Abwehrlage finden sich meist parallel.

Der Vater der Psychosomatik, Georg Groddeck, hat in seinem „Buch vom Es" auch an Beispielen gynäkologischer Symptomatik solche Vernetzungen ebenso

durchsichtig gemacht, wie mögliche Lösungswege aufgezeigt [8].

Psychosomatische Ordnungstherapie hat das Bemühen zum Inhalt, den Betroffenen dabei zu helfen, ihre körperlichen, seelischen und geistigen Seinsweisen und ihre Beziehungen zueinander in Ordnung zu bringen und im Sinne von vorbeugender Hygiene auch zu erhalten.

Psychosomatische Ansätze gehen davon aus, daß der Maßstab nur die im Betroffenen selbst individuell vorhandene Ordnung sein kann, weshalb von patientenzentriertem Vorgehen gesprochen wird. Das bedeutet, daß eine so verstandene Heilkunst ihre Aufgabe darin hat, Betroffenen dabei zu helfen, ihre in sich selbst vorgegebene Ordnung mehr und mehr zu erkennen und daran orientiert ihr Handeln in gesunde Harmonie zu bringen. „Du bist geheilt, hast Du erfaßt, daß ich Dir gebe, was Du hast", formulierte der Gynäkologe und Poet Eberhard Schaetzing (Psychopax). Werden statt dessen Ordnungsvorstellungen anderer, z. B. in früher Kindheit, mit entsprechendem Nachdruck übergestülpt, so wird die Grundlage für spätere psychogene Erkrankungen gelegt, wie wir aus der Neurosenlehre wissen.

Die Betroffene wieder in die ihr gemäße Lebensgesetzlichkeit einzufügen, ihr zu helfen, umzuleben, so hat es J. H. Schultz, der Begründer des Autogenen Trainings, in seinem Lehrbuch „Bionome Psychotherapie" genannt.

Psychosomatische Faktoren, die jeweils aktuell zu berücksichtigen sind, beziehen sich auf die für alle Menschen gleichermaßen zutreffenden Lebensgesetzmäßigkeiten und dabei ganz speziell auf die Tatsache, daß sich Vorstellungen im eigenen Körper verwirklichen (und umgekehrt), sowie auf die individuelle Art und Weise, wie mit den aktuellen persönlichen Gegebenheiten, die sich aus Eigenheiten und Erfahrungen gebildet haben, das Jetzt und Hier gelebt wird.

Im psychosomatischen Sinne sind als pathogene Faktoren solche Umstände und Verhaltensweisen zu verstehen, die es verhindern, daß der individuelle Mensch, mit den Worten von Margarete Eberhard gesagt, seinen größtmöglichen funktionellen Lebensreichtum auslebt.

Ein solcher Faktor ist die in früher Kindheit individuell erworbene Gehemmtheitsbzw. Neurosenstruktur. Zusammen mit der genetisch festgelegten Struktur, z. B. XX=Frau sein oder angelegte Lebhaftigkeit/ruhiges Naturell, bildet sie das psychische Fundament für die Lebensbewältigung.

Was auch immer das Leben einem Menschen bietet, was er „erfährt“, er wird es in der Sprache und mit den Mitteln beantworten, die ihm von diesem Fundament her zugänglich sind. Benutzt er als Antwort Mittel, die – sei es gedanklich oder tatsächlich – selbstherabwürdigendes oder selbstbeschädigendes Vorgehen beinhalten, sprechen wir von Autodestruktivität. Sie ist der Ausdruck für psychogene Pathologie.

Durch empirische Beobachtungen und wissenschaftliche Untersuchungen konnte dies vielfach bestätigt werden. Die Betroffenen erhoffen sich mit diesem Vorgehen, daß sie so ihre Anliegen besser durchsetzen können. Ihnen wird aber nicht bewußt, daß sie selbst die Hauptleidtragenden solcher Handlungen sind. Das Gewünschte erreichen sie nicht.

Fallbeispiel:

Ein kleines Mädchen spielt mit bloßen Händen im Schnee. Auf die Frage, warum sie keine Handschuhe anhabe, antwortete sie sinngemäß: „Meine Mutter wird schon sehen, was sie davon hat, wenn ich mir meine Finger erfriere, warum gibt sie mir auch die neuen Handschuhe nicht!“

Auch auf andere Weise können autodestruktive Tendenzen sichtbar werden, z.B. wenn sich jemand lauthals beschimpft, weil er seine Aufgabe nicht in

gewünschter Weise gelöst hat oder auch weil andere etwas in seinen Augen Falsches getan haben. Oft geschieht dies in mehr oder weniger versteckter Form wie z.B. mit der oft zu vernehmenden Bemerkung: „Ich habe *mich* geärgert, weil dies und jenes geschehen ist.“ Doch Subjekt und Objekt des Ärgerns sind derselbe Mensch, und nicht etwa – so wäre es gesund – bleibt das Ärgernis das Subjekt!

Bei psychosomatischer Problematik ist die emotionale Ausdrucksfähigkeit deutlich eingeschränkt, so daß emotionaler Druck vorwiegend in selbstbeschädigender Weise ausgelebt wird. Dann sind körperliche Erkrankungen sichtbares Zeichen dieser selbstbeschädigenden Impulse und manifestieren sich meist in dem die Problematik symbolisierenden Körperbereich. Wenn z. B. Patientinnen, die autodestruktive Tendenzen haben, außerdem auch ihre eigene Geschlechtsrolle negativ bewerten oder ihre geschlechtsspezifische Körperlichkeit ablehnen, dann kann sich dies als Erkrankung im urogenitalen Bereich manifestieren (sog. Konversion einer neurotischen Grunderkrankung).

Es treten therapieresistente, rezidivierende oder chronische Krankheitsbilder auf wie Kolpitiden, Dysmenorrhoen, Pruritus genitalis, Unterbauchschmerzen, die eine Adnexitis vortäuschen, „frozen pelvis“, Mastodynie sowie Sexualsymptomatiken und -funktionsstörungen.

Ähnlich können sich hinter Wünschen nach invasiver Diagnostik oder nach Operationen autodestruktive Tendenzen verbergen.

Fallbeispiel:

Eine Patientin kommt wegen chronisch-rezidivierender Kolpitiden in die Sprechstunde. Sie wünscht, daß ihre Beschwerden endlich dauerhaft behoben werden. Bei der Exploration stellt sich rasch heraus, daß sie sich den sexuellen Anforderungen ihres Partners nicht gewachsen fühlt. Sie hält seine Wünsche aber für gesund und nur sich selbst für unzureichend. Sie befürchtet, daß er sie verlassen würde, wenn sie seinen Forderungen nicht nachkommt. Sie lehnt also seine Wünsche nicht ab. Statt dessen versucht sie, sich anzupassen. Als sie in der Beziehung erstmals unter einer Scheidenentzündung litt, hatte sie erlebt, daß er auf sie Rücksicht genommen hatte und sie bis zum Ende der Behandlung nicht bedrängte. Nun wendete sie unbewußt die als erfolgreich erlebte körperliche Verweigerung immer wieder an. In ihrem Bewußtsein leidet sie unter diesen für sie selbst unerklärlichen Rezidiven, gegen die sie ja alles Menschenmögliche unternimmt und die zudem verhindern, daß sie ihre eigenen sexuellen Bedürfnisse befriedigen kann.

Fallbeispiel:
Eine 40jährige Patientin sucht wegen Unterbauchschmerzen mehrere Gynäkologen auf. Eine somatische Ursache konnte auch laparoskopisch nicht gefunden werden. Alle bisherigen Behandlungsversuche waren ergebnislos geblieben, so daß ihr als Ultima ratio die Hysterektomie vorgeschlagen worden war. Bei unserem Gespräch stellte sich heraus, daß die Beschwerden erstmals nach ihrer Tubenligatur vor 10 Jahren aufgetreten waren und seitdem in immer kürzeren Abständen wiederkehrten. Die ins Gespräch eingebrachte Frage, ob sie sich vorstellen könne, daß die jetzigen Beschwerden etwas mit dem damaligen Eingriff zu tun haben könnten, kommt für die Patientin überraschend. Sie erinnert sich aber sogleich, daß sie diesen Eingriff nicht gewollt, sondern nur ihrem Partner zuliebe hatte vornehmen lassen.

In beiden Fällen handelt es sich um autodestruktive Impulse, die von den Patientinnen nicht durchschaut werden konnten. Stellt sich im weiteren Gesprächsverlauf heraus, daß diese Frauen dazu neigen, Frustrationen dadurch zu beantworten, daß sie kontinuierlich abwertende Einstellungen gegen sich selbst einnehmen und auch entsprechend handeln, dann ist eine Psychogenese der Erkrankung weitgehend gesichert.

Ordnungstherapeutisch wird nun damit begonnen, den Patientinnen zunächst einen allgemeinen Einblick in psychosomatische Zusammenhänge zu vermitteln. Denn erst wenn sie selbst es für möglich halten, daß eine Verbindung zwischen ihren Verhaltensweisen und ihren Symptomen besteht, wird eine ausreichende Therapiemotivation vorhanden sein.

7.4
Therapieverfahren

Die **psychosomatisch-psychotherapeutisch** fundierte **Ordnungstherapie** hat stets zum Ziel, den Betroffenen dabei zu helfen, das Verhältnis zu ihrem Körper, zu ihren geistigen Vorstellungen und zu ihrer Lebensweise in eine gesunde Ordnung zu bringen, d. h., die inneren und äußeren Bezogenheiten zu harmonisieren.

Wo das therapeutische Vorgehen dabei primär angesetzt wird, hängt von der jeweiligen Problematik ab: Es können die Körperlichkeit, die Lebenssinnfragen oder die Ziele im Vordergrund stehen. Meist wird mit dem Umgangsverhalten gegenüber den eigenen Handlungen begonnen. Dies geschieht sinngemäß mit der Frage „Wie gehst Du mit Dir um?" und eicht die Antwort an der inneren Ordnung der Patienten mit der Zusatzfrage „Wie findest Du das wirklich?". Daraus ergeben sich dann die Grundlagen für ein Arbeitsbündnis mit dem Ziel, soviel Autodestruktion wie möglich in warmherzige Autosuggestion zu überführen oder, anders ausgedrückt, die vorhandene Energie nicht mehr (selbst-) zerstörerisch, sondern warmherzig zur Entfaltung des eigenen Lebensreichtums einzusetzen.

Autogenes Training ist ein verhaltensmodifizierendes therapeutisches Konzept der psychosomatischen Grundversorgung in der ärztlichen Tätigkeit. Schultz widmete sich der Beseitigung von negativen Streßfolgen in der Zeit zwischen den beiden Weltkriegen. Seine damals entwickelte Methode nannte er „Autogenes Training".

Das Autogene Training hilft den Menschen, autosuggestiv ihre Mitte wiederzufinden. Durch sog. formelhafte Vorsätze, die gezielte Vorstellungen der Wärme und der Schwere beinhalten, werden entsprechende Reaktionen herbeigeführt. Die Übungen beginnen mit einer Ruhetönung und enden mit der Entspannung des ganzen Körpers. Übungszeit, Motivation und Geduld sind dabei erforderlich.

Das Autogene Training wird auch zur Geburtsvorbereitung und zur Geburtserleichterung eingesetzt. Dabei kann es die Geburtsängste mindern und eine deutliche Verkürzung der Geburtszeit sowie eine erhebliche Schmerzverminderung bewirken [7].

Es ist ratsam, das Autogene Training schon vor oder zu Beginn der Schwangerschaft einzuüben, um es unter der Geburt nutzen zu können. Mit Hilfe dieses Entspannungsverfahrens kann sich die Schwangere in einen besonderen Bewußtseinszustand versetzen, der vor allem das vegetative Nervensystem und die Schmerzempfindung beeinflußt. Gezielt können die Atmung, das Herz-Kreislauf-System, die nervale Versorgung des Magen-Darm-Traktes, die Gefäßsituation an Armen und Beinen und die Uterusmuskulatur beeinflußt werden.

Auch zur Schmerzbewältigung in der Onkologie, bei Dysmenorrhoe und bei chronischen Unterbauchschmerzen hat sich das Autogene Training bewährt. Weitgehende Schmerzfreiheit ist jedoch eine bessere Voraussetzung zur Einübung dieser Methode.

Edmund Jacobson entwickelte in den USA seine eigene aktive Entspannungstechnik, die mit Hilfe von gezielten Muskelentspannungsübungen eine Befreiung von Streßfolgen anstrebt. Die Übenden sollen verschiedene Muskelgruppen zunächst anspannen, wenige Sekunden diese Spannung halten und anschließend entspannen. Sein System wurde unter dem Namen **Progressive Muskelrelaxation** bekannt.

Vorteil aller selbst anwendbaren Entspannungsübungen liegt in der örtlich unab-

hängigen Verfügbarkeit dieser Techniken, falls sie bereits gut erlernt sind.

Nicht in jedem Fall ist autosuggestive Therapie angezeigt. Ihre Erfolge werden erst nach einer gewissen Übungzeit und nicht wie erwünscht sofort beim Kulminationspunkt der Erkrankung, die zur Verordnung führt, sichtbar. Falls es nach einigen Monaten erfolgloser Übung anstatt zur echten Entspannung im Organismus nur zur Verdrängung der Störungswahrnehmung vom Bewußtsein ins Unterbewußtsein kommt, kann es zur iatrogen-bedingten Chronifizierung der Störung kommen.

Künstlerische Therapien können den Menschen existentiell ansprechen und ihm über die Bedingung des Krankseins hinaus grundlegende Einsichten in sein Leben vermitteln.

Dem Therapeuten soll bewußt sein, daß selbstherabwürdigende Impulse durch diese Therapien in warmherzige, neue Verhaltensstrukturen überführt werden.

Darüber hinaus können Hobbies und Neigungen der Patientinnen reaktiviert werden.

Unter kunsttherapeutischer Anleitung werden die Patientinnen an kreative Tätigkeiten herangeführt. Auf diese Weise wird erfahrungsgemäß die Lebensfreude wieder geweckt und damit die Lebensqualität verbessert [12].

Möglichkeiten hierzu sind in der Kreativtherapie die Aquarell- und Seidenmalerei, auch im Freien, Kollagen, Arbeiten mit Gips, Ton und anderen Materialien. Diese Heranführung kann im Rahmen einer Rehabilitationsmaßnahme besonders gut geleistet werden.

Eine Form der künstlerischen Therapien stellt die rezeptive **Musiktherapie** dar. Sie ist eine künstlerische Therapie mit überzeugender Wirkung, die sich in der gynäkologischen Praxis und während der Rehabilitationsmaßnahme ohne jede Anlernphase sofort realisieren läßt.

In vielen Kreißsälen und Frühgeborenenstationen wird Musik zur Geburtsunterstützung und zur Entwicklungsförderung bereits eingesetzt.

Unter Musiktherapie verstehen wir eine supportive Behandlungsmethode körperlicher oder seelischer Krankheiten, die aktiv oder passiv eingesetzt werden kann.

Im folgenden wird die rezeptive Form der Musiktherapie vorgestellt.

Indikationen in der Frauenheilkunde sind die Neurosenbehandlung, aber auch funktionelle Störungen und psychosomatische Erkrankungen. Die Musiktherapie wird individuell oder in der Gruppe durchgeführt.

Fast alle Frauen berichten erfahrungsgemäß über positive Gefühle, noch lange nach der beendeten Sitzung, über ihre verbesserten zwischenmenschlichen Beziehungen und über ihre neu entdeckten Wünsche und Fähigkeiten, diesen Kontakten entgegenzukommen und über ihre vertiefte emotionale Zuwendung zum Partner und zur Umwelt.

Die Wirkungsmechanismen der Musiktherapie liegen in Ästhetikerlebnissen [23]. Solche Erlebnisse sind, ähnlich wie auch alle anderen sinnlichen Eindrücke, verbal schwer mitzuteilen und damit schwer zu beschreiben. Sicher ist, daß sie sich in der neurovegetativen Reaktivität widerspiegeln.

Zu den Indikationen gehören alle funktionellen Störungen des neurovegetativen Systems, reaktive Depressionen, Streßzustände, chronische Erschöpfung, allgemeines Unwohlgefühl, Erregbarkeit, Schlaflosigkeit, Schwierigkeiten in der interpersonellen Kommunikation und Angstzustände.

Gute Erfolge werden erfahrungsgemäß bei endokrinologischen Störungen, Sterilität, Sexualstörungen, menopausalen Beschwerden, chronisch-entzündlichen und perioperativen Zuständen, in der Krebsnachbehandlung, im Rahmen der Chemotherapie und im Kreißsaal erzielt.

Als einzige Kontraindikation der Gruppenmusiktherapie gilt der akute psychotische Zustand bzw. die Unfähigkeit der Patientin, sich in Anwesenheit anderer störungsfrei zu verhalten. Hier bietet sich die Einzelmusiktherapie an.

Mit Hilfe der Musiktherapie können über eine Aktivierung der unbewußten Vorgänge emotionale Assoziationen stimuliert und diese ohne Verbalisierung bewußt gemacht werden. Dazu eignet sich die rezeptive, nonverbale, regulative Gruppenmusiktherapie. Die Behandlung wird in Stufen eingeteilt, deren Zielsetzung Motivation, Reaktion, Beruhigung und der Stabilisierungseffekt ist.

Neben dem stimulierenden Einsatz der rezeptiven Musiktherapie bietet die aktive Musiktherapie der Patientin die Möglichkeit, ihren eigenen Gesundungsverlauf mitzugestalten. In gemeinsamen Improvisationen kann sie ihre Stimmung, Emotionalität und Fragen mit Hilfe einfach zu spielender Instrumente in der entstehenden Musik reflektierend wahrnehmen. Es kann sich ein authentischer Bereich ihres Inneren eröffnen, in dem sie ihre verborgenen Fähigkeiten (wieder-)entdecken und entwickeln sowie Selbstbewußtheit und Selbstvertrauen gewinnen kann.

Kunsttherapie ist eine der künstlerischen Therapien, bei der die grundlegenden Elemente der bildenden Kunst aktiv von der Patientin angewendet werden.

Die Patientin malt oder plastiziert entsprechend ihrer Persönlichkeitsstruktur und ihres Krankheitsbildes. Eine speziell ausgebildete Kunsttherapeutin initiiert, begleitet und lenkt den therapeutischen Prozeß.

Das Einsatzgebiet der Kunsttherapie umfaßt alle Krankheitsbilder. Bei somatischen Erkrankungen kann man gezielt in das körperliche Geschehen eingreifen. So wird die erfahrene Kunsttherapeutin z. B. bei Krebserkrankungen eher formbildende Elemente berücksichtigen, während bei Depression die Farbe im Vordergrund stehen kann.

In der gynäkologischen Rehabilitation wird man weniger analytisch arbeiten und der Patientin einen größtmöglichen inneren Aufbau ermöglichen.

In der Traumabewältigung, z. B. bei Vergewaltigung, Fehlgeburt, Amputation, kann ein aufdeckendes Arbeiten notwendig sein, ehe der Einstieg in die Aufbauphase möglich ist. Eine begleitende Maltherapie kann dieses Vorgehen erleichtern.

Psychopädie ist eine in sich ausgewogene Synthese der wichtigen Erkenntnisse aus Psychologie, Psychotherapie und Psychoanalyse [6].

Psychopädisches Vorgehen ist patientenzentriert und kann ohne großen Zeitaufwand in die normale gynäkologische Sprechstunde integriert werden. Ihre Techniken sind in erster Linie gegenwartsbezogen und betonen die Selbstverantwortung und die Eigenaktivitäten der Patientin für die Gesundung; zugleich ermöglichen sie den raschen und dauerhaften Aufbau einer stabilen Arzt-Patientin-Beziehung. Psychopädie hat zum Ziel, den Patientinnen über Veränderungen ihrer Vorstellungen und Werte sowie ihres Umgangsverhaltens zu helfen, sich mit ihrer inneren Ordnung auch in psychosomatischer Hinsicht in Einklang zu bringen bzw. zu ordnen [5, 6].

Der Vollständigkeit halber sei noch die **Sexualtherapie** erwähnt. Sie bedient sich in erster Linie verhaltenstherapeutischer Konzepte und ist daher besonders indiziert, wenn Defizite, Fehlverständnisse bzw. Fehlverhalten oder aktuelle Beziehungsproblematiken wesentlich zur Pathogenese der jeweiligen Symptomatik beitragen. Es ist in der Praxis oft überraschend, wie wenig die Patientinnen von ihrem eigenen Körper und seinen Funktionen wissen und erst recht über die Sexualität und den gesunden Umgang damit. Dies zeigt sich z. B. an den Vorstellungen über die Sexualität nach den Wechseljahren und die Verwendung von Lubrifikantien. Hier kann auch der Nichtspezialist durch sachliche Informationen bereits zur Gesundung beitragen.

Im Zusammenhang mit sexualtherapeutischem Vorgehen sind die oftmals hinter der Symptomatik versteckten neurotischen Strukturen mit zu beachten, deren Behandlung dann die Grundlage für den dauerhaften Therapieerfolg sein kann [17].

7.5
Psychosoziale Faktoren

Die Beachtung psychosozialer Zusammenhänge ist bedeutsam für das Ziel einer umfassenden Rehabilitation [3]. Frauen sollen durch Krankheiten nicht auch noch zusätzlich von gesellschaftlichen Möglichkeiten ausgeschlossen werden.

Die psychosozialen Zusammenhänge der Krankheitsverarbeitung mit dem Ziel optimaler Lebenszufriedenheit bei der Diagnose Krebs lassen sich auch auf die Bewältigung weniger schicksalhafter Lebenskrisen übertragen.

Es gibt Indizien dafür, daß unter den lebensbegleitenden/-bedrohenden Erkrankungen die Krebserkrankung eine Sonderstellung hat, was sich durch die höchste Anzahl an Selbsthilfegruppen, speziellen Krebsberatungsstellen, Tumorzentren usw. zeigt.

Von seiten der Betroffenen wurden in der Krebsberatungsstelle Aachen als besonders bedrückend genannt:
- die unmittelbare Verbindung zu Leiden und Tod und daher die Angst vor dieser Diagnose – der schlimmen Wahrheit,
- das Nichtwissen bezüglich Ursache und Entstehung – trotz des hohen Kostenaufwands für die Krebsforschung kennt man nur wenige Ursachen und weiß kaum Genaues über die Entstehung von Krebs,
- keine sicheren Aussichten auf Heilung – trotz stark belastender Therapien und Therapiefolgen,
- der soziale Tod, der oft mehr gefürchtet wird als der physische.

Rehabilitation bedeutet Wiedereingliederung. Sie umfaßt alle Bemühungen, die es an Krebs erkrankten Menschen ermöglichen, ihren Alltag körperlich, familiär, sozial und beruflich weitgehendst selbstbestimmt zu gestalten und an der Gesellschaft teilzuhaben. Krankheit und Gesundsein sind keine Gegensätze. Beides sind feste Bestandteile des Lebens. Krankheit und Krisen bedeuten in unserem Leben, daß Veränderungen notwendig und möglich und Entscheidungen erforderlich sind. Solche Phasen bedeuten für die meisten Menschen Chaos und Ungeborgenheit – sie verursachen Ängste.

Der Austausch im Dialog mit anderen Menschen hilft erfahrungsgemäß, diese Lebenssituation besser auszuhalten. In zwischenmenschlichen Beziehungen wird zudem die Fähigkeit erworben, sich in ein größeres Ganzes sinnvoll einzufügen, wodurch Vereinsamung vorgebeugt und sozialer Rückhalt gesichert werden kann. Ein überzeugendes Beispiel hierfür sind die bundesweit organisierten 400 Gruppen der Frauenselbsthilfe nach Krebs [21].

7.5.1
Psychogenetische Faktoren

Gesundheit bedeutet für viele Frauen mehr, als nicht krank zu sein und keine Schmerzen zu haben. Freude am Leben, innere Zufriedenheit und Glück sind wichtige Bestandteile des von Frauen beschriebenen Gesundheitsbegriffs. Diese Bestimmung beruht auf ihren alltäglichen und lebensgeschichtlichen Erfahrungen des Leidens und der Unterdrückung, aber auch der Stärke und des Widerstandes. Dieser Gesundheitsbegriff umfaßt die sozialen und persönlichen Bedingungen für ein gesundes Leben.

Von der Medizin wird der Gesundheitsbegriff als Abwesenheit von Krankheit definiert und damit als Normalzustand, der weder medizinisches Handeln erfordert noch eine Arbeitsunfähigkeit zur Folge hat. Damit wird Gesundheit als Arbeits und Leistungsfähigkeit verstanden und in

sofern als Bereitschaft, sich diesen gesellschaftlichen Normen anzupassen.

Rauchen, Alkoholkonsum und falsche Ernährung können soziale Verhaltensweisen sein, die nicht allein als Risiken für die Gesundheit verstanden werden, sondern eine Erklärung in ihrer Bedeutung für die Bewältigung alltäglicher Konflikte und Belastungen in Beruf und Familie haben. Das Festhalten an diesem „Fehl"-Verhalten ist vielleicht sogar ein versteckter Protest gegen die Funktionalisierung der Gesundheit für die Leistungs- und Arbeitsfähigkeit und den Zwang zur gesellschaftlichen Konformität. Das wirft Fragen zu spezifischen Bedingungen der Gesundheit von Frauen auf: Haben Frauen eher passive, beziehungs- und körperbezogene, Männer eher aktive, rationale, sachbezogene Bewältigungsstrategien? Das wäre eine Erklärung dafür, daß Frauen häufiger als Männer Befindungsstörungen äußern (z. B. Kopfschmerzen, Zerschlagenheit, Müdigkeit, Schlafstörungen, depressive Verstimmungen).

Frauen nehmen mehr psychovegetativ wirkende Medikamente ein als Männer (doppelt so häufig Schlaf- und Beruhigungsmittel und anderthalbmal so häufig Schmerzmittel), auch Eßstörungen, Fehlernährung (z. B. Magersucht, Übergewicht) und Depressionen kommen bei Frauen häufiger vor.

Besonders Frauen aus sozial schwachen Schichten sind stark beeinträchtigt. Sie sind nicht nur kränker, sondern sie rauchen auch mehr, sind eher übergewichtig und neigen häufiger zu hohem Blutdruck als Männer. Besondere Belastungen haben Frauen durch ihre Aufgaben in Beruf und Familie. Dabei kommen unterschiedliche Faktoren zusammen: zeitliche Belastung, widersprüchliche Verhaltensanforderungen und Orientierungsmuster, der Zwang zu Anpassungsbereitschaft und Passivität bei gleichzeitiger Forderung nach Durchsetzungs- und Arbeitsfähigkeit, die Forderung nach Flexibilität auf dem Arbeitsmarkt u. v. m.!

7.5.2
Beratungsdienste –
Hilfestellungen

Wenn ein Befund wie z. B. Krebs mitgeteilt wird, wirft das für die Betroffenen viele Fragen auf.

Hochwertige Informationen sind besonders wichtig, weil Belastungen erfahrungsgemäß besser verkraftet werden, wenn keine Lücken in der Information erlebt werden. Die Krebsberatungsstelle in Aachen, die ihr angeschlossenen 20 Selbsthilfegruppen und das Tumorzentrum Aachen haben hier eine zukunftsweisende Konzeption entwickelt: ein regionales Verbundsystem mit Krankenhäusern, dem öffentlichen Gesundheitsdienst, Kurkliniken, Krankenkassen, Ärzten und Unterstützern aus Politik, Wirtschaft und Presse. Mit einem wohnortnahen Beratungsdienst verfolgen das Tumorzentrum und die Krebsberatungsstelle gemeinsam das Ziel, die heute gültigen Standards (Evidenz-basierte Leitlinien) auf dem Gebiet der Onkologie für Ärzte und Patienten zugänglich zu machen. Somit wird das Beste, was die Medizin auf dem Gebiet der Onkologie ermöglichen kann, mit dem Besten, was qualitätsgeprüfte umfassende Beratung bieten kann, kombiniert. Die Auswertung von etwa 20 000 Beratungsgesprächen zeigt, daß gesicherte Informationen die optimale Grundlage für Entscheidungen sind.

Bewußtes Entscheiden kann die stärkste Kraft sein, die im Körper wirksam wird und den Selbsthilfeprozeß unterstützt. Dazu gehören neben Informationen bewußte Lebensgestaltung, Krankheitsverarbeitung und Lebensfreude.

Wie z. B. eine lebensbegleitende Erkrankung verarbeitet werden kann, hängt unter anderem vom sozialen Rückhalt, von der Wärme und dem Beistand der Mitmenschen ab. „Falsch war die Methode, in sterilen Gruppen und therapeutischen Gesprächen endlos nach Potentialen der Angstbewältigung bei sich zu suchen, die doch erst durch Austausch, durch Teilnehmen am Leben anderer entstehen" [20].

Auf dem Weg zu Lebenszufriedenheit mit einer chronischen Erkrankung zeigt sich, daß das Ausmaß des erlittenen Schadens und die Qualität der medizinischen Behandlung nicht allein wirksam sind. Subjektive Bewertungsmaßstäbe haben erfahrungsgemäß mindestens den gleichen Stellenwert wie objektive Befunde. Wenn z. B. die medizinisch diagnostizierte Krebserkrankung Aktivität und Befinden nur unwesentlich beeinträchtigt, wird sie als weniger bedrohlich empfunden. Angst, Hoffnungslosigkeit und innere Leere können ebenso wichtige Symptome darstellen wie die Aussage eines Laborwertes. Eine Änderung oder das Verschwinden dieser Empfindungen kann für die Erkrankten wichtiger sein als die objektiv meßbare Größenabnahme eines Tumors. Wird Angst, die lähmt und müde macht, umgewandelt in Energie, die in aktives Schaffen eingebracht wird, entwickelt sich daraus rasch neue Energie. Angst läßt sich dann besser ertragen.

Aufklärung und Information sind Grundlage des Aachener Modells. Dazu gehören Prävention und Früherkennung, Aufklärung über Risikofaktoren, Gesundheitsförderung durch Kurse, Informationsbroschüren, Ausstellungen, Informationsstände, Vorträge, Beratungsgespräche und Pressearbeit. Zu den Themen der Beratung für Patientinnen und Angehörige gehören z. B. berufliche und medizinische Rehabilitationsmaßnahmen, Nachteilausgleiche nach dem Schwerbehindertengesetz, Sicherung der wirtschaftlichen Situation, Hilfsmittel (Stomaberatung) sowie Einzel- und Gruppengespräche für Mitbetroffene.

Zusammenfassend läßt sich sagen, daß Selbsthilfefähigkeiten entwickelt und geübt werden können:

- sich informieren
- sich nicht verlassen fühlen
- sein Leben bewußt gestalten
- sich zu seinem Leben einstellen
- sich und andere Menschen achten
- dankbar sein können, für alles was (noch) möglich ist

Die Angebote von Beratungsstellen umfassen:

Beratung Betroffener (Erkrankte/Angehörige)
- Information und Beratung bezüglich Reha-Maßnahmen
  - Ermittlung des Kostenträgers
  - Hilfestellung bei der Antragsstellung, Bereitstellen der entsprechenden Formulare, Hilfestellung beim Ausfüllen
  - Information über die Angebote der verschiedenen Reha-Kliniken, Bereitstellen von Hausprospekten
  - Anforderung des ärztlichen Befundberichts bzw. Attests, Beratung der Ärzte
  - Antragstellung, Anschreiben an den Kostenträger, Befürwortung der Maßnahme
  - Hilfestellung bei Widerspruchsverfahren
  - Terminvereinbarung mit der Reha-Klinik
  - Mitaufnahme von Ehepartnern und Kindern bzw. Betreuung der Kinder, Klärung der Kostenübernahme, Organisation des Prozedere
  - Organisation der An- und Abreise bei behinderten Patienten
- Information und Beratung bezüglich des Schwerbehindertengesetzes
  - Hilfestellung bei der Antragstellung, Bereitstellen der erforderlichen Formulare, Hilfestellung beim Ausfüllen
  - Hilfestellung bei Widerspruchsverfahren, Klagen vor dem Sozialgericht
- Information und Beratung bezüglich Umschulungsmaßnahmen, Wiedereingliederung in den Beruf
  - Ermittlung des Kostenträgers, Hilfestellung bei der Antragstellung
- Information und Beratung bezüglich der Sicherung der wirtschaftlichen Situation
  - Lohnfortzahlung, Krankengeld
  - Rente, EU-Rente
  - Hilfefonds
  - Sozialhilfe
  - Arbeitslosengeld, -hilfe
  - Pflegegeld, Pflegeversicherung
  - Beratung bzw. Klärung der Voraussetzungen
  - Bereitstellen der Antragsformulare
    - bei Hilfsfonds und Stiftungen Klärung der Einkommensverhältnisse
    - telefonische Kontaktaufnahme
    - Begleitschreiben, Darstellung der individuellen Problemsituation
    - Begründung der Antragstellung
- Information und Beratung bezüglich der Versorgung mit Hilfsmitteln (z. B. Brustprothese, BH, Badeanzug, Stomaartikel, Perücken etc.)
  - Beratung über Rezeptausstellung durch den Arzt
  - Information über Leistungen der Krankenkassen
- Information und Beratung bezüglich Fahrtkostenerstattung bei ambulanter Therapie
- Information und Beratung bezüglich Haushaltshilfe
  - Klärung der Voraussetzungen
  - Hilfestellung bei der Antragstellung
    - persönliche/telefonische Kontaktaufnahme mit dem Kostenträger

- Information und Beratung bei Pflegebedürftigkeit
  - Organisation häuslicher Pflege und Betreuung durch ambulante Dienste
- Gespräche für Betroffene und Angehörige
  - zum Lebenkönnen mit Angst, mit Folgen der Erkrankung und/oder der Therapien
  - zum Entwickeln von Lebenszufriedenheit
  - bei Fragen und/oder Schwierigkeiten in Partnerschaft, Bekanntenkreis, Familie
  - zur beruflichen Rehabilitation
  - zur Gestaltung des Arbeitsplatzes
  - zur Lebensplanung allgemein
  - zur Vermeidung möglicher (psychischer) Folgeerkrankungen
  - zur Begleitung in der letzten Lebensphase
- Angebote (z. B. Kurse) für Betroffene und/oder Angehörige
  - zur gesunden Lebensführung, Ernährung, Bewegung, Entspannung
  - Sport in der Tumornachsorge
  - Stomaberatung
  - Gruppengespräche zum Austausch mit anderen Betroffenen (SHG oder „geleitete" Gruppen)

Zusammenarbeit mit anderen Stellen als Hilfestellung für die Betroffenen
  - niedergelassenen Ärzten
  - Krankenhäusern
  - sozialen Diensten
  - Krankenkassen
  - Rentenversicherungsträgern
  - Versorgungsämtern
  - Reha-Kliniken
  - Sozialstationen und sonstigen ambulanten Diensten
  - Selbsthilfegruppen
  - Ernährungsberaterinnen
  - Sozialämtern
  - Hauptfürsorgestellen
  - Arbeitsämtern
  - Stiftungen
  - Hilfefonds
- Einrichtungen von Arbeitskreisen für soziale Dienste
- Fortbildungsangebote für soziale Dienste und Pflegepersonal

7.6
Gesundheitsbildung und Lernprozesse

Der Arzt sollte selbst ein gesundlebendes Vorbild sein, denn Gesundheitspflege und die Umsetzung der naturheilkundlichen Maßnahmen bedarf der stetigen Motivation der Patientin.

Er hat die Aufgabe, den Weg zur Selbstverantwortung und den Weg weg von der Übertragung der Verantwortung auf andere Menschen, gerade im onkologischen Bereich, zu zeigen.

Dies wird häufig zu wenig beachtet, auch wenn es darum geht, Fragen ehrlich und geduldig zu beantworten [16].

Gesundheitsbildung und Beratung sind in der Frauenarztpraxis stets, besonders jedoch in der Pubertät, der Phase der Reproduktion und im Klimakterium erforderlich, denn die Körper-Seele-Geist-Verbundenheit macht sich in der Frauenheilkunde vor allem dann bemerkbar, wenn es durch den Wechsel des Lebensalters, durch Krankheit oder einen operativen Eingriff zu sichtbaren Veränderungen am Hormonhaushalt kommt.

In der Pubertät verändern sich die Beziehungen vor allem zu den Eltern und zum anderen Geschlecht. Der Wunsch wächst, das eigene Leben zu leben, sich aus der Obhut der Familie zu lösen, neue Beziehungen zum anderen Geschlecht einzugehen und die ersten Erfahrungen in der Sexualität zu sammeln. Die körperlichen, seelischen und sozialen Veränderungen, Wünsche und neuen Anforderungen sind aufregend und lösen auch Angst aus [10].

Eine zweite prägende Phase, in der das Zusammenspiel von Körper und Seele sehr deutlich erlebt werden kann, ist für viele Frauen die Schwangerschaft und Stillzeit. Die Schwangerenberatung und das Gespräch mit der Schwangeren in der Praxis stellt ein unverzichtbares ordnendes Element dar.

Die Wechseljahre und das Senium sind von spezifischen sozialen Anforderungen geprägt. Die Gerontogynäkologie befaßt sich u. a. mit diesen Fragestellungen [19].

Manchen Frauen ist das Funktionieren des Körpers und noch viel mehr das Zusammenspiel von Körper und Seele vertraut, anderen ist es fremd. Auch dies beruht auf einer Lernerfahrung. Aber keine Lernerfahrung ist endgültig – glücklicherweise haben wir die Fähigkeit, bis ins hohe Lebensalter dazulernen zu können und unser Leben und unsere Lebensgewohnheiten zu ändern, wenn wir dies wollen.

Der Erfolg der Ordnungstherapie hängt vom Wollen und der aktiven Mitarbeit der Patientin ab. Ein gutes Arzt-Patientin-Verhältnis ist Voraussetzung, da ausschließlich auf dieser Basis die Patientin zu einer realistischen Einschätzung des eigenen Gesundheitszustandes geführt werden kann und somit die Bereitschaft zur aktiven Mitarbeit am Gesundungsprozeß zu erwarten ist.

8
Therapiekonzepte in Gynäkologie und Geburtshilfe

A.-M. Beer, C. Goecke

8.1
Gynäkologie

8.1.1
Entzündungen des Genitale

❑ **Salpingitis und Folgezustände** bedürfen einer klaren Diagnose, da die einzelnen Stadien unterschiedliches Vorgehen erfordern.

Ziel der Behandlung der **akuten Salpingitis** ist die Normalisierung des pathologisch gesteigerten lokalen Stoffwechsels, der Vasodilatation und der lokalen Überwärmung. Neben Antibiotikagaben werden Kälteanwendungen (Eisblase) – mehrfach täglich über 2 Stunden – verordnet. Kälteanwendungen bewirken in der „Tiefe" eine Durchblutungsverbesserung. Ähnliches Vorgehen erfolgt bei einer Pelveoperitonitis mit Pyosalpinx bei eitriger Salpingitis. Nach Beendigung der i.v.-Antibiotikatherapie nach etwa 5 Tagen werden orale Antibiotika über ca. 2 Wochen weiterverordnet.

Die **Hydro-Thermo-Therapie** findet besonders bei der **abklingenden** und **chronischen Salpingitis** sowie bei **Zustand nach Salpingitis** Anwendung.

Nach Abklingen der akuten Phase wird ein Provokations-Kurzwellentest über einen Zeitraum von 20 Minuten durchgeführt. Falls die Leukozytenwerte nicht oder nur unwesentlich ansteigen, kann eine Resorptivtherapie erfolgen.

Die lokale Wärmezufuhr hat eine spasmolytische Wirkung und bewirkt eine Auflockerung der fibroplastischen Veränderungen. Kalte Blitzgüsse führen besonders im Genitalbereich zu einer Vasodilatation bei gleichzeitiger Vasokonstriktion der Hautgefäße. Weiterhin können intravaginale Moortamponaden (49°C/30–60 Minuten) oder, in der Praxis seltener, Sole-Vaginalspülungen (40°C/15 Minuten) verordnet werden. Diese können mit einem Moorbreihalbbad (45°C/20–30 Minuten) oder einem Kohlensäurewasserbad (34°C/20–30 Minuten) im täglichem Wechsel kombiniert werden.

Bei der chronischen Salpingitis mit fibroplastischen Veränderungen im kleinen Becken können zusätzlich Thermalbäder, Solesitzbäder, heiße Sandbäder (Küste) oder Saunabäder verordnet werden. Chronisch-rezidivierende Entzündungen sind durch Heliotherapie unterstützend zu behandeln.

Bei bestehenden Adhäsionen und zur Adhäsionsprophylaxe, besonders nach wiederholten operativen Eingriffen, können Sole-Vaginalspülungen, vaginale Moortamponaden, Kohlensäurewasser- oder Kohlensäuregasbäder, letztere in Form der geschlossenen CO_2-Gasbehandlung, Luftsprudelbäder, Moorbreihalb- oder -vollbäder und Kneippsche Anwendungen eingesetzt werden. Im häuslichen Umfeld können Sitzbäder (Salhumin Sitzbad N®) verordnet werden. Sie werden 3x pro Woche vor dem Schlafengehen (36°–42°C/15 Minuten) verordnet.

Erfahrungsgemäß bleiben nach behandelter Salpingitis häufig Unterbauchbeschwerden, oft auch lumbale Schmerzen bestehen, die durch die reflektorischen Beziehungen zwischen den Unterbauchorganen und der Bauch-, Beckenboden- und Rückenmuskulatur bedingt sind. Die Salpingitis zieht Mitreaktionen im Bänderbereich nach sich. Veränderungen in den Ligamenta sacro-uterina verursachen durch nervale Reizungen die Ausbildung von sakralen Reflexzonen. Verspannte Muskel- oder Muskelteilbereiche können zwar mit **Massagen** behandelt werden, es bieten sich jedoch besonders Bindegewebsmassagen an.

Die vaginale Dehn- oder Vibrationsbehandlung durch Massagegriffe ist in Deutschland unüblich, wäre jedoch bei bestehenden Adhäsionen und parametranen Schwielen und Infiltraten als eine kausale Behandlungsmethode in Erwägung zu ziehen. Gynäkologische Massagen, wie sie von Thure Brandt empfohlen wurden, sind heute obsolet.

Bei Adhäsionen soll eine im Belastungsgrad ansteigende **Bewegungstherapie** erfolgen.

Phytotherapeutisch werden Sonnenhut- präparate (Echinacin®) zur Abwehr- steigerung über einen begrenzten Zeitraum eingesetzt.

Ernährungstherapeutisch wird basische Kost empfohlen. Von Basica® (Mineral- stoff- und Spurenelementpräparat) kann erfahrungsgemäß zur Entsäuerung 3x 1 Teelöffel zum Essen gegeben werden.

Da Fettsäuren die Entzündung beeinflussen können, d.h., die Bildung von Entzündungsmediatoren kann über die Ernährung gesteuert werden, sollten Omega-Fettsäuren und Linolensäuren in der Ernährung vertreten sein.

Ordnungstherapeutisch kann durch ein positives Körpererleben, z. B. im Rahmen einer Atmungstherapie oder des Autogenen Trainings, eine Stärkung des unspezifischen Immunsystems erfolgen und die abklingende oder chronische Salpingitis günstig beeinflußt werden.

Es ist auf eine besondere Sexualhygiene und auf geeignete Kleidung hinzuweisen.

❏ **Entzündungen, trophische und funktionelle Störungen der Vulva, Vagina,**

Tabelle 8-1: Therapiekonzepte bei Salpingitis und Folgezuständen

Hydro-Thermo-Therapie
- Thermalbad
- Kohlensäurewasser-, Kohlensäuregasbad
- Sole-Vaginalspülungen
- Vaginale Moortamponaden
- Moorbreivoll-, Moorbreihalbbad
- Solesitzbäder (Salhumin Sitzbad®)
- Sandbäder
- Blitzguß
- Sauna
- Heliotherapie
- Luftsprudelbäder
- Kneippsche Anwendungen

Phytotherapie
- Echinacin®

Bewegungstherapie und Massage
- Im Belastungsgrad ansteigende Bewegungstherapie
- Bindegewebsmassage
- Klassische Massagen, ggf. vaginale Dehnbehandlungen

Ernährungstherapie
- Vollwertige Grunddiät
- Basische Kost
- Basica®
- Ungesättigte Fettsäuren
- Antioxidantien
- Fastentherapie (chronische Form)

Ordnungstherapie
- Atmungstherapie
- Autogenes Training
- Sexualhygiene
- Geeignete Kleidung
- Gesundheitsbildung und -beratung

Portio und Zervix sind im Vorfeld diagnostisch abzuklären.

Spezifische Effekte können die klassischen Naturheilverfahren therapeutisch nicht bewirken, jedoch das Immunsystem unspezifisch stärken.

Das Symptom „Fluor" und Pruritus vulvae können mit Naturheilverfahren unterstützend mitbehandelt werden.

Bei bestehenden Condylomata acuminata wird nach erfolgter Lasertherapie, nach Schlingenbehandlung oder nach der zunehmend öfter durchgeführten systemischen zyklischen Interferongabe die Heilung mit Naturheilverfahren unterstützt.

Hydro-thermo-therapeutisch können unterstützend bei Fluor vaginalis jeden zweiten Tag heiße Sole-Vaginalspülungen (40°C/15 Minuten) oder vaginale Moortamponaden (45°C/120 Minuten) durchgeführt werden. Ebenso kann jeden zweiten Tag ein Moorbreihalbbad oder eine Moorpackung auf den Unterbauch oder das Sakralgebiet alternierend verabreicht werden.

Sitzbäder (Salhumin Sitzbad N®) können mit 30°–35°C 1-2 x tgl. durchgeführt werden.

Bei Condylomata acuminata kann postoperativ eine lokale Moortherapie durchgeführt werden.

Bei Vulvitis und Pruritus vulvae kann 2 x tgl. kaltes Moor auf das äußere Genitale aufgetragen werden. Beim Pruritus vulvae werden außerdem Halbbäder (34°–30°C) über 5 Minuten verordnet. Zugesetzte Kamille wirkt kühlend und juckreizlindernd.

Phytotherapeutisch kann neben Sonnenhutpräparaten (Echinacin®) zur unspezifischen Abwehrsteigerung, insbesondere beim unspezifischen Fluor vaginalis, die Taubnessel für Vaginalspülungen eingesetzt werden. In Kombination mit Walnußblättern, die bei oberflächlichen Entzündungen indiziert sind, wird sie als Tee verordnet.

Die Taubnessel hat eine positive Monographie beim unspezifischen Fluor albus erhalten.

Die postoperative Nachbehandlung bei Kondylomen kann auch mit Kamille in Form lokaler Wundspülungen erfolgreich ergänzt werden. Dabei ist zu beachten,

Tabelle 8-2: Therapiekonzepte bei Entzündungen, trophischen und funktionellen Störungen der Vulva, Vagina, Portio und Zervix

Hydro-Thermo-Therapie
- Sole-Vaginalspülungen
- Vaginale Moortamponaden
- Moorbreihalbbad
- Moorpackungen
- Vaginale Taubnesselspülungen

Phytotherapie
- Teerezepturen u. a. mit Taubnessel, Walnußblättern
- Echinacin®
- Phytosedativa
- Tannolact®
- Vaginale Taubnesselspülungen
- Kamillespülungen

Bewegungstherapie und Massage
- Bindegewebsmassagen
- Leichte Bewegungstherapie wie Wandern, Wassersport, Spaziergänge

Ernährungstherapie
- Vollwertige Grunddiät
- Basische Kost
- Basica®
- Ungesättigte Fettsäuren
- Antioxidantien
- Fastentherapie

Ordnungstherapie
- Atmungstherapie
- Psychosexuelle Aspekte
- Entspannungsverfahren
- Gesundheitsbildung und -beratung

daß die Sitzbäder nur 1 x tgl. und nicht länger als 5 Minuten andauern, da sonst eine unerwünschte Aufweichung erfolgt. Tannolact® bietet sich daher an, da es durch seinen Gerbstoff einen austrocknenden Effekt hat. Regelmäßige Spülungen nach dem Toilettengang sind angezeigt.

Bei Vulvitis oder Pruritus vulvae können Phytosedativa in Form eines Tees eingesetzt werden.

Die körperliche Aktivierung durch eine angepaßte sportliche Betätigung im Sinne der **Bewegungstherapie** unterstützt die Fluorbehandlung bei neurovegetativer Ursache.

Patientinnen mit Pruritus vulvae sollen zu Spaziergängen, Wanderungen und zu Wassersport aufgefordert werden.

Die **Ernährung** soll basisch ausgerichtet sein (Basica®). Ein hoher Anteil an ungesättigten Fettsäuren in der Nahrung hat antientzündliche Wirkungen. Weiterhin sind Antioxidantien zu verordnen (Selen, Kupfer, Zink, Sanddorn etc.). Eine Fastentherapie ist bei chronischen Entzündungen eine weitere erfolgversprechende Therapieform.

Bei diesen Krankheitsbildern kann davon ausgegangen werden, daß mit dem Einsatz der **Ordnungstherapie** eine Stärkung des unspezifischen humoralen oder zellulären Abwehrsystems erfolgt. Beim Pruritus vulvae sind psychosexuelle Aspekte mit der Patientin zu besprechen. Entsprechende praktische Hinweise, wie Yoghurtapplikationen in die Scheide etc., können, soweit vom Frauenarzt empfohlen, eingesetzt werden.

8.1.2
Gynäkologische Urologie

❑ **Harninkontinenz** ist die Folge von Koordinationsstörungen im Bereich des unteren Harntraktes. Das Zusammenspiel von Speicher- und Entleerungsfunktion ist gestört.

Die Therapie beinhaltet sowohl konservative als auch operative Verfahren. Entscheidend für den Erfolg der Therapie ist neben einer entsprechenden Erfahrung die enge interdisziplinäre Zusammenarbeit.

Ziel der konservativen Therapie der Streßinkontinenz ist eine Steigerung des urethralen Tonus sowie eine Erhöhung des Auslaßwiderstandes der Harnröhre.

Die Therapie der Urgeinkontinenz sollte kausal erfolgen. Durch Medikamente kann die Symptomatik zusätzlich positiv beeinflußt werden. In der Behandlung der Reflexinkontinenz muß neben dem Ausmaß der neurogenen Schädigung der Harnblase und ihrer Auswirkung auf den oberen Harntrakt auch das soziale Umfeld der Patientin berücksichtigt werden. Durch ein entsprechendes Harnblasentraining mit Klopfen kann eine weitgehende Blasenentleerung erreicht werden, so daß sich schwerwiegende Infekte und Auswirkungen auf den oberen Harntrakt vermeiden lassen.

Domäne der medikamentösen Therapie ist die Blasenmuskelhyperaktivität. Bei der Streßinkontinenz ist nur bei leichten Graden mit einem Effekt von Medikamenten zu rechnen.

Eine Hormonsubstitution (bei Östrogenmangel als ursächlichem Faktor) kann bei fehlenden Kontraindikationen in der Hand des erfahrenen Frauenarztes schnelle Hilfe gewährleisten.

Östriolhaltige Zubereitungen, evtl. in Kombination mit Gestagenen, führen zu einer deutlichen Besserung des Befindens und der zytologischen Abstrichkontrollen. Urodynamisch können Verbesserungen objektiviert werden.

Der Wirkmechanismus der **Hydro-Thermo-Therapie** ist vor allem die Verbesserung des niedrigen Urethraldrucks. Physiologischerweise wird der Urethraldruck durch aktive Kontraktionen der urethralen Muskulatur erzeugt sowie durch den passiven Widerstand von kollagenem und elastischem Gewebe innerhalb und außerhalb der Urethra.

Durchblutungsstörungen müssen zusammen mit Hormonmangelzuständen für die Atrophie des Gewebes und den daraus resultierenden Druckabfall verantwortlich gemacht werden. Hieraus ergeben sich Ansätze für das balneophysikalische Therapiekonzept.

Die Behandlung hat zum Ziel, die aktive und passive Spannung der Urethra zu erhöhen. Vor allem Patientinnen mit hypotoner Urethra haben nach Inkontinenzoperationen die geringsten Heilungschancen. Der gemeinsame Nenner aller Behandlungsversuche bei Inkontinenz ist die Durchblutungssteigerung von Harnröhre und Blase. Die starke Vernetzung der Scheidengefäße mit denen der benachbarten Organe führt zu einer verstärken Durchblutung nicht nur der oberen Scheidenhälfte, sondern auch der oberen Harnröhre, des Blasenbodens und des Enddarms. Hierzu bieten sich Durchspülungen der Scheide mit warmer Sole sowie vaginale Moortamponaden an.

Es konnte gezeigt werden, daß eine Temperaturerhöhung der Scheidenhaut um $3°C$ eine 25%ige, eine Temperaturerhöhung um $5°C$ eine etwa 50%ige und eine Erhöhung um $7°C$, was einer Soletemperatur von $44°C$ entspricht, sogar eine Durchblutungssteigerung von knapp 100% bewirkt.

Die vaginalen Moortamponaden bleiben 2 Stunden liegen und werden von der Patientin selbständig entfernt. Eine verbesserte Durchblutung der Harnröhre in Verbindung mit der Resorption von Moorsubstanzen führt erfahrungsgemäß zu einer Verbesserung der Stoffwechsellage von Muskulatur, elastischen Fasern und Venenpolstern. Zur notwendigen Verbesserung der Durchblutung des gesamten kleinen Beckens werden vaginale Moortamponaden mit Moorbreibädern ($44°C$) kombiniert.

Kneippsche Anwendungen mit warmen ansteigenden Fußbädern sollen täglich durchgeführt werden.

Die **Phytotherapie** kann ggf. zur Prophylaxe von Harnwegsinfekten eingesetzt werden.

Frauen mit Streß- oder Mischinkontinenz profitieren von der **Bewegungstherapie,** besonders von der Krankengymnastik, dem Blasen- und Beckenbodentraining. Die Mehrzahl der Patientinnen berichtet nach mehrmonatigen regelmäßigen Übungen von einer deutlichen Verbesserung der Lebensqualität. Die besten Resultate wurden bei Streßharninkontinenz I° und II° ermittelt, bei III° konnte nur bei einem Drittel eine Besserung erzielt werden.

Mangelhafte Motivation ist vor allem bei Frauen mit geringfügigen Beschwerden festzustellen, also häufig ohne entsprechenden Leidensdruck. Zur Prophylaxe können tägliche Übungen in Eigenregie durchgeführt werden.

Bauch-, Gesäß- und vor allem die Beckenbodenmuskeln sollten zur Kräftigung der Blasenverschlußmechanismen optimiert werden, insbesondere bei der Streßinkontinenz. Es kommt auf das richtige Zusammenspiel zwischen Bauch- und Beckenbodenmuskulatur sowie Gesäß- und Beckenbodenmuskulatur an. Körperliche Anstrengungen, z. B. im Haushalt oder Beruf, belasten den Beckenboden deutlich. Sein Mitanspannen bei der Bauchpresse muß ebenso trainiert werden wie Becken-Bein-Bewegungen mit entsprechender Atmungsführung.

In der Atmungstherapie sollen zusätzlich unökonomische Atmungsformen beseitigt werden. Weiterhin kann die Atmungstherapie durch funktionelle Verbesserung der Beckenbodenmuskulatur die Harninkontinenz günstig beeinflussen. Abläufe, wie sie im täglichen Leben vorkommen, z. B. das korrekte Aufrichten aus der Rückenlage, sind im Rahmen der allgemeinen Rückenschule zu vermitteln.

Vaginalkonen stimulieren die Kontraktion des Beckenbodens und fördern die Funktion der Muskulatur.

Durch die **Ernährungstherapie** und Schulung soll erreicht werden, daß das Grundwissen über eine gesunde Ernährung im Sinne der vollwertigen Grunddiät erweitert wird. Für die spätere Situation zu Hause werden bereits im Akutkrankenhaus oder in der Rehabilitationsklinik Anstöße und Anregungen gegeben. Gerade Adipositas verstärkt in der Regel die Inkontinenzbeschwerden, so daß eine Gewichtsreduktion notwendig wird.

Das Schulungsprogramm zur Gewichtsreduktion strebt eine Kombination von Reduktion der Kalorien, körperlicher Bewegung und Verhaltenstherapie an.

In Zusammenarbeit mit Ärzten werden bei Patientinnen auch Fastentherapien von einer speziell geschulten Diätassistentin betreut und individuell durchgeführt.

Psychosoziale Probleme, erhöhte Neigung zu Depressionen und sexuelle Probleme können auftreten. Die Auswirkungen auf die sexuelle Erlebnisfähigkeit bei Inkontinenten sind von zentraler Bedeutung für die **Ordnungstherapie.**

Sowohl Streß- als auch Urgeinkontinenz führen bei vielen Frauen zu schwerwiegenden psychosexuellen Verstimmungen, ggf. mit konsekutiven Partnerproblemen; weiterhin resultieren Mangel oder Verlust von sexuellem Verlangen, Orgasmusstörungen und u. a. Schmerzen beim Geschlechtsverkehr. Diese meist unausgesprochene Problematik sollte sowohl in die therapeutische Beratung als auch in das Management prädisponierender Lebenssituationen im Rahmen der Prävention einbezogen werden.

In den psychologischen Einzelgesprächen sollte auch auf den primären und sekundären Krankheitsgewinn von sexuellen Funktionsstörungen eingegangen werden. Daher wird die Wahrnehmung in der therapeutischen Beziehung zu der Patientin nicht nur auf das Symptom und seine exakte Beschreibung, sondern auch auf die Form und Darstellung sowie auf die psychische und soziale Funktion des Symptoms gelenkt. Die Rolle des Partners darf dabei nicht unterschätzt werden, da sexuelle Funktionsstörungen durch Harninkontinenz nicht ohne Beziehungskonflikte zu verstehen sind. Auch bei somatoformen autonomen Funktionsstörungen des Urogenitalsystems können ähnliche unbewußte Konflikte vorliegen wie bei funktionellen Sexualstörungen.

Tabelle 8-3: Therapiekonzepte bei Harninkontinenz

Hydro-Thermo-Therapie
- Sole-Vaginalspülungen
- Vaginale Moortamponaden
- Moorbreibäder
- Warme ansteigende Fußbäder

Phytotherapie
- Ggf. zur Prophylaxe von Harnwegsinfekten

Bewegungstherapie und Massage
- Blasentraining
- Beckenbodentraining
- Krankengymnastik
- Rückenschule
- Vaginalkonen
- Atmungstherapie

Ernährungstherapie
- Vollwertige Grunddiät
- Fastentherapien
- Gewichtsreduktion
- Ernährungsberatung

Ordnungstherapie
- Entspannungsverfahren und Körpertherapien
- Atmungstherapie
- Autogenes Training
- Muskelrelaxation nach Jacobson
- Medizinische Hypnose
- Sexualhygiene
- Psychologische Einzel- und Paargespräche
- Hilfsmittelberatung
- Selbsthilfegruppen
- Gesundheitsbildung und -beratung

Eine fundierte psychotherapeutische Hilfe in Einzel-, Paar- und Gruppengesprächen kann beim Abbau des Symptoms und bei der Lösung innerpsychischer Konflikte, die durch mangelnde Aufklärung, ängstigende Tabus und Kommunikationsstörungen entstehen, hilfreich sein. Körpertherapien und Entspannungsverfahren wie Progressive Muskelrelaxation nach Jacobson, die Atmungstherapie, Autogenes Training und die Medizinische Hypnose fördern den Heilungsprozeß durch Verbesserung der Körperwahrnehmung und Verstärkung positiver Körpererfahrungen.

Die naturheilkundliche Therapie beachtet daher stets die gesellschaftlichen und sozialen Lebenszusammenhänge der Frau, ermöglicht der Patientin angemessene Erfolgserlebnisse und erhöht dadurch ihr Selbstwertgefühl.

Der Schwerpunkt der Ordnungstherapie liegt in der Vorbereitung der Patientin und ihrer Angehörigen für die Zeit nach der Entlassung unter dem Gesichtspunkt der Nachsorge und der sozialen Wiedereingliederung.

Der Hinweis auf Selbsthilfegruppen ist obligat. Das Leben mit der Inkontinenz ist für Betroffene nicht nur ein rein körperliches Problem, vielmehr sind es die psychischen, sozialen und finanziellen Folgen, die angst machen und bedrücken. Diese Dinge wollen besprochen sein – und zwar mit anderen Betroffenen.

❒ **Infektionen der ableitenden Harnwege** sind bei Frauen in der Geschlechtsreife und in der Perimenopause besonders häufig. Bei einem großen Kollektiv sich gesund fühlender Frauen konnte bei 8% eine Harnwegsinfektion nachgewiesen werden. Nach gynäkologischen Eingriffen und gynäkologischem Karzinom sowie in der Schwangerschaft können bei bis zu 30% der Fälle Harnwegsinfekte nachgewiesen werden.

Am häufigsten sind asymptomatische Bakteriurien und leichtere Blasenentzündungen, seltener eine akute Pyelonephritis. Bei unzureichender Therapie kann leicht eine chronische Infektion der Harnwege auftreten. Wichtig ist, bereits bei geringgradigen Beschwerden eine klare Diagnose zu stellen, um eine gezielte Therapie einleiten zu können. Werden bei einer Routineuntersuchung eine geringgradige Proteinurie, Erythrozyten oder Leukozyten im Urin nachgewiesen, so besteht der Verdacht auf eine Harnwegsinfektion. Desgleichen, wenn im Morgenurin bzw. im Urin,

der mehr als 5 Stunden in der Blase war, Nitrit positiv nachgewiesen wird. Zum semiquantitativen Bakteriennachweis eignet sich der Uricult-Test, der nach 36 Stunden ein auswertbares Ergebnis liefert. Bei Beschwerden kann bereits nach Abnahme des Uricult-Testes mit einer Therapie begonnen werden.

Die Behandlung mit Urospamon® für 6 Tage (3 x tgl.) hat sich bewährt.

Wenn die Beschwerden dadurch nicht behoben sind, ist eine gezielte Antibiotikatherapie einzuleiten.

Bei der chronisch-rezidivierenden Blasenentzündung sollte im Rahmen der **Hydro-Thermo-Therapie** stets darauf geachtet werden, daß die Füße warm sind. Ansteigende Fußbäder (36°–42°C/15 Minuten), Moor- oder Fangopackungen werden auf den Unterbauch oder Sakralbereich aufgelegt.

Thermotherapeutisch eignen sich feuchtwarme Nierenwickel für jeweils 20–30 Minuten, außerdem sollte Bettruhe, möglichst in linker Seitenlagerung, eingehalten werden, da hierbei die Nierendurchblutung verbessert werden kann.

Weiterhin kommen Saunabäder, temperaturansteigende Sitz- oder Halbbäder zur Anwendung. Überwärmungsbäder in Form der Moorlaugen- oder Moorschwebstoffbäder ergänzen den Therapieplan.

Die **Phytotherapie** hat zum Ziel, sowohl diureseanregend als auch antiphlogistisch zu wirken. Die Trinkmenge sollte täglich etwa 3 Liter betragen, wobei zur Vermeidung einer störenden Nykturie die Flüssigkeitsmenge bis 17.00 Uhr zugeführt sein sollte. Eine Durchspülungstherapie der ableitenden Harnwege soll das Ausschwemmen von Keimen fördern und einem Aufsteigen entgegenwirken. Hierzu ist reichliche Flüssigkeitszufuhr notwendig.

Eine Reihe von Heilpflanzen wirkt anregend auf die Ausscheidungsfunktion der Niere. Dabei wird jedoch weniger die Ausscheidung von nierenpflichtigen Substan-

zen und Elektrolyten im Sinne einer Diurese gefördert, sondern im wesentlichen
wird das Ausscheidungsvolumen erhöht,
was dann zur Ausscheidung von verdünn-
tem Harn führt. Diesem Unterschied zu
bekannten chemischen Diuretika wird mit
der Charakterisierung als „Aquaretika"
Rechnung getragen. Die bekanntesten
Drogen sind Birkenblätter, Brennesselblätter, Hauhechelwurzel, Orthosiphonblätter,
Goldrute und Schachtelhalmkraut. Sie
können unbedenklich über längere
Zeiträume sowie in der Schwangerschaft
und Stillzeit eingenommen werden. Sie
sind zur Durchspülungstherapie bei entzündlichen Beschwerden der ableitenden
Harnwege und zur Vorbeugung von Nie-
ren- und Blasensteinen monographiert.
Die Aquarese funktioniert nur in Verbindung mit ausreichender Flüssigkeitszufuhr! Auch Petersilienblätter und Wacholderbeeren werden eingesetzt.

Die genannten Aquaretika lassen sich vorteilhaft in beliebiger Kombination als Tee
verwenden. Fertige Teebeutel stehen z. B.
von Kneipp® (Nieren- und Blasentee) zur
Verfügung. Die Teezubereitungen sollten für
1–2 Wochen 3–5 x tgl. getrunken werden.

Unterstützend kann mit Preßsäften oder
Tabletten/Dragees gearbeitet werden,
wobei ausreichende Flüssigkeitszufuhr sichergestellt sein muß. Geeignete Präparate sind z. B. Kneipp® Birkenblättersaft,
Kneipp® Petersilien-Filmtabletten oder
Carito Mono® mit Trockenextrakt aus Orthosiphonblättern.

Bei immer wieder auftretenden chronischen Harnwegsinfekten können Echina-
ceapräparate (Echinacin®) zur Anwendung kommen.

Aufgrund des stabilisierenden Effekts ist
die **Bewegungstherapie** in Form von
rhythmischer Gymnastik, leichtem Sport
und allgemein kräftigendem Training des
Beckenbodens zu empfehlen. Als Reflextherapie können die Bindegewebs-, die
Segment- oder klassische **Massage** über

Tabelle 8-4: Therapiekonzepte bei Harn-wegsinfektionen

Hydro-Thermo-Therapie
- Feucht-warme Nierenwickel
- Ansteigende Fußbäder
- Temperaturansteigende Sitz- oder Halbbäder
- Sauna
- Überwärmungsbäder als Moorlaugen-, Moorschwebstoffbäder
- Peloidpackungen
- Sole-Vaginalspülungen
- Vaginale Moortamponaden

Phytotherapie
- Heumann® Blasen-Nieren-Tee
- Kneipp® Nieren- und Blasen-Tee
- Echinacin®
- Kneipp® Birkenblättersaft
- Kneipp® Petersilien-Filmtabletten
- Individuelle Teerezepturen mit Birken-blättern, Brennesselblättern, Hauhechel-wurzel, Orthosiphonblättern, Goldrute, Schachtelhalmkraut (Aquaretika)
- Carito mono®
- Petersilienblätter
- Wacholderbeeren

Bewegungstherapie und Massage
- Rhythmische Gymnastik
- Leichter Sport
- Beckenbodentraining
- Bindegewebs-, Segment-, klassische Massagen

Ernährungstherapie
- Vollwertige Grunddiät
- Basische oder säuernde Kost
- Rohkost
- Flüssigkeitszufuhr

Ordnungstherapie
- Verhaltenstherapie
- Entspannungsverfahren
- Atmungstherapien
- Psychotherapien
- Sexualhygiene
- Angemessene Kleidung
- Gesundheitsbildung und -beratung

die zugeordnete Head-Zone auf die Harnblase wirken.

Ernährungstherapeutisch ist auf Flüssigkeitszufuhr zur Diureseerhöhung (4 l), auf alkalisierende oder säuernde Kost (Koliinfektionen) und senfölhaltige Zusatzrohkost (Kressesalat) zu achten.

Ordnungstherapeutisch kommen nach individuellen Gesichtspunkten die Verhaltenstherapie, Entspannungsverfahren, Atmungstherapien und Psychotherapien zum Einsatz. Auf die Bedeutung der Sexualhygiene ist die Patientin ebenso aufmerksam zu machen wie auf das Vermeiden von Kälte und Nässe und entsprechende Kleidung (Wollsocken etc.).

❏ **Reizblase.** Immer wiederkehrender imperativer Harndrang, begleitet von dysurischen Beschwerden, wie Brennen vor und beim Wasserlassen sowie suprasymphysäre Schmerzen, besonders tagsüber, weisen auf eine Reizblase hin, wenn eine Harnwegsinfektion ausgeschlossen werden konnte. Häufig kann eine psychogene Komponente aufgedeckt werden. Wichtig ist die Abklärung einer solchen Ursache, damit gezielt psychotherapeutisch vorgegangen werden kann. Erklärlich ist daher auch, daß viele unterschiedliche therapeutische Ansätze Erfolg bringen können. Sowohl die Balneotherapie als auch Phytotherapie haben sich besonders bewährt.

Tabelle 8-5: Therapiekonzepte bei Reizblase

Hydro-Thermo-Therapie
- Fango- und Moorauflagen
- Vaginale Moortamponaden (Vagimoran®)
- Moorpackungen
- Moorbreihalbbäder
- Vollbäder
- Solebäder
- Kohlensäuregasbehandlung
- Warme Fußbäder

Phytotherapie:
- Kneipp® Heupack Herbatherm
- Teezubereitung mit Aquaretika
- Zinnkrautsitzbäder
- Doloteffin®

Bewegungstherapie und Massage
- Bindegewebsmassage
- Sport
- Allgemeines Bewegungstraining

Ernährungstherapie
- Vollwertige Grunddiät mit basischer Variante

Ordnungstherapie
- Atmungstherapie
- Psychotherapeutische Behandlungen
- Liegekuren
- Freiluftliegekuren
- Muskelrelaxation nach Jacobson
- Autogenes Training
- Gesundheitsbildung und -beratung

Zur **Hydro-Thermo-Therapie** (Balneogynäkologie) werden die vaginalen Moortamponaden, Fango- und Moorauflagen, Moorpackungen, Vollbäder, Solebäder und die Kohlensäuregasbehandlung eingesetzt.

Es hat sich bewährt, die warmen vaginalen Moortamponaden (Vagimoran®) mit warmen Moor- oder Heublumenauflagen auf den Blasenbereich, wenn möglich bis zu 2 x tgl., zu kombinieren.

Moorbreihalbbäder (44°C/20–30 Minuten) können die Beschwerden auch schlagartig beseitigen. Warme Bäder und Fußbäder wirken vergleichbar.

Phytotherapeutisch werden Aquaretika und Zinnkrautsitzbäder eingesetzt.

Eine Durchspülung kommt bei der Reizblase sowie zur Prophylaxe von Harn- und Nierensteinen zur Anwendung.

Ein Extrakt aus der Teufelskrallenwurzel (Doloteffin®) soll über eine Hemmung von COX 1 und COX 2 hilfreich sein. Eine ähnliche Wirkung ist von Brennesselblättern in Form eines Tees zu erwarten.

Die **Ernährungstherapie** umfaßt die vollwertige Grunddiät mit basischer Ausrichtung.

Atmungstherapie – als eine Form der **Bewegungstherapie** – kann durch Kräftigung und funktionelle Verbesserung der Beckenbodenmuskulatur die Beschwerden der Reizblase deutlich mindern. Die Patientin muß angehalten werden, leichten Sport und allgemeines Bewegungstraining regelmäßig durchzuführen.

Ordnungstherapeutisch beeinflußt ein somato-psychisch gelöster Zustand, der durch den Einsatz der Atmungstherapie oder andere Entspannungsverfahren sowie psychotherapeutische Behandlungen erreicht werden kann, günstig die Beschwerdesymptomatik. Freiluftliegekuren sind zu verordnen.

8.1.3
Gutartige Veränderungen im kleinen Becken

Gutartige Veränderungen im kleinen Becken lassen sich durch bimanuelle Untersuchungen, Ultraschalldiagnostik und gelegentlich mit Hilfe einer Laparoskopie objektivieren.

❐ **Adhäsionen und Peritonealzysten** sind Folge vorausgegangener Entzündungen oder Formationen unterschiedlichen Ausmaßes zwischen Gebärmutter, Eileiter, Eierstöcken und umgebendem Darmgewebe.
Sind die Beschwerden, die diese Adhäsionen verursachen, noch geringgradig und können die durch Ultraschall aufgedeckten Peritonealzysten sicher als gutartig eingestuft werden, kann versucht werden, durch **hydro-thermo-therapeutische, balneogynäkologische Maßnahmen** eine Besserung der Beschwerden zu

erreichen. Die lokale Wärmeapplikation durch vaginale Moortamponaden (Vagimoran®), Moorhalbbäder und Kurzwellen kann zu einer Verbesserung der Durchblutung im Genitalbereich und damit zu einer Auflockerung von Adhäsionen und Resorption von Flüssigkeit im Bereich der Peritonealzysten führen. Bringt eine regelmäßige mehrwöchige Behandlung keine Besserung, muß ein operatives Vorgehen erwogen werden.
Da Adhäsionsbeschwerden häufig erstmals auftreten, wenn es zu einer Senkung des inneren Genitale gekommen ist, sollte **Beckenbodengymnastik** empfohlen werden.

❐ **Ovarialzysten.** Funktionelle, hormonell bedingte Ovarialzysten sind häufig kleinere Zysten, die durch Ultraschalldiagnostik klar zu erkennen und als gutartig einzuordnen sind. Ist die Zystenwand unregelmäßig, die Zyste verformt oder sind Strukturen mittels Ultraschall in ihr festzustellen, insbesondere aber wenn multiple Zysten vorhanden sind, besteht der Verdacht auf ein Ovarialkarzinom. Oft sind dabei auch unregelmäßige Resistenzen im Douglas-Raum zu tasten. Diagnostizierte Eierstockzysten sollten in 2–3wöchigen Abständen regelmäßig kontrolliert werden. Wenn sie sich nicht spontan zurückbilden oder größer werden, ist eine laparoskopische operative Diagnostik dringend indiziert.

Während der Beobachtungsphase kann durch eine **Thermotherapie** versucht werden, eine Verbesserung der Durchblutung zu erreichen; auch hier eignen sich Moorbreihalbbäder und vaginale Mooreinlagen sowie eine Kurzwellentherapie.

Ein **phytotherapeutischer** Behandlungsversuch ist nicht zu empfehlen.

❐ **Myome** sind bei intensiver Diagnostik bei etwa 20% der Frauen festzustellen. Häufig schrumpfen diese Knoten in der

Postmenopause in Abhängigkeit von der Reduktion der Hormonbildung.

Phytotherapeutische und balneotherapeutische Therapien sind nicht sinnvoll. Wenn die Myome Beschwerden verursachen, muß eine operative Intervention erfolgen.

❏ **Ibrahim-Syndrom.** Gelegentlich plötzlich auftretende Unterleibsschmerzen können durch eine Reizung der vorderen Bauchdeckennerven bedingt sein und werden als Ibrahim-Syndrom bezeichnet.

Zur Diagnostik sollten vor jeder bimanuellen gynäkologischen Untersuchung die Nervenaustrittspunkte im Bereich der vorderen Bauchdecke – am lateralen Rektusrand in Höhe des Bauchnabels sowie 3 und 6 cm darunter – durch geringen Druck von abdominal abgetastet werden. Wenn bei der folgenden gynäkologischen Untersuchung kein Uterusschiebeschmerz besteht und auch laborchemisch eine Salpingitis ausgeschlossen werden kann, muß ein Ibrahim-Syndrom angenommen werden, dessen Ursache im Brustwirbelsäulenbereich (TH IX-XI) liegt oder durch narbenbedingte Veränderungen an den Nervenaustrittspunkten am lateralen Rektusrand bedingt ist. Klassische Naturheilverfahren sind nicht angezeigt. Neuraltherapeutische Scandicain® -oder Impletol®-Injektionen im Bereich der Nervenaustrittspunkte schaffen sofort Linderung.

Wärmeapplikation und **Massagen** im Bereich der hinteren Brustwirbelsäule beheben häufig die Beschwerden.

8.1.4
Endometriose

Durch Wucherung des Endometriums können im Myometrium (Endomyosis uteri) und in der Tube (Salpingitis nodosa) Endometrioseherde entstehen (Endometriosis genitalis interna).

Gynäkologische Eingriffe scheinen das Entstehen einer Endometriosis genitalis interna zu begünstigen.

Durch Verschleppung (kanalikulär, lymphogen, hämatogen) kleinerer Endometriumanteile entstehen im Ovar, im Douglas-Raum sowie im Bereich der Scheide und Vulva Endometrioseherde (Endometriosis genitalis externa). Etwa 10% der Endometrioseherde werden außerhalb des Genitale gefunden. Lokalisationen sind Darm, Blase, Peritoneum und Operationsnarben. Die Verschleppung von Endometrium erfolgt nicht selten durch gynäkologische Operationen, kanalikulär während der Menstruation oder als embolische Absiedlung. Die Ausdifferenzierung versprengter Embryonalzellen zum Endometrium scheint möglich.

Die Diagnose stellt sich aus dem prämenstruell anschwellenden Unterleibsschmerz, der gelegentlich eng lokalisiert ist, sowie Dysmenorrhoe und postmenstruellen abschwellenden Schmerzen. Oft besteht eine Hypermenorrhoe, wenn die Kontraktilität der Uterusmuskulatur durch eine Adenomyosis uteri eingeschränkt ist. Durch gynäkologische Operation und Laparoskopien kann die Diagnose objektiviert werden. Die Ultraschalldiagnostik sollte bei Verdacht immer durchgeführt werden.

Die hormonelle Behandlung erfolgt bei symptomatischer Endometriose durch die Gabe von gestagenbetonten Ovulationshemmern für mindestens 6–9 Monate oder durch ununterbrochene Gabe eines reinen Gestagens (z. B. Orgametril®), wodurch häufig eine Atrophie der Endometrioseherde erreicht wird.

Bestehen Schmerzsymptome oder konnte der Endometrioseherd nur punktiert werden, so kann ein 3-6monatiger Behandlungsversuch mit dem hypophysenhemmenden Danazol® gemacht werden. GnRH-Analoga (z. B. Enatone-Gyn® oder Decapeptyl-Gyn®) können die ovarielle Hormonbildung unterbinden. Eine operative Laparoskopie kommt in Betracht, wenn die Zystengröße mehr als 1–2 cm beträgt. Bei größeren Endometrioseherden und bei Verdacht auf infiltrierende Endo-metriose ist eine Laparotomie erforderlich.

Nach resistieren der Ovarialfunktion, in der Menopause oder nach Resektion der Ovarien kommt es zur spontanen Rückbildung der Endometrioseherde. Zurück bleiben häufig Narben, die Narbenzugbeschwerden verursachen können.

Hydro-thermo-therapeutische Maßnahmen bieten sich erst in dieser Situation an. Durch lokale Wärmeapplikationen kann versucht werden, dieses Narbengewebe aufzulockern. Kurzwellen, warme Halbbäder und vaginale Moorapplikationen (Vagimoran® 45°C/30 Minuten) können ebenfalls versucht werden.

Die **Phytotherapie** verspricht keinen Erfolg.

Ernährungstherapeutisch wird der Einsatz von hochungesättigten Fettsäuren neben einer ausgewogenen vitamin- und mineralstoffreichen Ernährung diskutiert.

8.1.5
Zyklusstörungen

Wenig Bewegung, Computerarbeit und lange Fahrten zum Arbeitsplatz sind Einflußfaktoren, die den Zyklus zum Entgleisen bringen können. Es treten Krämpfe im Unterbauch, starke Blutungen, Spannungsgefühle in der Brust, wie sie vom prämenstruellen Syndrom her bekannt sind, Reizbarkeit und depressive Verstimmungen auf.

Mehrheitlich liegen den Regelbeschwerden keine organischen Störungen zugrunde, sondern sind funktioneller Natur. Durch Anamnese, gynäkologische Untersuchung und Blutuntersuchungen kann die Ursache festgestellt werden.

Hormonale Ursachen von Zyklusstörungen führen oft zu Sterilität und unerfülltem Kinderwunsch. Anderseits können Zusatzblutungen oft das erste Zeichen eines bösartigen oder gutartigen Tumors sein. So

vielfältig die Ursachen für Zyklusstörungen sein können, so vielfältig sind ihre Behandlungsmöglichkeiten.

❏ **Anomalien der Blutungsstärke** (Typusanomalien) umfassen die Hypo- und Hypermenorrhoe.

Die **Hypomenorrhoe** dauert oft nur Stunden und kommt meistens innerhalb eines Tages zum Stillstand. Oft dominiert sie als Schmierblutung. Ursachen sind meist hormonelle Störungen.

Die **Hypermenorrhoe** kann zu hohem Blutverlust führen. Ursachen sind meist organischer Natur, die selbstverständlich bei vorliegenden Myomen oder Korpuspolypen operativ behandelt werden müssen. Die funktionellen Ursachen sind wesentlich seltener und werden meist hormonell behandelt.

Hydro-thermo-therapeutisch kommen bei der **Hypomenorrhoe** täglich, besonders in der zweiten Zyklushälfte, warme Sitz- oder Fußbäder zur Anwendung. Bei letzteren muß darauf geachtet werden, daß das Wasser bis über die Waden hinaufreicht. Im Wechsel angewendet, kann zum vegetativen Ausgleich das Kohlensäuregasbad eingesetzt werden.

Bei der **Hypermenorrhoe** werden kalte Anwendungen durchgeführt. Die kalten Aufschläge auf den Unterbauch müssen ca. alle 10–20 Minuten gewechselt werden. Gute Wirkung zeigen auch kalte Kneippsche Güsse auf den Unterbauch und die Oberschenkel. Das kalte Sitzbad (10°–12°C, ca. 5–10 Minuten) ist nur für kälteunempfindliche Personen geeignet.

Phytotherapeutisch bieten sich bei der **Hypomenorrhoe** die als traditionell eingestuften „Emmenagoga" an. Ein Tee kann Frauenmantelkraut, Rosmarinblätter, Schafgarbenkraut, Aloe, Zimtrinde, Johanniskraut, Gottesgnadenkraut, Gartenrautenblätter, Sennesblätter und Fenchelfrüchte enthalten.

Früher wurde bei der **Hypermenorrhoe** das Hirtentäschelkraut (Capsella bursa-pastoris), das kanadische Berufskraut (Conyza canadensis), das Fuchskraut (Senecio fuchsii), der Wasserpfeffer (Polygonum hydropiper), der Vogelknöterich (Polygonum aviculare) sowie der Besenginster (Cytisum scoparium) eingesetzt.

In den Monographien findet nur das Hirtentäschelkraut zur Behandlung der Meno- und Metrorrhagie Anerkennung.

Die **Hypomenorrhoe** läßt sich im Gegensatz zur **Hypermenorrhoe** gut mit **Krankengymnastik** und verschiedenen **Massagetechniken** angehen. Exemplarisch ist die Reflexzonenmassage der Unterleibsorgane im lumbal-sakralen Bereich zu nennen, insbesondere die der „Hypomenorrhoezone" über dem Kreuzbein und dem medialen Darmbein. Die Krankengymnastik bei der Hypomenorrhoe bewirkt eine Kräftigung der Beckenboden- und Bauchmuskulatur. Die Anwendungen sollten 3 x pro Woche erfolgen.

Es hat sich gezeigt, daß das Körpergewicht im Sinne einer Adipositas maßgeblich am Auftreten von dysfunktionellen Blutungen beteiligt ist. Frauen mit Unter- und Übergewicht haben häufiger Zyklusstörungen als normalgewichtige Frauen. Daher ist eine ausgewogene **Ernährungstherapie** im Sinne einer vollwertigen Grunddiät, aber auch eine Fastentherapie anzuraten. Die Art der Nahrung scheint für den Einfluß auf das Hormonsystem entscheidend zu sein. Studien zeigen, daß Frauen, die selten Butter und Sahne essen, deutlich niedrigere Östrogen- und Progesteronspiegel in der Lutealphase zeigen, jedoch deutlich erhöhte adrenale Steroide im Gegensatz zu Frauen, die häufig Butter und Sahne essen. Der hauptsächliche Verzehr von Vollkornprodukten bewirkt höhere Östradiolspiegel und niedrigere FSH-Spiegel in der frühen Follikelphase als der Verzehr von Weißmehlprodukten.

In der **Ordnungstherapie** sind chronobiologische Aspekte und vor allem der rhythmische Beziehungsaspekt des Organs zum Gesamtorganismus zu beachten. Die Atmungstherapie kann neben anderen Entspannungsverfahren bei Zyklusstörungen erfolgreich eingesetzt werden.

❏ **Anomalien des Blutungsrhythmus** (Tempoanomalien) umfassen die sekundäre Amenorrhoe, die Oligomenorrhoe und die Polymenorrhoe.

Als Ursache stehen hormonelle Entgleisungen durch hypothalamische, hypophysäre oder ovarielle Störungen im Vordergrund. Tempoanomalien müssen erkannt und behandelt werden, da sie zu anämischen Zuständen, mastopathischen Veränderungen der Brust und Hyperplasien der Uterusschleimhaut führen können. Zusätzlich wird die Osteoporose in ihrer Entstehung begünstigt. In einem hohen Prozentsatz sind Hyperprolaktinämien zu diagnostizieren, wobei der Prolaktinwert im Blut mit der Ausprägung der Tempoanomalie korreliert. Die Poly- und auch die Oligomenorrhoe werden, je nach Ursache, mit Gestagenen, Östrogenen oder Kombinationspräparaten behandelt.

Die **Oligomenorrhoe** tritt in Folge einer hypothalamisch-hypophysären Dysfunktion auf. Es liegen häufig psychische Störungen zugrunde, wie auch bei der funktionellen Amenorrhoe. Es ist festzuhalten, daß sowohl die hyperprolaktinämischen Amenorrhoeformen als auch die hypothalamisch bedingte **Amenorrhoe** naturheilkundlich unterstützend mitbehandelt werden können.

Die hypothalamisch bedingte Amenorrhoe ist eine funktionelle, meist reaktivpsychisch verursachte Funktionsstörung. Sie ist die häufigste Form der Amenorrhoe überhaupt.

Die **Hydro-Thermo-Therapie** kann bei Tempoanomalien kaum Hilfestellung leisten.

Tabelle 8-6: Therapiekonzepte bei Zyklus-störungen: Hypomenorrhoe, Hypermenor-rhoe, Oligomenorrhoe

Hydro-Thermo-Therapie
Hypomenorrhoe
- Kohlensäuregasbad
- Wickel
- Sitzbäder
- Fußbäder

Hypermenorrhoe
- Kneippsche Anwendungen, vornehmlich kalt
- Umschläge
- Wickel

Phytotherapie
Hypomenorrhoe
- Emmenagoga
- Individuelle Teerezepturen

Hypermenorrhoe
- Individuelle Teerezepturen, u. a. Hirtentäschelkraut

Oligomenorrhoe
- Agnolyt®

Bewegungstherapie und Massage
Hypomenorrhoe
- Reflexzonenmassage
- Krankengymnastik

Ernährungstherapie (gilt für alle Krank-heitsbilder)
- Vollwertige Grunddiät
- Fastentherapie
- Vollkornprodukte

Ordnungstherapie (gilt für alle Krank-heitsbilder)
- Atmungstherapie
- Chronobiologisches Regime
- Gesundheitsbildung und -beratung

Bewegungstherapie kann im Sinne einer Ordnungstherapie ausgleichend integriert werden.
Als wichtigstes **Phytotherapeutikum** gilt der Mönchspfeffer (Vitex agnus castus). Fertigpräparate werden als Trockenex-trakte und wäßrig-alkoholische Lösungen angeboten. Extrakte aus Mönchspfeffer werden neben Prolaktinsenkern bei mäßig erhöhten Prolaktinwerten (bis 100 ng/ml) oder bei der latenten Hyperprolaktinämie eingesetzt.

Ordnungstherapeutische Verfahren im Sinne psychotherapeutischer und Ent-spannungsverfahren gehören zum Thera-piekonzept. Aus seelischen und körper-lichen Ursachen kann die Menstruations-blutung ausbleiben. Erkrankungen wie Depressionen, seelische Traumen, aber auch ungünstige Lebensbedingungen, wie die „Streßamenorrhoe", können mit ord-nungstherapeutischen Maßnahmen be-handelt werden.

Die Aspekte der Chronobiologie sind einzubeziehen.

❏ **Dysmenorrhoe** ist eine weitere Form der Zyklusstörungen. Die Beschwerden können so stark sein, daß häusliche und/oder berufliche Tätigkeit unterbro-chen werden müssen. Zunächst ist die zu-grundeliegende Ursache durch eine einge-hende Anamnese und durch eine fachärzt-liche gynäkologische Untersuchung zu klären. Neben Symptomen wie Müdigkeit, Aggressionszunahme und Kopfschmerzen findet sich häufig Appetitlosigkeit.

Die seelisch-funktionell bedingte Dysme-norrhoe sowie die statisch bedingte Form lassen sich gut behandeln. Es soll daher nicht auf die Behandlung der organischen Ursachen wie Entzündungen, Fehlbildung der Gebärmutter, Retroflexio uteri, Myome und Zervixstenosen eingegangen werden, sondern auf die der psychisch-funktionell bedingten Dysmenorrhoe. Es handelt sich hierbei um die häufigste Dysmenorrhoe-form.

Gestagene, Ovulationshemmer und die Psychotherapie werden in der konventio-nellen Medizin eingesetzt.

Hydro-thermo-therapeutisch können wechselwarme Knie- und Schenkelgüsse, warme Fußbäder sowie feucht-heiße Kamillenkompressen zu Hause durchgeführt werden. Sofern die Möglichkeit besteht, sollen heiße Blitzgüsse verabreicht werden. Die feucht-heißen Kamillenkompressen werden im Unterbauch- oder Lumbalbereich eingesetzt. Bei Anwendung feuchter Wärme ist ein Wechsel des Umschlags nach einer Stunde und ein Abreiben des feuchten Bauches mit einem Frottiertuch angezeigt. Ein Kissen oder eine Knierolle sorgt für Entspannung der Bauchmuskulatur und wird schmerzlindernd empfunden. Lokale Wärmeapplikationen dienen der Entspannung der Muskulatur und der parasympathischen Reaktionen in den entsprechenden Reflexzonen.

Lauwarme Sitzbäder (35°–36°C) und warme Sitzbäder (36°–38°C) wirken krampflösend und bewirken eine vermehrte Durchblutung des inneren Genitale.

Über den Einsatz der **Phytotherapie** entscheiden die Ursachen. Vor allem bei der psychisch-funktionell bedingten Dysmenorrhoe kann die Phytotherapie eingesetzt werden. Hinsichtlich dysmenorrhoischer Beschwerden konnten nur zwei Pflanzen eine Positivmonographie erhalten: das Gänsefingerkraut (Cefadian®, Natudolor®) und der Traubensilberkerzenwurzelstock (Remifemin®, Femilla®). Letzterer wird aus Zubereitungen von Rhizoma Cimicifugae, auch als Remifemin® plus, in der Kombination mit Johanniskraut angeboten. Das Gänsefingerkraut wird als Fertigpräparat angeboten. Als weitere Drogen gelten – neben dem Johanniskraut und der Melisse – die Kamille, der Schneeball, die Schafgarbe und der Frauenmantel. Teerezepte für dysmenorrhoische Beschwerden enthalten neben den oben genannten Pflanzen auch Karminativdrogen, die erfahrungsgemäß auch krampflösend auf das Myometrium wirken.

Daneben werden ätherische Öle (Kamillenöl, Fenchelöl etc.) zur äußerlichen Anwendung eingesetzt. Auf die Innenseite der Oberschenkel oder auf den Unter-

bauchbereich eingerieben, kann ein Öl mit Melisse, Eukalyptus, Fenchel, Kümmel oder Kamille zur Anwendung kommen, wobei neben der schmerzlindernden, spasmolytischen und durchblutungsfördernden Wirkung vor allem die reflektorischen Wirkungen zum Tragen kommen.

Alle Präparate müssen regelmäßig über einen längeren Zeitraum eingenommen werden.

Zusammenfassend läßt sich sagen, daß die antidysmenorrhoische Wirkung der oben genannten Pflanzen nicht überschätzt werden darf. In den sog. Frauentees (Species gynaecologicae) sind viele dieser Pflanzen jedoch enthalten und zeigen nach Aussage vieler Anwender Wirkung, wobei offenbleiben mag, inwieweit es sich hierbei um unspezifische Effekte handelt.

Segmentale Applikation des Heublumensackes und der Zusatz von Heublumen oder Rosmarin zu den oben beschriebenen Fußbädern bieten sich an.

Die Dysmenorrhoe geht mit Spasmen der Bauch-, Rücken- und der Beckenbodenmuskulatur einher. Die Spasmen bedingen Schmerzen im Lumbalbereich und im Unterbauch. Betroffen sind vor allem Frauen in stehenden Berufen, vegetativ-labile und Frauen in sportlichen Berufen.

Als **Bewegungstherapie** werden daher die Lockerungsgymnastik, leichter Sport oder Schwimmen empfohlen. Bevorzugt werden Bindegewebsmassagen und klassische **Massagen** neben der Atmungstherapie zur Lockerung verordnet.

Die Bindegewebsmassage wird ab der Ovulation 3 x pro Woche, die klassischen Massagen 2 x pro Woche bis zu Beginn der Menstruation eingesetzt.

Krankengymnastische Übungen können erlernt und zu Hause täglich durchgeführt werden.

Ernährungstherapeutisch muß auf eine vitamin- und mineralstoffreiche Ernährung mit hoher Nährstoffdichte geachtet werden, insbesondere mit einem hohen

Tabelle 8-7: Therapiekonzepte bei Dysmenorrhoe

Hydro-Thermo-Therapie
- Knie-Schenkel-Güsse
- Fußbäder
- Wickel
- Kompressen
- Blitzgüsse
- Sitzbäder

Phytotherapie
- Remifemin®
- Remifemin® plus
- Femilla® N Tinktur
- Cefadian®
- Natudolor®
- Teerezepte
- Ätherische Öle (äußerlich)
- Kneipp® Heupack Herbatherm
- Karminativdrogen
- Kamillenkompressen

Bewegungstherapie und Massage
- Lockerungsgymnastik
- Schwimmen
- Leichter Sport
- Atmungstherapie
- Tanzen
- Klassische Massagen
- Bindegewebsmassagen
- Krankengymnastik

Ernährungstherapie
- Vollwertige Grunddiät
- Vitamin- und mineralstoffreiche Ernährung
- Ungesättigte Fettsäuren

Ordnungstherapie
- Entspannungsverfahren
- Warme Füße (Wollsocken)
- Stuhlgangregulierung
- Gesundheitsbildung und -beratung

Anteil an mehrfach ungesättigten Fettsäuren. Besonders die Eicosapentaensäure dient als Substrat der Prostacyclinbildung, die ihrerseits kontraktionshemmend auf die glatte Muskulatur wirkt.

Ordnungstherapeutisch ist auf warme Füße und auf eine Stuhlgangregulierung zu achten. Entspannungsmethoden, wie das Autogene Training, die Muskelrelaxation nach Jacobson, die Atmungstherapie sowie Entspannungsübungen der Muskulatur sind anzuraten.

◻ **Prämenstruelles Syndrom.** In der zweiten Zyklushälfte, meist in den letzten 8–10 Tagen vor der zu erwartenden Regelblutung, empfinden Frauen häufig Beschwerden, sei es, daß sie sich allgemein unwohl fühlen oder daß lokale Beschwerden auftreten. Mit dem Einsetzen der Menstruation sind die Beschwerden rückläufig.

Für das prämenstruelle Syndrom (PMS) werden verschiedene Ursachen diskutiert, wie eine starke Östrogenwirkung bei Gestagenmangel, besonders in der zweiten Zyklushälfte bei Patientinnen, die keinen Eisprung haben, oder bei Gelbkörperschwäche. Die Erhöhung des Östrogenspiegels führt zu Ödembildungen z. B. in der Brust, die als schmerzhafte Brustschwellungen mit Spannungsgefühl und Überempfindlichkeit der Brustwarzen empfunden werden. Eine weitere Ursache des PMS kann eine Überempfindlichkeit des vegetativen Nervensystems und eine Prolaktinerhöhung sein. 3 von 10 Frauen sind vom PMS betroffen. Kopfschmerzen, Migräneanfälle, Gewichtszunahme, Schmerzen im Unterbauchbereich mit Gefühl der Stauung im kleinen Becken, schmerzhafte Brustschwellung mit Spannungsgefühl werden gefunden. Folgende Veränderungen findet man bei fast allen Frauen mit PMS: Sie sind nervös, labil, zeigen seelische Verstimmungen und Depressionen. Daß dies zu Streitigkeiten in der Familie und in der Arbeitsgemeinschaft zu großen Aggressionen führen kann, versteht sich von selber. Soziale Folgen wie Trennungen vom Partner, Ärger mit den Arbeitskollegen kommen hinzu.

Man ist sich bis heute nicht einig, wann das prämenstruelle Syndrom als krankhaft zu werten ist und wann es noch als „normal" gelten kann.

Als Ursache gilt eine Dysbalance im Prostaglandin-Stoffwechsel. Ein relativer PGE_1-Mangel steht im Vordergrund.

Beschwerdebilder wie Lust auf Süßes, Kleptomanie und u. a. Gesichtsakne können auftreten. Andere Frauen hingegen berichten, daß sie an diesen Tagen gerade im Beruf neue Ideen entwickeln und sich attraktiver fühlen.

Der Gynäkologe verordnet in der Regel eine Östrogen-Gestagen-Kombination unter der Vorstellung, daß ein Gestagenmangel besteht. Stellt die Erhöhung des Hormons Prolaktin, was wiederholt kontrolliert werden muß, die Ursache für die schmerzhafte Brustschwellung dar, werden Prolaktinhemmer eingesetzt. Eine Behandlung der Brust mit einer gestagenhaltigen Salbe hilft, die Spannungen zu beseitigen.

Hydro-thermo-therapeutisch werden in der zweiten Zyklushälfte täglich Kohlensäuregasbehandlungen durchgeführt. Zusätzlich erfolgt der Einsatz von Fußbädern abends vor dem Schlafen.

Das prämenstruelle Syndrom wird **phytotherapeutisch** mit dem Mönchspfeffer (= Keuschlamm, Agnus castus) behandelt. Mönchspfeffer (Agnolyt®) wie auch die Traubensilberkerze (Cimicifuga racemosa) sind beim prämenstruellen Syndrom positiv monographiert worden. Nachtkerzenöl (Oenothera biennis) soll eine spezifische entzündungsbeeinflussende Wirkung haben, die bei PMS noch nicht klinisch belegt ist.

Die Gamma-Linolensäure, die in Nachtkerzenöl (Nachtkerzenöl Haslauer®), aber auch in Borretsch- und Avocadoölen enthalten ist, hat sich bei der Behandlung von PMS bewährt. Die Gamma-Linolensäure spielt in der Entzündungsmediatorenkaskade eine wesentliche Rolle und soll damit

die Prostaglandinsituation im Endometrium beeinflussen. Allerdings ist Nachtkerzenöl nicht für gynäkologische Indikationen monographiert; es wird meist in Form preiswerterer diätetischer Lebensmittel eingenommen.

Phytosedativa (Baldriparan® etc.) sollten immer bei PMS als symptomatische Behandlung eingesetzt werden.

Ausgleichende **Bewegung** und **Massagen** sind zur Entlastung zu empfehlen. Leichte sportliche Bewegung ist indiziert. Lockerungsmassagen werden additiv verordnet.

Tabelle 8-8: Therapiekonzepte bei prämenstruellem Syndrom

Hydro-Thermo-Therapie
- Kohlensäuregasbad
- Fußbäder

Phytotherapie
- Agnolyt®
- Remifemin®
- Kneipp® Baldrian-Tee
- Kneipp® Nerven- und Schlaftee
- Sedierende Badezusätze
- Baldrianzubereitungen
- Baldriparan®
- Nachtkerzenöl®
- Borretschöl
- Avocadoöl
- Individuelle Teerezepturen

Bewegungstherapie und Massage
- Ausgleichssport
- Lockerungsmassagen

Ernährungstherapie
- Vollwertige Grunddiät
- „Entwässernde Nahrungsmittel"
- Essentielle Fettsäuren
- Vitamine
- Mineralstoffe

Ordnungstherapie
- Entspannungsverfahren
- Gesundheitsbildung und -beratung

In der **Ernährungstherapie** sollte die Nahrungsauswahl nach individueller Verträglichkeit erfolgen. Dies erfolgt am besten nach einer entsprechenden Selbstbeobachtung bezüglich der Verschlimmerung oder Verbesserung typischer Symptome nach der Nahrungsaufnahme. Allgemein gelten komplexe Kohlenhydrate wie Vollkorn, Gemüse, Bohnen, Reis und Früchte sowie natürlich entwässernde Speisen, wie Wassermelonen, Erdbeeren, Artischocken, Spargel, Kresse und Petersilie, zu den bevorzugten Lebensmitteln. An Vitaminen und Mineralstoffen sind dies u .a. Magnesium, Kalzium, und Vitamine des B-Komplexes und Vitamin C. Darüber hinaus sind Lecithin, die Gamma-Linolensäure sowie essentielle Fettsäuren in Fischen und Ölen zu nennen.

Atmungstherapie und andere Entspannungsverfahren in Kombination mit der Schulung der Körperwahrnehmung, insbesondere im Bauch- und Beckenbereich, können durch entspannende Wirkungen das prämenstruelle Syndrom günstig beeinflussen.

Von Kaffee und Nikotin muß abgeraten werden.

8.1.6
Neurovegetative Regulationsstörungen

❐ **Pelveopathia spastica** ist ein in der gynäkologischen Praxis häufig geklagtes Beschwerdebild, das mit den üblichen klassischen gynäkologischen Maßnahmen oft nur unzureichend behandelt werden kann. Im engeren Sinne handelt es sich um ein chronisches, nichtzyklisches Unterbauchsymptom, das selten isoliert auftritt.

Bei näherer Betrachtung zeigt sich, daß als Ursache Krankheiten in Frage kommen, an die in diesem Zusammenhang selten gedacht wird, wie z. B. orthopädische Krankheitsbilder, sakroiliakale Dislokationen, lumbale Diskopathien, Musculus iliopsoas-Syndrom, Sexualstörungen und -traumata, Reizblase, proktologische Erkrankungen und psychosomatische Störungen. Nach Ausschluß organischer Ursachen und schwerer neurotischer Störungen muß im ärztlichen Gespräch vor allem nach unerfülltem Kinderwunsch, partnerschaftlichen Konflikten und Überforderungssyndromen geforscht werden. Die schmerzhafte Tonuserhöhung der glatten Muskulatur im Bereich des Parametriums ist durch einen erhöhten Sympathikotonus zu erklären. Dabei muß die Pelveopathia spastica von der Pelvic congestion abgegrenzt werden, da beide Krankheitsbilder einer unterschiedlichen balneophysikalischen Therapie bedürfen.

Durch Kontraktion der im Bindegewebe des Parametriums vorhandenen glatten Muskelfasern kommt es zu krampfartigen Schmerzen, die auch bei Bewegungen des Uterus im Bereich der Sakrouterinligamente vorhanden sind. Man findet diese Beschwerden häufiger bei psychischen Alterationen.

Der Spasmus der glatten Muskeln in den Parametralbändern macht sich bei der gezielten Betastung durch den Frauenarzt bemerkbar. Im täglichen Leben der Frau steht häufig die Algopareunie im Vordergrund. Eine Funktionsdiagnostik des Vegetativums ist bei der Pelveopathia spastica notwendig. Neben der Ermittlung der Werte von Blutdruck, Atmung, Puls, Temperatur, Blutsenkung u. a. kann die Provokation des segmentalen Dermographismus Hinweise geben.

Die Pharmakotherapie setzt bevorzugt Spasmolytika ein.

Die Balneogynäkologie faßt die Pelveopathia spastica als neurovegetative Störung auf. Eine vegetative ganzkörperliche oder lokale Dyskoordination kann durch iatrogene Applikation von neurovegetativen gegensinnigen Anwendungen, z. B. Kälte-Wärme und kurze Ruhepausen, erfolgen.

Hydro-thermo-ther apeutisch kann der schmerzhaft gesteigerte Tonus der glatten Muskulatur durch eine Wärmesympathikolyse und unter Zuhilfenahme der biologischen Wirkung von Torf gebessert werden. Es bieten sich der Einsatz von Moorbrei-, Moorlaugen- oder Moorschwebstoffbädern (als Halb- oder Vollbäder) neben vaginalen Moortamponaden (Vagimoran®) an.

Moorlaugenbäder können zu Hause durchgeführt werden (Pela Moorlauge®).

Ein spastisch betontes Krankheitsbild wie die Pelveopathia spastica, im Gegensatz zur Pelvic congestion, ist mit Soleanwendungen gut zu therapieren. Temperatur, hydrostatischer Druck, Konzentration und Zeitfaktor können je nach Bedarf variiert werden; Sole-Vaginalspülungen, Solevoll- oder -halbbäder sind 3x wöchentlich (bei Bedarf auch täglich) angezeigt. Auch Solebäder können zu Hause selbst durchgeführt werden (Pino Sole-Salz®). Kneippsche Anwendungen wie wechselwarme Knie-Waden-Güsse und temperaturansteigende Fußbäder sind angezeigt. Heiße Rückenblitzgüsse (der Blitzguß ist keine Anwendung, die Kneipp beschrieben hat!) eignen sich im Segment und können nach einer Eingewöhnungsphase auch wechselwarm durchgeführt werden.

Die Kohlensäuretherapie kann in Form der Kohlensäurewasser- bzw. Kohlensäuregasbäder oder als lokale CO_2-Quellgas-Durchströmungsbehandlung erfolgen. Letztere sind besonders bei zervikaler Hyperhidrosis einzusetzen, die bei der Pelveopathia spastica in 70% begleitend auftritt.

Phytotherapeutisch werden Phytosedativa sowie Schafgarbensitzbäder versucht. Die Schafgarbe enthält Gerb-, Bitter- und ätherische Stoffe. Die Anwendung erfolgt als Sitzbad oder innerlich. Zur Entspannung kann der Heublumensack für 30 Minuten bis zu 3x tgl. angewendet werden (Kneipp® Heusack Herbatherm).

Von seiten der **Massagetherapie** bieten sich bei der Pelveopathia spastica Bindegewebsmassagen der entsprechenden reflektorischen Zonen an.

Häufige Überlastungen durch die Umwelt und Dysbalance des Vegetativums nach schweren Geburten und Operationen, seelischen Belastungen machen **ordnungstherapeutisch** oft eine Herauslösung der Betroffenen aus dem häuslichen Umfeld notwendig. Dabei ist auch auf die Normalisierung des häufig gestörten Sexuallebens zu achten. Durch Trennung von Partner und Kindern, frei von täglichen Problemen und Pflichten kann ein geregelter Tagesablauf erfolgen. Um das Vegetativum auszugleichen und chronobiologische Regimes zu erarbeiten, hat es Sinn, die Pelveopathia spastica bei starker Ausprägung, die auch zur Arbeitsunfähigkeit führen kann, im Rahmen einer Rehabilitationsmaßnahme zu behandeln. Entspannungstechniken, vor allem die Lösungs- und Atmungstherapie, werden angewandt. Die kurörtliche Therapie in einem Frauenheilbad ermöglicht eine umfassende Behandlung.

◻ **Pelvic congestion.** Durch eine venöse Stauung im kleinen Becken kommt es häufig prämenstruell zu Spannungsschmerzen im Genitalbereich. Die Pelvic congestion ist laparoskopisch gut zu diagnostizieren.

Ziel der **hydro-thermo-therapeutischen** Behandlung der Pelvic congestion ist es, die pathologisch vermehrte venöse Stauung im kleinen Becken zu beseitigen. Kalte (20°C) und warme (40°–45°C) vaginale Mooreinlagen sollen im Sinne einer Vasogymnastik die Stauungsbeschwerden lindern.

Mit lokaler Kälteapplikation, z. B. Knie-Waden-Güsse, wird eine Verminderung der Durchblutung erreicht. Die Kältebeeinflussung der Frankenhäuser-Ganglien durch kalte vaginale Moortamponaden oder thermoneutrale Voll- oder Halbbäder,

Tabelle 8-9: Therapiekonzepte bei Pelvic congestion und Pelveopathia spastica

Hydro-Thermo-Therapie
Pelvic congestion
- Lokale Kälteapplikationen im Kneippschen Sinne
- Thermalbad
- Vaginale Moortamponaden
- Thermoneutrale Voll- und Halbbäder

Pelveopathia spastica
- Kohlensäurewasser- und Kohlensäuregasbäder
- CO_2-Quellgas-Durchspülungsbehandlung
- Moorbrei-, Moorlaugenbad (Pela-Moorlauge®)
- Moorschwebstoffbäder als Halb- und Vollbäder
- Vaginale Moortamponaden (Vagimoran®)
- Solevoll- und -halbbad (Pino Sole-Salz®)
- Sole-Vaginalspülungen
- Kneippsche Anwendungen
- Sauna
- Blitzgüsse
- Thermalbad

Phytotherapie
Pelveopathia spastica
- Kneipp® Heusack Herbatherm
- Schafgarbensitzbäder

Bewegungstherapie und Massage
Pelvic congestion
- Bindegewebsmassage
- Beckenhochlagerung
- Atmungstherapie
- Schwimmen

Pelveopathia spastica
- Atmungstherapie
- Bindegewebsmassage
- Schwimmen
- Klassische Massagen

Ernährungstherapie (gilt für beide Krankheitsbilder)
- Vollwertige Grunddiät

Ordnungstherapie (gilt für beide Krankheitsbilder)
- Atmungstherapie
- Chronobiologisches Regime
- Entspannungsverfahren
- Gesundheitsbildung und -beratung

mit und ohne Zusätze, bewirkt eine Dekongestion im kleinen Becken.

Bei allen vegetativen Störungen sind grundsätzlich ganzkörperliche Anwendungen den lokalen vorzuziehen.

Bei venösen Stauungen im kleinen Becken ist die Beckenhochlagerung sinnvoll und sollte zu Hause durchgeführt werden. Übungen der **Atmungstherapie** verbessern den venösen Rückfluß aus dem kleinen Becken. Ausgleichend wirkten das Schwimmen und klassische Massagen.

◘ **Erschöpfungssyndrome und Schlafstörungen** sind eine Domäne des Einsatzes von Naturheilverfahren.

Barbiturate, aber auch Tranquilizer, Neuroleptika und Antidepressiva sollten nur nach Ausschöpfung aller anderer Maßnahmen eingesetzt werden. Barbiturate vermindern bekanntlicherweise die Dauer des REM-Schlafes. Dies ist unphysiologisch, da desychronisierte Schlafmuster erzeugt werden. Neben dem Abhängigkeitspotential von Barbituraten und den Risiken der Überdosierung mahnen störende Enzyminduktionen und EEG-Veränderungen zur Vorsicht. Ähnliche kritische Anmerkungen müßten zu den anderen o. g. Präparategruppen gemacht werden.

Besonders bei onkologischen Erkrankungen, in der Menopause, in der Schwangerschaft und vor allem im Wochenbett treten Erschöpfungssyndrome mit und ohne Schlafstörungen häufig auf.

Im naturheilkundlichen Sinne können Schlafstörungen verschiedene Ursachen haben. Sie können durch Dysstreß bedingt sein, aber auch durch eine „Herzschwäche".

Naturheilkundliche Ärzte haben seit jeher darauf hingewiesen, daß herzstärkende Pflanzen, besonders bei geriatrischen Patientinnen, das beste Schlafmittel darstellen können. Auch Magen-Darm-Störungen, in Form von Blähungen, können zu Schlaflosigkeit führen. Hier ist ein ernährungstherapeutisches Vorgehen bzw. phytotherapeutische Unterstützung mit Karminativdrogen sinnvoll. Der Abstand zwischen Abendessen und Nachtruhe – in Krankenhäusern liegen die Essenszeiten aus organisatorischen Gründen oft bereits am späten Nachmittag – kann zu einer Hypoglykämie und damit zur Schlaflosigkeit (oft auch Schmerzverstärkung!) führen.

Im Rahmen einer Behandlung mit Naturheilverfahren muß daher die Schlaflosigkeit anamnestisch genau erfaßt werden, um das Therapiekonzept adäquat erstellen zu können.

Hydro-thermo-therapeutisch indiziert sind warme, wechselwarme oder temperaturansteigende Fußbäder, Vollbäder, Wassertreten, kalte Kniegüsse, kalte Armbäder und kalte oder heiße Wickel. Morgendliche kühle Waschung werden, ebenso wie Liegekuren, besonders im Rahmen einer Rehabilitationsmaßnahme, in das Therapieprogramm aufgenommen. Bei nervösen Schlafstörungen empfiehlt es sich, in den späten Abendstunden eine Frischluftliegekur vorzunehmen.

Phytotherapeutika auf der Grundlage vor allem von Baldrian- und Hopfenbestandteilen stehen im Vordergrund. Die eigentliche hypnotische Potenz ist gering, jedoch steht dem eine nahezu fehlende Toxizität gegenüber. Auch die Verkehrstüchtigkeit wird im Gegensatz zu anderen Tranquilanzien nicht beeinflußt. Leider sind in Schlaflaboruntersuchungen die pflanzlichen Zubereitungen noch nicht so ausführlich untersucht worden wie die Wirkungen der o. g. Pharmakotherapeutika. Melissenblätter, Baldrianwurzeln, Hopfenzapfen, Lavendelblüten und u. a. das Passionsblumenkraut sind die wichtigsten Pflanzen. Sie haben eine positive Monographie bezüglich nervöser Erregungszustände, Einschlafstörungen und Schlafstörungen erhalten. Phytobalneotherapeutisch werden den o. g. Bädern Heublumen, Fichtennadeln oder Phytosedativa zugegeben. Das abendliche Lavendelfußbad gehört zur Standardtherapie.

Ernährungstherapeutisch führt eine ausgewogene vollwertige Grunddiät zum Wohlbefinden, besonders wenn die abendliche Mahlzeit reduziert und nicht zu früh eingenommen wird. Milch mit Honig kann versucht werden. Zwischenmahlzeiten sollten angeboten werden.

Harmonisierende **Bewegungstherapie,** wie leichtes Jogging, Walking, Schwimmen, Tanzen und rhythmische Gymnastik, bietet sich an. Desensibilisierende, großflächige klassische **Massagen** sind 1–2 x wöchentlich empfehlenswert. Zusätzlich kann die Bindegewebsmassage eingesetzt werden. Bei erschöpften Patientinnen in onkologischer Behandlung oder im Wochenbett können morgendliche Trockenbürstungen durchgeführt werden. Eine nachfolgende kühle Waschung im Kneippschen Sinne kann oft schon als zu starker Reiz empfunden werden.

Ordnungstherapeutische Ansätze umfassen informative Gespräche zu Regeln der Beachtung chronobiologischer Rhythmen, zu regelmäßigen Schlafzeiten, zur Schnelllebigkeit unserer Zeit und zur richtigen Schlafhygiene. Regelmäßiges Körpertraining und Autogenes Training können eingesetzt werden. Eine psycho-physische Stabilisierung wird durch den Einsatz der Atmungstherapie erreicht. Praktisch ist auf eine Leistungsermüdung durch ausreichend körperliche Tätigkeit, eine nur kurze Mittagsruhe und auf die Beseitigung von störenden Einflüssen im Schlafraum zu achten. Das Schlafen unter kühlen Bedingungen stellt eine Klimatherapie dar, da die abendliche Entwärmung vom Körper während der Nacht fortgeführt wird. Die Luftzufuhr durch ein geöffnetes Fenster unterstützt diese Regulationen. Es ist erwiesen, daß unter diesen Bedingungen eine höhere physische und psychische Leistungsfähigkeit am nächsten Tag besteht.

Tabelle 8-10: Therapiekonzepte bei Erschöpfungssyndromen, Schlafstörungen

Hydro-Thermo-Therapie
- Luftsprudelbad
- Kohlensäurewasserbad
- Solebad
- Sauna
- Heliotherapie
- Kneippsche Anwendungen (Wassertreten, Fußbäder, Güsse, Wickel, Armbäder, Waschungen), Klimatherapie
- Frischluftliegekuren

Phytotherapie
- Kneipp® Heupack Herbatherm
- Baldrian- und Hopfenzubereitungen
- Lavendelfußbäder

Bewegungstherapie und Massage
- Leichter Sport (Schwimmen, Walking, Tanzen, rhythmische Gymnastik)
- Bindegewebsmassage
- Klassische Massagen
- Trockenbürstungen

Ernährungstherapie
- Vollwertige Grunddiät
- Milch mit Honig
- Zwischenmahlzeiten

Ordnungstherapie
- Atmungstherapie
- Autogenes Training
- Chronobiologisches Regime
- Schlafhygiene (regelmäßige Schlafzeiten, kurze Mittagsruhe)
- Gesundheitsbildung und -beratung

☐ **Depressionen.** In der Frauenheilkunde ist die Depression eine häufige Diagnose. Frauen erkranken doppelt so häufig an Depressionen wie Männer.

Dabei sind die Depressionen häufig larviert. Die Verordnung von Psychopharmaka wird von vielen Frauen abgelehnt, da sie die Nebenwirkungen fürchten und bei längerfristiger Einnahme die Gefahr der Abhängigkeit. Die Frage nach Möglichkeiten durch die Anwendung von Naturheilverfahren wird dem Frauenarzt immer häufiger gestellt, wobei die Grenzen der Naturheilverfahren beachtet werden müssen. Die ausgeprägte Depression ist mit Naturheilverfahren nicht zu behandeln, jedoch die depressiven Verstimmungen und andere psychovegetative Syndrome. Die Grenzen sind fließend und erfordern das ausführliche Gespräch des in der gynäkologischen Psychosomatik erfahrenen Arztes mit seiner Patientin.

Im folgenden werden Depressionen unterschiedlicher Genese gemeinsam besprochen.

Einen Überblick über die Depressionsformen und möglichen Ursachen in der Frauenheilkunde geben Tabellen 8-11 und 8-12.

Tabelle 8-11: Depressionsformen in der Frauenheilkunde

- Prämenstruelles Syndrom
- Posthysterektomie-Syndrom
- Menopausales Syndrom
- Saisonale Depressivität
- Reaktive Depression
- Wochenbettdepressionen

Hydro-thermo-therapeutisch werden morgendliche Trockenbürstungen oder kühle Waschungen eingesetzt. Letztere wirken durch den Kältereiz belebend. Die Patientinnen sind gehalten, nach chronobiologischen Aspekten einen festen Tagesrhythmus zu erlernen. Die regelmäßige morgendliche Bürstung und Waschung setzt hier den ersten Fixpunkt im Tagesgeschehen. Abhärtende Maßnahmen wie der kalte Teil- oder Vollguß sind eher zurückhaltend einzusetzen. Solebäder, Kohlensäurewasser- oder -gasbäder (Kohlensäurebad Bastian®) wirken vegetativ ausgleichend, und ihr Einsatz wird minde-

Tabelle 8-12: Mögliche Ursachen für Depressionen

- Probleme im Zusammenhang mit der Fertilität
- Ungewollte Kinderlosigkeit; Belastungen bei In-vitro-Fertilisation
- Probleme der Schwangerschaft
- Schwangerschaftskonflikte und -abbrüche
- Psychische und körperliche Probleme im Schwangerschaftsverlauf
- Veränderungen von Sexualität und Befindlichkeit, Partnerschaftsprobleme
- Verarbeitung von spontanem/habituellem Abort
- Geburt und Wochenbett
- Verarbeitung von Geburtskomplikationen und Fehlgeburten
- Emotionale postpartale Störungen
- Klimakterische Beschwerden
- Spezifische funktionelle Störungen
- Unterleibs- und Brustschmerzen, Adnexalgien, Kreuzschmerzen
- Sexuelle Funktionsstörungen
- Urologische Störungen
- Miktionsstörungen, Harninkontinenz, Reizblase
- Spezifische Symptome
- Fluor genitalis, Pruritus vulvae
- Spezifische endokrine Störungen
- Androgenabhängige Symptome, Hyperprolaktinämie
- Schmerzhafte Periode
- Gynäkologische Krebserkrankungen
- Posttraumatische Belastungsreaktionen
- Verarbeitung von Gewalterlebnissen und sexueller Traumatisierung
- Anpassungsstörungen nach schwerwiegenden Lebensereignissen

stens 3 x pro Woche empfohlen. Saunabäder sind zu empfehlen.

Phytotherapeutisch wird als bekannteste Heilpflanze zur Behandlung der depressiven Verstimmung das Johanniskraut (Jarsin®, Helarium®, Esbericum®) eingesetzt. Bei gleichzeitiger nervöser Unruhe sind Baldrian, Hopfen, Melisse sowie Passionsblume und bei begleitenden Angstzuständen der Kava-Kava-Wurzelstock (Laitan®) indiziert.

Die Endorphinfreisetzung im zentralen Nervensystem nach Sport oder gymnastischen Übungen vermittelt ein gutes, positives Gefühl. Bei Neigungen zu Depressionen soll daher für regelmäßige **Bewegung** gesorgt werden. Tanzen, Schwimmen und Radfahren eignen sich zum körperlichen und seelischen Ausgleich. Regelmäßige Spaziergänge an der frischen Luft wirken entspannend und können reaktive Depressionen positiv beeinflussen. Günstig ist es, wenn die Patientinnen in Gruppen Spaziergänge oder sportive Tätigkeiten durchführen, da das Gruppengefühl die Hemmschwelle, sich zu bewegen, erniedrigt.

Im Rahmen der Rehabilitationsmaßnahme können sich Patientinnen in Gruppen zu gemeinsamen Aktivitäten in freier Natur zusammenschließen. Gerade in den ersten Tagen der Umstellung ist dies für viele Patientinnen der einzige Weg, an der Bewegungstherapie teilzunehmen. Besonders bei den „Winterdepressionen" ist die Bewegungstherapie im natürlichen Licht hilfreich. In den sonnenarmen Jahreszeiten können auch Bestrahlungsmodule, die Leuchtstoffröhren mit dem Sonnenlichtspektrum beinhalten, täglich angewandt werden. Es ist jedoch erwiesen, daß ein täglich einstündiger Spaziergang die Beschwerden der saisonalen Depression genauso reduziert wie täglich eine Stunde künstliche Bestrahlung. Klassische **Massagen** helfen durch die „Behandlung" und dürfen nur gezielt eingesetzt werden, da sie die Gefahr der Passivierung der Patientin beinhalten.

Eine ausgewogene vollwertige **Ernährung** ist anzuraten. Alle säuernden Nahrungsmittel, besonders Kaffee, Süßigkeiten und Fleischprodukte, sind zu meiden; basische Ernährung (Basica®) ist angezeigt.

Tiefe Traurigkeit bis hin zur Depression wird begleitet von Hoffnungslosigkeit und Hilflosigkeit. Beide Empfindungen können durch die **Ordnungstherapie** mitbehandelt werden.

Während eine endogene Depression unabhängig von einem guten Freundeskreis, einem festen Familienzusammenhalt oder einer soliden Partnerschaft ist, wird die reaktive Depression durch ein unbefriedigendes soziales Umfeld verstärkt oder in ihrer Anbahnung unterstützt. Das heißt nicht, daß eine Patientin mit endogener Depression von der Güte des sozialen Umfeldes unabhängig ist.

Der ordnungstherapeutische Behandlungsansatz bezieht subjektive, d. h. intrapsychische, interpersonelle, d. h. systemische, und kognitive Faktoren als wesentliche Elemente in die Behandlung psychischer oder körperlicher Symptome ein.

Zur Erlangung oben genannter Ziele können verhaltenstherapeutisch orientierte Methoden eingesetzt werden. Dies sind Gruppen- und Einzeltherapien wie themenzentrierte Gruppen, Verhaltenstraining, Selbstsicherheitstraining, Problemlösungstraining, problem- und lösungszentrierte Einzelgespräche, Angehörigen- bzw. Partnergespräche, Atmungstherapie, Musiktherapie, Kreativtherapie, Autogenes Training und die Progressive Muskelrelaxation.

Zur Ordnungstherapie gehören auch chronobiologische Aspekte.

Im Rahmen einer Rehabilitationsmaßnahme oder im kurörtlichen Bereich lassen sich Einstellungen des Chronorhythmus leichter vornehmen als im ambulanten Bereich.

Tabelle 8-13: Therapiekonzepte bei depressiven Verstimmungen

Hydro-Thermo-Therapie
- Trockenbürstungen
- Waschungen
- Saunabäder
- Klimatherapie
- Heliotherapie
- Bestrahlungsmodule
- Solebäder
- Kohlensäurewasser- und -gasbäder (Kohlensäurebad Bastian®)

Phytotherapie
- Laitan®
- Jarsin®
- Helarium®
- Esbericum®
- Phytosedativa

Bewegungstherapie und Massage
- Tanzen
- Schwimmen
- Radfahren
- Atmungstherapie
- Klassische Massagen

Ernährungstherapie
- Vollwertige Grunddiät
- Basische Variante (Basica®)

Ordnungstherapie
- Atmungstherapie
- Chronobiologisches Regime
- Verhaltenstherapie
- Selbstsicherheitstraining
- Problemlösungstraining in Gruppen- und Einzelgesprächen
- Musik-, Kreativtherapie
- Autogenes Training
- Progressive Muskelrelaxation nach Jacobson
- Gesundheitsbildung und -beratung

8.1.7
Mastopathie, Mastodynie

Die Mastopathie umfaßt die schmerzhafte Brust (Mastodynie) sowie die durch Knoten- und Zystenbildung bedingten Veränderungen. Abzugrenzen sind vertebragene Neuralgien und immer ein Mammakarzinom, das in etwa 10% schmerzhafte Veränderung zeigen kann.

Die Mastodynie wird oft noch unter dem prämenstruellen Syndrom zusammengefaßt oder als klinisches Symptom der Mastopathie gedeutet. Vor Beginn der Menstruation kommt es häufig zu einem Spannungsgefühl in der Brust, was zu erheblichen Brustschmerzen führen kann. Dieses Spannungsgefühl kann von Knoten- und Zystenbildungen begleitet sein. Ursache ist meist ein Brustödem infolge vermehrter Wasserretention oder infolge prämenstrueller hormoneller Störungen.

Brustknoten sind, wenn nicht karzinomatös bedingt, häufig Folge einer fibrotischen Veränderung. Diese gutartigen Parenchymdysplasien können mit und ohne Epithelproliferation der Milchgänge einhergehen (Mastopathie I.-II.°). Diese Bindegewebswucherungen sind häufig auch mit Zystenbildung verbunden (Mastopathia chronica fibrocystica). Durch diese fibrotischen Veränderungen können Milchgänge eingeengt werden, so daß Milchgangsektasien bis hin zu deutlichen Zystenbildungen entstehen. Ursache dieser fibrotischen Veränderungen ist häufig eine Hormondysbalance mit Östrogendominanz und Lutealinsuffizienz. Unter Ausnutzung aller diagnostischer Möglichkeiten zum Ausschluß eines Mammakarzinoms kann durch Anamnese, Tastuntersuchung, Mammographie, Ultraschalldiagnostik und ggf. Punktion die Diagnose gestellt werden. Hormonanalysen bringen nur gelegentliche Hinweise. Eine Corpus-luteum-Insuffizienz sollte ausgeschlossen werden. Oft wird ein erhöhter Prolaktinspiegel gefunden – besonders nach Anwendung des Stimulationstestes mit TRH.

Letztlich sollte auch die Inspektion der Brust und der Hinweis auf einen gut sitzenden Büstenhalter berücksichtigt werden. Bei entsprechenden zahlreichen möglichen Ursachen bieten sich nach eingehender Diagnostik vielfältige therapeutische Möglichkeiten an.

Bei einer vermehrten Prolaktinbildung ist eine Fettreduktion empfehlenswert, gleichzeitig sollte die Zufuhr von Kaffee, Tee und Schokolade reduziert werden. Zur weiteren Prolaktinsenkung empfehlen sich Bromocriptin- und Lisuridpräparate. Zur Behebung der Lutealinsuffizienz werden gestagenhaltige Präparate verordnet. Auch lokal kann Progesteron angewandt werden. Bei Östrogendominanz empfiehlt sich versuchsweise die Gabe von Tamoxifen® oder Danazol®.

Phytotherapeutisch wird hauptsächlich der Mönchspfeffer eingesetzt. Dieser normalisiert die meist zugrundeliegende Hyperprolaktinämie.

Steht die Brustspannung (nachweisbare Volumenzunahme der Brust) im Vordergrund, so können Aquaretika, besonders Brennessel, Birkenblätter, Goldrute, Hauhechel und Orthosiphon, in Teeform verabreicht werden.

Vitamin-B_6-Präparate haben sich ebenfalls bewährt.

Es kommen Tinkturen oder Trockenextrakte aus den Keuschlammfrüchten (Agnus castus) zur Anwendung. Bei Agnolyt® und Agnucaston® werden morgens nüchtern 40 Tropfen oder 1 Kapsel bzw. 1 Filmtablette unzerkaut eingenommen.

Die Einnahme von Mönchspfeffer sollte mindestens 3 Monate kontinuierlich erfolgen.

Auch bei vermehrter Knotenbildung bewähren sich infolge des durchblutungssteigernden Effektes Mönchspfefferpräparate. Sollte die Knotenbildung allerdings nicht zurückgehen, so ist nach 2–3 Monaten eine Exzision des Tumorknotens indiziert.

Zystenbildung, häufig infolge einer Milchgangsektasie, spricht ebenfalls auf eine Mönchspfeffertherapie an. Die zusätzliche Gabe von harntreibenden Tees hat sich bewährt.

Bei Zystenbildung kann die phytotherapeutische Behandlung durch die **Hydro-Thermo-Therapie** ergänzt werden. Lokale Moorauflagen (Vagimoran®) verstärken durch Wärme und Resorption von Huminsäuren die Durchblutung. Über eine Auflockerung der Größenveränderungen erfolgt die Rückbildung der Zysten. Eine intensive engmaschige Ultraschallkontrolle der Brustbefunde ist allerdings notwendig. Bei vertebragener Mastodynie mit Austrahlung der Schmerzen in die Zwischenrippenräume empfehlen sich die Wärmetherapie und Massagen im Bereich der Hals- und Brustwirbelsäule.

Tabelle 8-14: Therapiekonzepte bei Mastopathie, Mastodynie

Hydro-Thermo-Therapie
- Lokale Moorauflagen (Vagimoran®)

Phytotherapie
- Agnolyt®
- Agnucaston®
- Aquaretika
- Vitamin-B_6-Präparate

Bewegungstherapie und Massage
- Massage im HWS- und BWS-Bereich

Ernährungstherapie
- Vollwertige Grunddiät
- Fettreduktion
- Wenig Kaffee, Tee und Schokolade

Ordnungstherapie
- Keine besondere Therapie

8.1.8
Rückenschmerzen und Senkungszustände

Rückenschmerzen sind in bezug auf ihre Ursachen oft schwer zu diagnostizieren, besonders dann, wenn sie sich im Kreuzbeinbereich, also einem, dem inneren Genitale nahe gelegenen Gebiet befinden. Eine genaue Diagnostik ist erforderlich. Martius hat in seiner Monographie über die „Kreuzschmerzen der Frau" den Begriff „gynäkologische Orthopädie" geschaffen. Ursachen sind u. a. Senkungen, die reflektorisch zu Kreuzschmerzen führen können. Rückenschmerzen können im Rahmen einer Endometriose, bei Lageveränderung des inneren Genitale, bei entzündlichen Erkrankungen, aber auch bei gut- und bösartigen Tumoren auftreten. Die Behandlung ist eine andere als bei Kreuzschmerzen durch Veränderungen des Stütz- und Halteapparates.

Die **Hydro-Thermo-Therapie** bietet heiße Peloidpackungen (Kytta-Thermopack®), zunächst wechselwarme, später kalte Kneippsche Knie- oder Schenkelgüsse. Aber auch Moorschwebstoff- (Moorbad-Saar N®) oder Solebäder werden verordnet.

Zur Behandlung der **akuten Ischialgie** sind kalte Auflagen mit Lehm, Fango (Eifelfango-Neuenahr®) oder Moor einzusetzen. Auch Quark bietet sich bei empfindlicher Haut an. Insgesamt sind feuchtkalte Umschläge günstig.

Auch Bäder mit **Kräuterextrakten,** vor allem Heublumen und Fichtennadeln, kommen zur Anwendung. Äußerlich kommen die Arnikasalbe, Retterspitz®, Campher, Eukalyptusöl und Minzöleinreibungen zum Tragen. Unterstützend kann Phytodolor®, ein Frischpflanzenauszug aus Zitterpappelrinde, Goldrutenkraut und Eschenrinde, eingenommen werden.

Die **Krankengymnastik** ist die Therapie der Wahl bei „Kreuzschmerzen". Bei der Behandlungen von Kreuzschmerzen müssen die statischen von nerval-reflektorisch verursachten Schmerzen unterschieden werden.

Statische Schmerzen durch Fehlbelastungen werden krankengymnastisch behandelt. Es wird leider zu wenig beachtet, daß statische und nerval-reflektorische Ursachen in Kombination vorkommen können. Hierbei ist der Gynäkologe gefordert. Die Verbindung wird offensichtlich, wenn beim Status menstrualis Kreuzschmerzen auftreten. Die Bewegungstherapie bietet, anfangs physiotherapeutisch geleitet, insbesondere Bewegungen unter Entlastung im Schlingentisch und isometrische Übungen an. Günstig ist auch die Bewegungstherapie im Warmwasserbecken. Später erfolgen selbständige regelmäßige Übungen unter gelegentlicher Kontrolle des Arztes oder Physiotherapeuten. Auch Schwimmen, Gymnastik und Radfahren sind günstige Bewegungsarten, da sie die Gelenke entlasten.

Bei der **Bindegewebsmassage** wird nicht nur die Muskulatur gepflegt, sondern auch die Durchsaftung und Ernährung der betreffenden Bereiche deutlich verbessert. Um das mit der Massage erzielte Ergebnis auszubauen, sollten jeweils im Anschluß an die Behandlung durch den Arzt oder Physiotherapeuten aufgegebene Pendelübungen, isometrische Übungen und andere Bewegungen unter Entlastung von Patienten selbständig durchgeführt werden.

Bei Senkungszuständen, die keiner operativen Korrektur bedürfen, kann die Krankengymnastik zusätzlich zur Ringeinlage eingesetzt werden.

Postoperativ sichert die Krankengymnastik das Operationsergebnis. Die Übungen sind mit denen der Wochenbettgymnastik vergleichbar.

Lumboischialgien, die ursächlich auf Lockerungen des Halteapparates der Unterleibsorgane oder Beckenbodenmuskulaturinsuffizienzen zurückzuführen sind,

---

Tabelle 8-15: Therapiekonzepte bei Rückenschmerzen und Senkungszuständen

Hydro-Thermo-Therapie
- Sole-Vaginalspülungen
- Vaginale Moortamponaden
- Moorschwebstoffbäder (Moorbad-Saar®)
- Lehm-, Fango- (Eifelfango-Neuenahr®), Moorauflagen
- Kneippsche Güsse
- Feucht-kalte Umschläge
- Quark
- Kytta-Thermopack®
- Solebäder

Phytotherapie
- Arnikasalbe
- Retterspitz®
- Campher
- Eukalyptusöl
- Minzöleinreibungen
- Kneipp® Heupack Herbatherm
- Phytodolor®
- Heublumen- und Fichtennadelbäder

Bewegungstherapie und Massage
- Schwimmen
- Gymnastik
- Radfahren
- Krankengymnastik
- Bindegewebsmassage
- Bewegungsbad
- Schlingentisch
- Isometrische Übungen
- Atmungstherapie

Ernährungstherapie
- Vollwertige Grunddiät mit laktovegetabilem Ansatz
- Kalorienreduzierte Variante

Ordnungstherapie
- Atmungstherapie
- Gesundheitsbildung und -beratung (Ruhepausen)

können durch die Atmungstherapie günstig mitbehandelt werden.

Die **Ernährungstherapie** bietet mit der Grunddiät-Vollwertnahrung einen laktovegetabilen Ansatz. Bei Übergewicht muß selbstverständlich eine kalorienreduzierte Variante eingesetzt werden.

Die **Ordnungstherapie** beinhaltet die Gesundheitsberatung. Langes Laufen auf hartem Pflaster soll vermieden und an Schuhwerk mit weichen Sohlen, ggf. an Gehstützen gedacht werden. Kniebeugen sind ungünstig, auch Hüpfen und Springen sollte man unterlassen. Im Tagesverlauf ist immer wieder auf Ruhe oder Liegepausen Wert zu legen. Die allgemein entspannende Wirkung der Atmungstherapie wird ebenfalls bei Rückenschmerzen eingesetzt.

8.1.9
Sterilität

In bezug auf den Einsatz von klassischen Naturheilverfahren muß zwischen den Begriffen Sterilität und Infertilität unterschieden werden. Unter Sterilität wird das „Unvermögen zu Empfangen", unter Infertilität das „Unvermögen, Empfangenes auszutragen", verstanden. Mit klassischen Naturheilverfahren kann die Sterilität behandelt werden.

Es werden vaginale, zervikale, uterine, tubare und neuroendokrine Ursachen unterschieden. Besonders die funktionelle Sterilität durch Ovarialinsuffizienz, die Sterilität bei Hyperprolaktinämie ohne Tumore und die hypothalamisch-hypophysäre Dysfunktion eignen sich zur Behandlung. Selbstverständlich können auch Naturheilverfahren nicht bei der hypergonadotropen Ovarialinsuffizienz, die nicht behandelbar ist, eingesetzt werden. Dies ist ein Beispiel dafür, daß die Grenzen von Naturheilverfahren erkannt werden müssen und dies mit der Patientin ausführlich zu besprechen ist.

Abhängig von der Ursache werden Hormonbehandlungen, operative Eingriffe, intrauterine Inseminationen und In-vitro-Fertilisationen (IVF) durchgeführt. Bei der sog. Mikroinsemination wird die Samenzelle unter mikroskopischer Kontrolle direkt in die Eizelle oder Tube eingebracht (ICSI, GIFT).

Die Reproduktionsmedizin muß zwischen Wirtschaftlichkeit, Risiken, vor allem den seelischen Folgen nach fehlgeschlagenen, oft für die Frau belastenden Therapieansätzen, und neuen wissenschaftlichen Erkenntnissen einen Mittelweg finden.

Patientinnen, die von Therapieansätzen nicht überzeugt sind oder nach ergebnislosem Durchlaufen aller Methoden mutlos und deprimiert sind, können mit den im folgenden geschilderten Naturheilverfahren behandelt werden.

Hydro-thermo-therapeutisch läßt sich die Sterilität mit Kohlensäurewasser-, CO_2-Gasbädern, vaginalen Moortamponaden, Moorbreibädern, Kneippschen Anwendungen (Güsse, Wickel, Kaltanwendungen), Thermalbad, Schwefelbad (Schwefelbad Dr. Klopfer®), Solebad, vaginalen Solespülungen und Fango behandeln.

Die chronisch-unspezifische Entzündung der Scheide als eine häufige Ursache der **vaginal** bedingten Sterilität kann durch vaginal appliziertes Moor (Vagimoran®) behandelt werden. Die antiphlogistische Wirkung des Moores begünstigt die Heilung der Scheidenhaut und normalisiert das Scheidenmilieu.

Die vaginalen Mooranwendungen erfolgen bei thermoneutraler Temperatur für 2 Stunden jeden zweiten Tag. Die Wirkungen der Moorinhaltsstoffe werden verstärkt, wenn nicht nach jeder einzelnen Moorapplikation eine Ausspülung der Scheide erfolgt. Dies sollte nur vor der Ovulation und der Menstruation vorgenommen werden. Die Resorption von Moorinhaltsstoffen führt durch eine Leukotrien- und Prostaglandin-Synthesehemmung zu einem vasodilatatorischen, durchblutungsfördernden Effekt.

Bei **zervikaler** Ursache kann durch den Wärmeeffekt der vaginalen Moortamponaden der Stoffwechsel in den Zervixdrüsen gesteigert werden, so daß vermehrt Zervixschleim gebildet werden kann, der aus den Schleimhautkrypten ausfließend eine Reinigungswirkung hat. Neben der vermehrten Schleimproduktion kommt es zusätzlich zur Verflüssigung des Zervikalschleims. Das alkalische Sekret fördert die Spermienaszension, u. a. bei Erythroplakie.

Durch Wärmebehandlung kommt es zur Vemehrung der Endolymphe in den Tuben. Verwachsungen lockern sich durch vermehrte Kapillarisierung auf. Bei **tubaren** Motilitätsstörungen und hypoplastischen Tuben kann der Versuch unternommen werden, durch vaginale Moortamponaden und/oder Moorhalbbäder einen günstigen therapeutischen Effekt zu erzielen. Auch durch Kaltwasserbehandlungen, z. B. Blitzgüsse, kann eine bessere Genitaldurchblutung erreicht werden. Diskutiert wird auch eine Beeinflussung der Tubenmotilität durch resorbierte Moorinhaltsstoffe.

Bei der **hypothalamisch** bedingten Ovarialinsuffizienz können durch Steigerung der zerebralen Durchblutung mit Hilfe der Diathermie im Schädelbereich (unter Ausnutzung der Blutverschiebung in einem Vollbad) sowie durch Anregung des thermozirkulatorischen Reflexes in einem heißen Bad möglicherweise Erfolge erzielt werden. Die isothermischen Vollbäder werden hierzu mit heißen Vollbädern (Wasserbad: 39°–40°C, Moorbreibad: 45°–48°C) und Kneippschen Wärmeanwendungen kombiniert. Güsse, Wickel, isothermische oder lauwarme Wasservollbäder, unterstützt durch Liegekuren, Helio- und UV-Therapie, sind bevorzugte Anwendungen.

Phytotherapeutisch kann nahezu nebenwirkungsfrei ein Versuch mit Mönchspfefferpräparaten (Agnolyt®, Agnuscaston®) erfolgen, da Sterilität häufig in Zusammenhang mit einer latenten oder manifesten Hyperprolaktinämie festgestellt wird. Agnus castus hemmt über einen dopaminergen Effekt die Prolaktinausschüttung der Hirnanhangsdrüse.

Bei Sterilität zeigt die **umweltmedizinische Therapie** besondere Erfolge.

Erhöhte Schwermetallkonzentrationen in Speichel und Urin gingen in entsprechenden Untersuchungen mit erhöhten Prolaktin- und Östrogenwerten einher. Die Gabe geeigneter Spurenelemente und Vitamine soll die Schwermetallausscheidung fördern und die Schwangerschaftsrate verbessern.

Es zeigte sich, daß durch Gabe von Antioxidantien und Phytotherapeutika sowie durch eine geeignete **Ernährung** die Belastungen mit chlororganischen Verbindungen verringert werden können. Weitere Untersuchungen müssen abgewartet werden. In der Deutschen Gesellschaft für Gynäkologie und Geburtshilfe befaßt sich vor allem die Arbeitsgemeinschaft „Naturheilverfahren und Umweltmedizin" mit diesen Fragestellungen. Weitere Informationen können dort eingeholt werden.

Mit Hilfe der **Bewegungstherapie** kann bei der hypothalamisch bedingten Ovarialinsuffizienz eine Steigerung der zerebralen Durchblutung versucht werden. Durch leichte Gymnastik und Schwimmen kann ebenfalls, ergänzend zu den hydro-thermo-therapeutischen Anwendungen, eine Steigerung der zerebralen Durchblutung erfahrungsgemäß erreicht werden.

Bei Sterilität sind die Ursachen meist vielschichtig. Es handelt sich um eine Störung, bei der nicht nur der Organismus der Frau beteiligt ist. Viele Faktoren wie individuelle Vorerlebnisse, das soziokulturelle Umfeld und die körperlichen Gegebenheiten haben Einfluß auf die Ursachen und den jeweiligen Therapieerfolg. Diese Zusammenhänge in Verbindung mit dem Erwartungsdruck, der, wie oben dargestellt, im Rahmen der Behandlung zunimmt, ma-

Tabelle 8-16: Therapiekonzepte bei Sterilität

Hydro-Thermo-Therapie
- Thermalbad
- Kohlensäurewasser- und -gasbad
- Solebad
- Sole-Vaginalspülungen
- Moorbreibad als Halb- oder Vollbad
- Vaginale Moortamponaden
- Schwefelbad Dr. Klopfer®
- Kaltwaschungen
- Güsse
- Wickel
- Blitzguß
- Wasservollbad
- Heliotherapie
- UV-Therapie
- Diathermie
- Liegekuren

Phytotherapie
- Echinacin®
- Agnolyt®
- Agnucaston®
- Antioxidantien

Bewegungstherapie und Massage
- Gymnastik
- Schwimmen

Ernährungstherapie
- Vollwertige Grunddiät
- Spurenelemente und Vitamine (umweltmedizinische Therapie)

Ordnungstherapie
- Entspannungsverfahren
- Chronobiologisches Regime
- Atmungstherapie
- Gesundheitsbildung und -beratung

chen den Einsatz der **Ordnungstherapie,** wie z. B. der bionomen Psychotherapie, notwendig.

Nach Schultz ist Autogenes Training im ordnungstherapeutischen Gesamtkonzept möglich.

Bei der hypothalamisch bedingten Ovarialinsuffizienz kann besonders durch die Therapie am Kurort oder in der Rehabilitationsmaßnahme eine Verminderung der Streßsituation durch Entspannungsverfahren und die Atmungstherapie unter Ausschaltung von Störungen des Biorhythmus erfolgen.

8.1.10
Klimakterische Beschwerden

Bei 40% der peri- und postmenopausalen Frauen kommt es zu deutlichen psychischen Problemen. Depressive Reaktionen und Verstimmungen, ausgelöst durch endogene und exogene Faktoren, sind häufig.

Vegetative Störungen wie innere Unruhe, Hitzewallungen, Schweißausbrüche, Herzjagen, ein kurzfristiger Anstieg der Körpertemperatur, besonders während des Schlafes, und Schlafstörungen, die 3–8 Jahre bestehen können, sind zu beobachten. Biographische Veränderungen, die zur Zeit der Wechseljahre stattfinden, üben häufig einen Einfluß auf das Befinden aus. So verlassen Kinder das Haus, und es findet häufig eine Umstrukturierung im Berufsleben statt. Eine Entfremdung oder Trennung vom Partner und ein Rückgang der Libido belasten zusätzlich. Der Verlust der Fruchtbarkeit geht mit einem subjektiven Attraktivitätsverlust einher. Wenn dann noch die Pflegebedürftigkeit oder Verlust der eigenen Eltern zu beklagen ist, wird erstmalig das Erleben des Übergangs zum Alter und zum Sterben deutlich.

Kritische Ereignisse im Berufsleben, wie Ausstieg aus dem Beruf durch Rückzug oder Entlassung, Leistungsverminderung oder -verlust, Rückgang des Reaktionsvermögens und Nachlassen der Merkfähigkeit führen zu einer Minderung der Lebensqualität.

Die sexuelle Erlebnisfähigkeit wird zum großen Teil nicht berührt, allerdings sind bei vielen Frauen die Vorstellungen von Sexualität, Erotik und Attraktivität eng miteinander verknüpft und werden unterschiedlich bewertet. Dadurch kann sexuelles Verlangen negativ beeinflußt werden. Außerdem sollte berücksichtigt werden, daß mit zunehmendem Alter eine gewisse Strukturveränderung hinsichtlich der sexuellen Inhalte eintritt. Es besteht ein großes Bedürfnis nach Nähe, Zärtlichkeit und Wärme. Teilweise werden diese sexuellen Alterationen auch durch objektivierbare physische Veränderungen bestimmt, so z. B. durch die Atrophie der Vagina infolge Östrogenmangels.

Die Deutsche Gesellschaft für Endokrinologie empfiehlt den Einsatz von Hormongaben in und nach den Wechseljahren bei psychischen und vegetativen Symptomen, zur Verhinderung von körperlichen Störungen und zur Minderung des Osteoporose- und Arterioskleroserisikos.

Viele Patientinnen stehen jedoch der Hormonsubstitutionsbehandlung skeptisch gegenüber. Sie fürchten die Nebenwirkungen wie Gewichtszunahme, Gefäßbelastung, Krebs und bei der Östrogen-Gestagen-Kombinationstherapie die monatliche Abbruchblutung. Auch bei bestehenden Kontraindikationen, wie bei hormonabhängigen Tumoren, wird der behandelnde Frauenarzt häufig mit der Frage nach alternativen Behandlungsmöglichkeiten konfrontiert.

Die Wirkungen von Sexualhormonen, vor allem bei Einnahme über einen längeren Zeitraum, konnten durch Studien noch nicht abgesichert werden; ebenso steht der Nachweis für die angegebenen Indikationen noch aus. Die Entscheidung der Patientinnen gegen eine Subsititutionsbehandlung muß, von wenigen Ausnahmen abgesehen, akzeptiert werden, da die vorliegenden Ergebnisse noch zu kontrovers diskutiert werden. Mit klassischen Naturheilverfahren können klimakterische Beschwerden erfahrungsgemäß sehr gut behandelt werden.

Die **Hydro-Thermo-Therapie** (Balneogynäkologie) kann bei Patientinnen, die eine Hormonsubstitution ablehnen oder Kontraindikationen aufweisen, dennoch aber den Wunsch nach einer Linderung ihrer klimakterischen Beschwerden äußern, sinnvoll eingesetzt werden.

Die moderne Balneogynäkologie sieht die Genese und klinische Symptomatik des menopausalen Syndroms im Zusammenhang mit einer sich entwickelnden ovariellen Unterfunktion. Östrogene üben einen parasympathikotonen Einfluß auf die vegetative Regulation aus, mit einem beginnenden Mangel kommt es zu einer Störung bisheriger Gleichgewichte mit einer überwiegenden Sympathikotonie. Dabei sind auch Funktionsabweichungen vegetativer hypothalamischer Zentren möglich, diese sind Grundlage eventueller Störungen der Thermoregulation und des Schlafes. Mit Beendigung des Klimakteriums hat sich ein neuer neurovegetativ hormoneller Gleichgewichtszustand eingestellt.

Die Veränderungen und Beschwerden in den Wechseljahren bedürfen in den einzelnen Phasen einer unterschiedlichen Behandlung und Rehabilitation.

Bei vegetativen klimakterischen Beschwerden und bei verfrüht einsetzendem Klimakterium mit Zyklusstörungen kann die Ovarialfunktion erfahrungsgemäß durch Moorbreibäder nochmals angeregt werden.

Balneotherapeutische Maßnahmen werden vor allem als unterschiedlich spezifische Reize aufgefaßt, die entweder die ovarielle Funktion noch einmal oder adaptive Prozesse an die neue Situation anregen sollen. Besonders günstige Bedingungen bestehen im Rahmen umfassender Rehabilitationsmaßnahmen.

Als verhältnismäßig unspezifische Reize haben sich balneo- und hydrotherapeutische Behandlungen sowie Klimakuren in einem mittleren Reizklima bewährt. Hierbei kommen sicher auch allgemein entlastenden und besinnungsfördernden Maßnahmen, z. B. in Form von Liegekuren und Luftbädern, günstige Wirkungen zu.

Bei Hitzewallungen können Kneippsche Anwendungen wie wechselwarme Fußbäder oder Teilgüsse verabreicht werden. Heiße Rückenblitzgüsse können am Kurort seriell verabreicht werden. CO_2-Wasserbäder (34°–35°C) werden eingesetzt. Bewährt haben sich auch, besonders bei labilem Hypertonus, die geschlossenen CO_2-Gasbehandlungen.

Die Sole-Wannenbäder mit einem Kochsalzgehalt von 3–4% (35°–36°C) können bis zu maximal 38°C gesteigert werden. Bei einem Halbbad sind Temperaturen von 39°–40°C möglich. Die Badedauer beträgt im Mittel 20 Minuten bei 3 Bädern pro Woche.

Es werden wöchentlich 3 vaginale Solespülungen vorgenommen. Dabei soll die Solekonzentration zwischen 2-4% liegen. Nach jeder Spülung ist eine 60minütige Pause einzuhalten. Die Soletherapie beruhigt das Vegetativum und ist vor allem bei menopausalen Beschwerden indiziert, besonders dann, wenn eine ovarielle Stimulation durch Moortherapie nicht mehr sinnvoll ist.

Ein Schwerpunkt balneogynäkologischer Behandlungen liegt auf der Anwendung von Badetorfen. Voll- oder Halbbäder werden mit Temperaturen bis 44°C verabreicht. Es werden aber auch vaginale Anwendungen mit einer Temperatur bis zu 42°C durchgeführt, die eine erhebliche Steigerung der genitalen Durchblutung bewirken. Saunabäder und Heliotherapie sind zusätzlich einzusetzen.

Typische Indikationen für hydrotherapeutische Anwendungen sind Hitzewallungen, vegetative Begleiterscheinung der Hormonausfallsituation, atrophische Veränderungen wie Pruritus vulvae und Craurosis vulvae (Lichen sclerosus et atrophicus), Harninkontinenz, Osteoporose und mit ihr einhergehende Schmerzen, Senkungsbeschwerden bei Descensus uteri oder Zysto- und Rektozele sowie andere Formen von Kreuzschmerzen mit gynäkologischer Ursache.

Phytotherapeutisch wird von der Traubensilberkerze der Wurzelstock eingesetzt (Re-

mifemin®, Klimadynon®). Phytoöstrogene haben keine toxischen oder mutagenen Wirkungen und könnnen auch bei bestehendem Mammakarzinom eingesetzt werden.

Die in der Menopause häufig vorkommenden neurovegetativen Symptome, wie Hitzewallungen und Schweißausbrüche, sowie die psychischen Symptome, wie depressive Verstimmung, Nervosität, Schlafstörungen und Reizbarkeit, werden gezielt behandelt, wobei eine Reihe von Arzneipflanzen zur Verfügung steht.

Hyperhidrosis läßt sich mit dem hierfür monographierten Salbei (Sweatosan®) behandeln. Eine Teemischung, die Salbei beinhaltet, kann über längere Zeit gegeben werden. Johanniskraut wurde bis vor wenigen Jahren als unspezifisches Mittel bei menopausalen Beschwerden verwendet. Da in der Menopause unspezifische psychische Symptome, leichte bis mittelschwere depressive Verstimmungen vorkommen, ist Johanniskraut heute fester Bestandteil der Therapie des menopausalen Syndroms. Die Droge enthält Hypericine und Flavonoide. Nach derzeitigem Erkenntnisstand kann die stimmungsaufhellende Wirkung nur zum Teil über eine MAO-Hemmung erklärt werden. Verwendet werden können durchaus Tees und Preßsäfte (Kneipp® Johanniskraut Pflanzensaft, Jarsin®). Ein Kombinationspräparat aus Traubensilberkerzenwurzelstock und Johanniskraut kann als Remifemin® plus verordnet werden.

Die Patientin in der Menopause soll sich morgens nach den Bürstungen und Waschungen mit Johanniskrautöl ganz einreiben und es eine halbe Stunde lang einziehen lassen. Dafür eignet sich z. B. das Kneipp® Johanniskraut-Öl.

Bei im Vordergrund stehender nervöser Unruhe und Schlafstörungen kommen „Phytosedativa" (Sedasyx®), bei Angstzuständen vor allem Kava-Kava-Wurzel (Laitan®, Kavosporal®) zur Anwendung. In Experimenten konnte gezeigt werden, daß muskelrelaxierende und hypnotische Wirkungen vorhanden sind und es zur Verringerung des limbischen Systems im Sinne einer Dämpfung der emotionalen Erregung kommt.

Vasomotorisch-vegetative Symptome werden mit Weißdornzubereitungen erfolgreich mitbehandelt.

Bäder mit beruhigenden pflanzlichen Zusätzen sind 3 x pro Woche zu empfehlen.

Der Physiotherapeut erstellt einen Gewebetastbefund, ordnet diesen den Reflexzonen zu und entscheidet über den Einsatz der klassischen **Massage,** Bindegewebsmassage oder der Atmungstherapie.

Allgemeine **Bewegungsübungen** werden vermittelt und können zu Hause geübt werden, da menopausale Beschwerden durch Bewegungsmangel verstärkt werden.

Im Vordergrund der **Ernährungstherapie** steht beim klimakterischen Syndrom die Verringerung des Erkrankungsrisikos bezüglich Hypertonus, Diabetes mellitus, Arteriosklerose, Osteoporose etc. Die Proteinzufuhr sollte ca. 0,8 g/kg Körpergewicht, entsprechend ca. 15% der Gesamtkalorien, betragen. 50% sollten durch ballast- und nährstoffreiche komplexe Kohlenhydrate wie Vollkorn, Bohnen, Vollreis, Obst und Gemüse abgedeckt werden, die Fettzufuhr mit nicht mehr als ca. 30% des täglichen Kalorienbedarfs (u. a. mehrfach ungesättigte Fettsäuren). Zucker-, Salz- und Alkoholreduktion ist wünschenswert.

Ordnungstherapie. In Einzel- und Gruppengesprächen werden die Ängste und Einstellungen der Frau mit dem Ziel hinterfragt, neue Lebensperspektiven zu erreichen und den Übergang als eine Chance zu betrachten. Es soll im Gespräch deutlich werden, daß die Wechseljahre physiologisch sind und Überlastungen aller Art zur Verstärkung der Beschwerden führen. Entspannungsverfahren wie die Progressive Muskelentspannung, die Atmungstherapie und das Autogene Training helfen, die Körperwahrnehmung zu verbessern und die Gelassenheit zu erhöhen.

Tabelle 8-17: Therapiekonzepte bei klimakterischem Syndrom

Hydro-Thermo-Therapie
- Thermalbad
- Luftsprudelbad
- Kohlensäurewasser- und Kohlensäuregasbad
- Solebad
- Sole-Vaginalspülungen
- Moorbreibad
- Moorhalbbad
- Vaginale Moortamponaden
- Kneippsche Anwendungen (Bürstungen, Waschungen)
- Trinkkur
- Sauna
- Heliotherapie
- Klimatherapie
- Liegekuren
- Luftbäder

Phytotherapie
- Remifemin®
- Klimadynon®
- Remifemin® plus
- Individuelle Teerezepturen
- Sweatosan®
- Kneipp® Johanniskraut Pflanzensaft und Öl
- Jarsin®
- Laitan®
- Kavosporal®
- Kneipp® Heupack Herbatherm
- Phytosedativa, z. B. Sedasyx®
- Weißdornzubereitungen (Crataegutt®)
- Phytobalneotherapie

Bewegungstherapie und Massage
- Atmungstherapie
- Bindegewebsmassage
- Klassische Massagen
- Allgemeine Bewegungsübungen
- Bürstungen

Ernährungstherapie
- Vollwertige Grunddiät mit Varianten

Ordnungstherapie
- Atmungstherapie
- Einzel- und Gruppengespräche
- Entspannungsverfahren
- Gesundheitsbildung und -beratung

8.1.11
Hormonell bedingte Osteoporose

Die häufigste Form ist die postmenopausale, hormonell abhängige Osteoporose. Mit Erreichen des Klimakteriums, mitunter bereits eher, z. B. nach Ovarektomie, Chemo- oder Radiotherapie, Kortisontherapie und Sistieren der ovariellen Hormonproduktion, kommt es zu einem schleichenden Krankheitsbeginn, bevor zuletzt chronische Schmerzzustände und Frakturen das Krankheitsbild prägen.

Ziel der naturheilkundlichen Behandlung ist die Schmerzminderung und die Vorbeugung der Osteoporose.

Die Pharmakotherapie muß in jedem Falle in Zusammenarbeit mit dem Gynäkologen durchgeführt oder zumindest überprüft werden, da nur dieser über Gestagen-/Kombinationspräparate entscheiden kann. Weitere pharmakologische Ansatzpunkte sind die Gabe von Vitamin D, Kalzium, Kalzitonin, Fluorpräparaten und Bisphosphonaten.

Schmerzen bei Osteoporose erfordern den Einsatz der **Hydro-Thermo-Therapie** in Form von heißen Peloidpackungen.

Bei der Thermotherapie verursacht die Wärmewirkung der Moorbreibäder, Moorpackungen, Moorlaugenbäder und Saunabäder nicht nur eine bessere Durchblutung und führt zur Muskelentspannung, sondern hat zusätzlich eine psycho-vegetative Wirkung.

Neben Kneippschen Anwendungen (Teilwaschungen, Teilgüsse, Arm- und Fußbäder) und dem heißen Rückenblitzguß spielt die Heliotherapie eine wesentliche Rolle in der Behandlung. Vitamin D ist verantwortlich für die positiven Effekte der Heliotherapie. Vitamin-D_3-Mangel führt zu Störungen im Knochenstoffwechsel und damit zur Osteoporose. Zur Prävention und Therapie dient demnach der UVB-Anteil der Sonnenstrahlung.

Spezielle **Phytotherapeutika** zur Osteoporosebehandlung gibt es nicht. Cimicifuga racemosa besitzt eine östrogenähnliche Wirkung (vgl. 8.1.10). Es ist jedoch noch nicht erwiesen, ob eine Prophylaxe mit Traubensilberkerzenwurzelstock (Remifemin®) erfolgreich ist. Die Einnahme müßte über längere Zeit erfolgen. Hierzu liegen noch keine Studienergebnisse vor. Löwenzahnblätter zur Zellregeneration und besserer Verdauung könnten zu einer verbesserten Mineralstoffaufnahme führen. Der warme Heublumensack wirkt im Rückenbereich schmerzlindernd.

Ein weiterer Schwerpunkt der naturheilkundlichen Behandlung der Osteoporose liegt im Bereich der **Bewegungstherapie und Massage**. Die physiotherapeutische Behandlung der Osteoporose dient dazu, eine weitere Verminderung von Knochenmasse und Knochenstruktur – als Ausdruck einer Knochenbildungsstörung mit Einschränkung der statischen und dynamischen Belastbarkeit des Skeletts – zu verhindern.

Die Bewegungstherapie ist die zentrale Therapie der Osteoporose (Tab. 8-18). Die Osteoporose kann unter regelmäßiger Therapie rückläufig werden und zum Stillstand kommen. Aber auch zur Prophylaxe ist die Bewegungstherapie Mittel der Wahl. Jeder Frauenarzt ist angehalten, die Bewegungstherapie bei Patientinnen, die in die Wechseljahre kommen, zu empfehlen und ihre regelmäßige Durchführung zu kontrollieren. Tägliche Spaziergänge im Freien regen die Vitamin-D-Bildung an.

Als weitere Bewegungsarten dienen das Fahrradfahren, Tanzen und eine gezielte Osteoporosegymnastik. Osteoporoseselbsthilfegruppen, die sich bundesweit gegründet haben, führen regelmäßige Bewegungstherapie durch. Tägliche Übungen sind angezeigt.

Tabelle 8-18: Ziele und Ansatzpunkte der Behandlung

- Berücksichtigung des Alters
- Schmerzbehandlung im akuten Stadium
- Stabilisierung von Atmung und Kreislauf
- Verhinderung des weiteren Knochenabbaus im chronischen Stadium
- Muskuläre Stabilisierung der Wirbelsäule
- Verbesserung von Koordination und Geschicklichkeit zur Verminderung von Stürzen mit Frakturen

Therapiemöglichkeiten im akuten Stadium werden in Tabelle 8-19 dargestellt.

Die Atmungstherapie sollte täglich zur Pneumonieprophylaxe, zur Verbesserung der eingeschränkten Vitalkapazität, zum Abbau von Angstatmung sowie zum Erlernen aller Grundatmungsformen durchgeführt werden.

Tabelle 8-19: Therapiemöglichkeiten im akuten Stadium

- Lagerung – schmerzfreies, rückengerechtes Umdrehen und Aufstehen, Vermeidung einer Kyphosierung der Wirbelsäule
- Vorsichtige Massage der verspannten, oft atrophischen Muskulatur
- Unterwassermassage
- Isometrische Übungen zur Kräftigung der Muskulatur, Durchbewegen der Extremitäten
- Ultraschall 0,2–0,5 Watt paravertebral bei umschriebenen Schmerzen
- Interferenz 100 Hz bei diffusen, flächigen Schmerzen
- Ultraschall in Kombination mit Reizströmen
- Stangerbad, Vierzellenbad
- Bewegungsbad
- Schlingentischbehandlung
- Schulung neuer Haltungs- und Bewegungsmuster

Intensive, regelmäßige Übungen zur Stabilisierung der Wirbelsäule, wie Stemmübungen nach Brunkow und die Dehnung verkürzter Muskulatur, sind Therapien im chronischen Stadium.

Ziel der Behandlung ist die Fähigkeit zur Entlastungshaltung und aufrechten Körperhaltung, die Schmerzfreiheit bedingt.

Im Bewegungsbad erfolgt die Behandlung unter Entlastung. Das temperierte Wasser von 30°–32°C sowie die Herabsetzung des Körpereigengewichts tragen schon zu einem großen Teil zum Wohlbefinden bei.

Ernährungstherapeutisch spielen besonders die Milch und Milchprodukte aufgrund ihrer Kalziumquantitäten und der Bioverfügbarkeit des Kalziums eine große Rolle. Reinen Vegetariern kann man aus diesem Grund auch eine lakto-ovo-vegetabile Diät empfehlen.

Bei Übergewicht oder Hyperlipidämie sollte man, wenn eine weitere Steigerung mit Milchprodukten nicht opportun erscheint, eine Kombination von Ernährung und Kalziumsupplementen empfehlen, um eine optimale Kalziumzufuhr von 1–1,5 g/Tag zu gewährleisten. Fleisch mit seinem hohen Phosphatgehalt gilt als Knochenräuber. Der Fleischkonsum ist auf zwei Fleischmahlzeiten pro Woche zu reduzieren, dafür sollten Fischmahlzeiten bevorzugt werden. Vitamin-D-haltige Nahrungsmittel (Fischleberöle, Weizenkeimöl, Hefe, Pilze) sind neben Kieselsäuren, Milch, Joghurt und Vollkornerzeugnissen zu empfehlen. Eine fachliche Beratung durch geschultes Personal ist hierbei hilfreich, denn so ist für eine spezifische Kost, auch für die Zeit nach der Rehabilitationsmaßnahme oder dem Akutklinikaufenthalt, gesorgt.

Die **ordnungstherapeutisch** übenden Verfahren der Progressiven Muskelentspannung, der Atmungstherapie und des Autogenen Trainings werden im klinischen Stadium I der Osteoporose zur Schmerz-

Tabelle 8-20: Therapiekonzepte bei Osteoporose

Hydro-Thermo-Therapie
- Peloidpackungen
- Moorbrei-, Moorlaugenbäder
- Sauna
- Kneippsche Anwendungen
- Blitzguß
- Heliotherapie

Phytotherapie
- Kneipp® Heupack Herbatherm
- Remifemin®
- Löwenzahnblätter (Tee, Preßsäfte etc.)

Bewegungstherapie und Massage
- Krankengymnastik
- Allgemeine Bewegungstherapie
- Spaziergänge
- Fahrradfahren
- Tanzen
- Stemmübungen nach Brunkow
- Lockerungsmassagen
- Unterwassermassagen
- Isometrische Übungen
- Bewegungsbad
- Rückenschule
- Schlingentischbehandlung
- Elektrotherapie

Ernährungstherapie
- Vollwertige Grunddiät
- Milchprodukte
- Vitamin-D-haltige Nahrungsmittel
- Vollkornerzeugnisse

Ordnungstherapie
- Entspannungsverfahren
- Einzel- und Gruppengespräche
- Selbsthilfegruppen
- Gesundheitsbildung und -beratung

le Gruppenangebote fokussieren dabei auf das Symptom des Schmerzes und ermöglichen in diesem Rahmen sowohl einen Austausch von Erfahrungen der Patientin untereinander als auch ein Erlernen bzw. Wiedererlernen von Bewältigungsmöglichkeiten.

Da durch chronische Schmerzen die Körperwahrnehmung gestört sein kann, wird auch eine für diese Problematik konzipierte Therapiegruppe angeboten.

Neben diesen Maßnahmen werden in gesundheitsbildenden Vorträgen weitere Informationen zum Schmerzgeschehen vermittelt und schon während des Klinikaufenthaltes auf die Wichtigkeit von Selbsthilfegruppen hingewiesen.

8.1.12
Gerontogynäkologie, Geroprophylaxe

Seit der Jahrhundertwende steigt der Anteil der Älteren in der Bevölkerung ständig an. Dieser Trend findet sich in allen Industriestaaten. Zur Zeit sind in der Bundesrepublik 21% der Bürger über 60 Jahre alt. Nach den vorliegenden Hochrechnungen werden es um das Jahr 2000 26% sein, 30 Jahre später etwa 35–44%. Dabei überwiegt die Anzahl der Frauen deutlich.

Die Singualisierung stellt einen Risikofaktor da: Einerseits nimmt die Wahrscheinlichkeit von Erkrankungen zu, andererseits macht die soziale Situation abhängiger. Davon sind durch Verwitwung wiederum zumeist die Frauen betroffen.

Unter Gerontoprophylaxe wird die Prävention der chronisch-entzündlichen, degenerativen und neoplastischen Erkrankungen im Alter verstanden. Durch gezielte Schulung und ein spezifisches Training soll die Kompetenz und die Lebensqualität der Frauen bis ins hohe Lebensalter oder doch so lange wie möglich erhalten werden.

Es werden gesunde Ernährungsprinzipien, Freude an Bewegung und Sport ver-

prophylaxe und im Stadium II zur Therapie des Schmerzes eingesetzt. Psychotherapeutische Einzel- und Gruppengespräche sind immer dann indiziert, wenn durch die langanhaltende Schmerzsymptomatik das psychische und soziale Umfeld die Patientin mitbetroffen ist. Speziel-

mittelt und durch Teilnahme an einem gestuften Gedächtnistraining versucht, den Geist anzuregen. Im Sinne einer sekundären Prävention wirken die Maßnahmen während der Wechseljahre. Die „Greisinnen" sind die eigentliche Zielgruppe der Gerontoprophylaxe, in der die tertiäre Prävention in der Rehabilitation aufgeht. Spätestens in dieser Periode ist eine der Hauptaufgaben die Aufdeckung von Störungen der geistigen Leistungsfähigkeit.

Das Altern ist von vielen internen und externen Faktoren abhängig. Gerade im Bereich der Gerontogynäkologie kann jedoch „erfolgreiches Altern" gelehrt werden. Der Erhalt der Kompetenz im fortgeschrittenen Alter, die Verhütung von Pflegenotwendigkeit, die Vorbeugung von Merkfähigkeits- und Konzentrationsstörungen stehen hierbei im Mittelpunkt. Rehabilitationsmaßnahmen können hilfreich sein, entscheidend ist jedoch die Weiterbetreuung im häuslichen Umfeld. Eine entscheidende Rolle spielt hierbei der objektive Status. Der medizinische Status ermöglicht die Rehabilitationsfähigkeit sowie die Minderung der Krankheitsfolgen. Der mentale Status beurteilt die Leistungen, die Depressivität und Angstlage. Die notwendige Kooperationsbereitschaft ermöglicht die Motivation und die Erhöhung der Compliance hinsichtlich rehabilitativer Anwendungen. Ziel jeder gerontogynäkologischen Rehabilitation ist die Verbesserung der alltäglichen Lebensbewältigung und die Vermeidung von Abhängigkeit.

Gleichzeitig können in einer gerontogynäkologischen Rehabilitationsbehandlung auch „altersgynäkologische Beschwerden" mitbehandelt werden, die oft aus Scham verschwiegen werden und bei deren Behandlung es gleichzeitig zu positiven Auswirkungen auf den Organismus kommen kann.

Medizinische Bäder, Moorbreibäder, alternativ das weniger belastende Moorlaugenbad, oder Moorpackungen werden **hydro-thermo-therapeutisch** eingesetzt.

Weitere Indikationen zur Behandlung mit gynäkobalneologischen Maßnahmen stellen die genitale Atrophie und Hypoplasie dar. Sie können mit Kohlensäurewasserbädern, Moorbreibädern, vaginalen oder lokalen Moor- und Soleanwendungen und dem Thermalbad günstig beeinflußt werden. Thermalbäder haben einen spasmolytischen Effekt, bewirken eine Vasodilatation und wirken stoffwechselanregend. Bei Schmerzen ist an das Stangerbad zu denken. Sind Immissionswirkungen (NYHA III/IV) unerwünscht, ist das Vierzellenbad eine geeignete Alternative.

Zur Behandlung atrophischer Genitalveränderungen und zur Prophylaxe bei Pessarträgerinnen können lokale Hyperthermie- und Hyperämisierungsbehandlungen durchgeführt werden. Die nicht selten geäußerten Kohabitationsbeschwerden infolge einer engen oder trockenen Scheide können durch vaginale Moortamponaden weitgehend behoben werden.

Kneippsche Anwendungen wie das warme oder wechselwarme Fußbad, Teilwaschungen, Bürstungen und Waschungen dienen der Roborierung.

Zur **Bewegungstherapie** gehören das Gehen (Terrainkur), Wandern, Schwimmen, im speziellen die Krankengymnastik und Übungen im Bewegungsbad. Milde klassische **Massagen** und Trockenbürstungen mit nachfolgender Einreibung mit Rosamarinöl zur Anregung oder Johanniskrautöl zum Ausgleich bei trauriger Verstimmung sind neben der Atmungtherapie wesentliche Therapiebestandteile.

Phytotherapeutisch bieten sich symptomorientierte Teeverordnungen mit Johanniskraut an. Magentonika, auch als Kondurangowein, werden eingesetzt. Zur Verbesserung der zerebralen Durchblutung werden Gingkopräparate (Ginkgo Stada®, Tebonin®) verordnet, Ginsengwurzelextrakte (Gerivit®) und Eleutherococcuspräparate (Eleutherococcus Loma-pharm®) zur Tonisierung, Johanniskraut-präparate bei depressiven Verstimmungen (Jarsin®) und Weißdorn (Crataegutt®) bei nachlassender Leistungsfähigkeit des Herzens.

Pflanzliche Zusätze zu Halb- oder Drei-viertelbädern haben einen zusätzlich the-rapeutischen Effekt. Der Heublumensack wird auf das Abdomen, den Lendenwir-belbereich oder bei Verspannungen im Schulter-Nacken-Bereich angelegt.

Eine vollwertige, laktovegetabile **Grund-diät** mit ausreichendem Kalziumgehalt und Vermeidung phosphathaltiger Le-bensmittel stehen im Mittelpunkt. Kleine Zwischenmahlzeiten und ausreichende Flüssigkeitszufuhr sind ebenso wichtig wie die Zufuhr von Vitaminen, Mineralien und Ballaststoffen in natürlicher Form.

Eine **ordnungstherapeutische** Hauptauf-gabe in der Gerontogynäkologie muß es sein, die Motivation zu fördern, soweit dies möglich ist. Drohende Vereinsamung, sozialer Rückzug und Trauer nach Verlust im Alter können in der Rehabilitation auf-gefangen werden. In der Ergotherapie können alltägliche Lebensbewältigungen geübt werden, was zur Reduzierung von Abhängigkeit von Zweitpersonen und so zu einem „selbstbewußten Altern" führt. In psychologischen Einzelgesprächen oder in der Gruppe kann gelernt werden, mit den Erkrankungen und Behinderungen umzugehen. Die Möglichkeit zum Ge-dächtnistraining kann eine neue Perspek-tive aufzeigen. Die Resignation – „es läßt sich sowieso nichts mehr ändern" – kann positiv beeinflußt werden. Es muß regel-mäßig der Ansporn zu kulturellen und gei-stigen Aktivitäten gegeben werden.

Tabelle 8-21: Therapiekonzepte in der Gerontogynäkologie, Gerontoprophylaxe

Hydro-Thermo-Therapie
- Thermalbad
- Luftsprudelbad
- Kohlensäurewasser- und Kohlensäure-gasbad
- Solevoll- und Solehalbbad
- Sole-Vaginalspülungen
- Moorbrei-, Moorlaugenbäder
- Vaginale Moortamponaden
- Lokale Moor- und Fangopackungen
- Wasserbad
- Stangerbad
- Vierzellenbad
- Kneippsche Anwendungen

Phytotherapie
- Symptomorientierte Teeverordnungen
- Magentonika
- Ginkgo Stada®
- Tebonin®
- Gerivit®
- Eleutherococcus Lomapharm®
- Crataegutt®
- Jarsin®
- Phytobalneotherapie
- Heusack
- Einreibungen mit Rosmarinöl

Bewegungstherapie und Massage
- Atmungstherapie
- Terrainkur
- Wandern
- Schwimmen
- Rückenschule
- Leichter Ausgleichssport
- Bewegungsbad
- Krankengymnastik
- Klassische Massagen
- Leichte Kneippsche Anwendungen (Trockenbürstungen)
- Elektrotherapie

Ernährungstherapie
- Vollwertige Grunddiät mit laktovege-tabiler Variante, kalziumreich
- Kleine Zwischenmahlzeiten
- Ausreichende Flüssigkeitszufuhr
- Vitamine
- Mineralien
- Ballaststoffe

Ordnungstherapie
- Motivationsförderung
- Ergotherapie
- Gedächtnistraining
- Gesundheitsbildung und -beratung

8.1.13
Gynäkologische Onkologie

◻ **Mammakarzinom.** Hierbei handelt es sich um die häufigste bösartige Erkrankung der Frau. Die Zahl der jährlichen Neuerkrankungen liegt in der Bundesrepublik bei über 50 000. Es handelt sich um eine multifaktorielle Genese mit entsprechend multimodalen Behandlungskonzepten, die zunehmend einen ganzheitlichen Ansatz zeigen. Große Bedeutung kommt hierbei der Langzeitbetreuung mit enger Kooperation von Krankenhaus, Rehabilitationsklinik und niedergelassenem Frauenarzt, möglichst mit der Zusatzbezeichnung „Naturheilverfahren", zu.

Die Behandlungsergebnisse wurden durch verbesserte Operationstechniken und konsequente Durchführung der Strahlen- und Chemotherapie optimiert. Auch die endokrine Therapie als adjuvante Applikation muß erwähnt werden, insbesondere weil sie zur Verbesserung der Lebensqualität beiträgt. Die angeführten Therapien stellen körperlich und seelisch eine große Belastung dar. Die radikale Tumorchirurgie bedeutet Organverlust mit mehr oder weniger ausgeprägter Defektsetzung und den daraus resultierenden Funktionsstörungen oder behandlungsbedürftigen Spätschäden wie ein Lymphödem oder die Einschränkung der Schultergelenkbeweglichkeit, aber auch Harninkontinenz und hormonelle Störungen treten auf. Oft leiden die Patientinnen, z. B. nach Ablatio mammae, unter dem Gefühl, keine „richtige Frau" mehr zu sein. Die Strahlentherapie verursacht, möglicherweise in Abhängigkeit von Dosis, Ort und Ausdehnung des Bestrahlungsfeldes, zeitlich begrenzte oder permanente Haut-, Schleimhaut- und variable Organschäden mit entsprechenden Funktionseinbußen. Das Risiko, an einem Zweittumor zu erkranken, wird erhöht. Die Chemotherapie belastet den Organismus mit ihrer Akuttoxizität, die sich durch Alopezie, Übelkeit, Erbrechen, Kardiotoxizität und Myelosup-

pression zeigt. Durch ihre Spättoxizität können Schädigungen aller Organsysteme ausgelöst werden: Sterilität, Infertilität als auch Zweitkarzinome sind mögliche Spätfolgen. Die Krebserkrankungen und die folgenden medizinischen Behandlungen führen neben den organischen Störungen zu schweren psychischen und sozialen Belastungen, die von heute auf morgen das Leben der Patientin verändern. Der zunächst meist als Schock erlebten Diagnoseeröffnung folgt bei der Patientin und ihren Angehörigen die Assoziation von Tod und qualvollem Krankheitsverlauf.

Von den zahlreichen Anwendungen der **Hydro-Thermo-Therapie** kommt die gut dosierbare Kneippsche Therapie zur Anwendung. Entsprechend dem Allgemeinzustand der Patientin und gewünschter Reizstärke werden Bürstungen und Waschungen, Kneippsche Güsse, Wickel und Wassertreten eingesetzt. Heiße Wickel, die in Form von Leberwickeln die „Entgiftung" des Körpers fördern, werden eingesetzt.

Nach Bestrahlungen sind die Beschränkungen zum Schutz der Haut im Bestrahlungsfeld zu beachten.

Nach abgeschlossener Primärtherapie eines Karzinoms, sei es durch Operation, Radiatio und/oder Chemotherapie, bestehen hinsichtlich einer Moortherapie keine Kontraindikationen. Bestrahlte Hautpartien und Bereiche mit Lymphödemneigung sollten jedoch nicht einer direkten Moortherapie ausgesetzt werden. Insbesondere nach einer Radiotherapie treten häufig Par- bzw. Hyperästhesien im Bestrahlungsfeld auf. Diese sind durch Auflagen von kaltem Moor oder Heilerde (10°C, Luvos Heilerde®) günstig beeinflußbar.

Warme oder heiße Anwendungen sind wegen der Gefahr des Lymphödems nicht empfehlenswert. Luftsprudelbäder und Kohlensäuregasbäder dienen dem vegetativen Ausgleich und können auch beim Lymphödem eingesetzt werden.

Ziel dieser und anderer roborierender Maßnahmen, wie der Sauna, ist das Erleben eines möglicherweise neuartig empfundenen Körpergefühls, die Stimulierung des Immunsystems und die Verringerung von Schwellungszuständen.

Komplikationen wie postoperative Infiltrate können erfahrungsgemäß mit Moorbreibädern, vaginalen Moortamonaden, Sole-Vaginalspülungen oder Luftsprudelbädern unterstützend behandelt werden.

Wundheilungsstörungen sind täglich mit Kohlensäuregasbädern zu behandeln. Für die Therapieergebnisse ist hierbei nicht das Sofortresultat entscheidend. Vielmehr werden durch iterative Anwendung, z. B. in einer Anschlußheilbehandlung oder Rehabilitationsmaßnahme, Umstellungsvorgänge eingeleitet, deren Erfolge sich erst mittel- oder langfristig zeigen. Hierbei sollte die Patientin auch zur Eigenanwendung im häuslichen Umfeld angehalten werden.

Phytotherapeutisch ist in der Onkologie die Misteltherapie in der Nachbehandlung zur Immunstimulation fest etabliert (vgl. Kap. 3, Abschn. Gynäkologische Onkologie).

Die Therapie erhöht die Lebensqualität, besonders als Begleittherapie von Chemotherapie und Bestrahlung.

Andere als immunstimulierend geltende Arzneipflanzen sind neben dem Sonnenhut (Echinacin®) Thuja und Calendula.

Eine weitere Gruppe beinhaltet die Immunmodulation durch pflanzliche Enzyme. Darunter zählt man die Carica Papaya und die Ananas. Diese sollen den Abbau zirkulierender Antikörper-Antigen-Komplexe fördern. Die klinischen Erfahrungen in der Krebsnachbehandlung sind umstritten.

Bei Wundheilungsstörungen erfolgt die Anwendung von Kamille- und Sonnenhutextrakten. Bei nässenden Wunden sind gerbstoffhaltige Externa indiziert. Bei peri- und postoperativen Wundheilungskomplikationen kann Arnika, z. B. in Form der Arnica-Kneipp®-Salbe oder -Gel, eingesetzt werden.

Die leberzellprotektive Wirkung der Mariendistel ist unumstritten. Sie sollte über längere Zeiträume eingenommen werden (Legalon®).

Unter einer Hormontherapie kommt es nicht selten zu Hormonausfallserscheinungen mit klimakterischen Syndromen. Diese sind günstig durch Cimicifugapräparate (Remifemin®) beeinflußbar. Bei depressiven Zuständen profitieren viele Patientinnen von Zubereitungen aus Johanniskraut (Jarsin®).

Die Narbenbehandlung erfolgt nach abgeschlossener Wundheilung zum Schutz gegen übermäßige Keloidbildung und aus kosmetischen Gründen. Nach Ablatio mammae, Reduktionsplastiken und Laparotomien kann eine Ringelblumensalbe (Calendumed® Creme) verordnet werden.

Auch bei leicht entzündeten Wunden nach Mastektomie oder Laparotomien eignet sich der äußerliche Einsatz der Ringelblume.

Zur Unterstützung der Wundheilung können auch Externa mit Kamille und Echinacea eingesetzt werden. Bei nässenden Wunden kommen gerbstoffhaltige Externa wie Eichenrinde (Tannolact®) zum Einsatz.

Postoperative Hämatome, Sugillationen und Schwellungszustände können mit Arnika behandelt werden. Es bieten sich Arnica-Kneipp®-Salbe oder -Gel an.

Phytotherapeutisch kann das Lymphödem mit Unguentum lymphaticum® behandelt werden. Morgens und abends wird die Salbe auf das Lymphödem aufgetragen.

Allgemeine Schwächezustände nach Chemotherapie oder Bestrahlungen können durch den Einsatz eines pflanzlichen Roborans zur allgemeinen Kräftigung gebessert werden. Ginsengpräparate (Tai Ginseng®) bieten sich ebenso an wie Eleuterococcuspräparate (Eleuteroforce Kapseln®).

Bei Aphthen, Fissuren und ausgesprochener Mundtrockenheit nach Chemotherapie kann mit Arnika-Mundspülungen behandelt werden. Gurgeln und Mundpflege kann auch mit Salbei- oder Kamillentee durchgeführt werden.

Chronische Diarrhoen bestehen bei Patientinnen mit Zustand nach Genitalkarzinom, insbesondere Ovarialkarzinomen; Chemotherapie und Bestrahlung verstärken die Durchfallneigung. Es kann ein Behandlungsversuch mit Phytotherapeutika gemacht werden.

Verantwortlich für die Wirkung von Blutwurz sind die enthaltenen Gerbstoffe, die adstringierend wirken und somit die Sekretion in das Darmlumen unterbinden. Die Tormentillwurzel erfuhr eine positive Bewertung in der Monographie hinsichtlich unspezifischer Durchfallerkrankungen (und leichten Schleimhautentzündungen im Mund- und Rachenraum). Sie kann aber bei empfindlichen Personen zu Magenreizungen und Erbrechen führen. Von dem Tee werden als Dekokt täglich 1–3 Tassen getrunken. Die Tinktur kann zu Schleimhautpinselungen oder zum Betupfen mit Wattebäuschchen angewandt werden.

Quelldrogen wie getrocknete Heidelbeeren können täglich tee- bis eßlöffelweise eingenommen werden. Frische Heidelbeeren wirken eher durchfallfördernd.

Häufige Komplikationen in der onkologischen Nachsorge sind Appetitlosigkeit, Völlegefühl und Blähungen. Je nach im Vordergrund stehenden Symptomen wird mit appetitanregenden Bitterstoffen (Digestivum-Hetterich®) behandelt. Es sind zahlreiche bewährte Kombinationspräparate im Handel, wobei auch Teerezepturen gerne von den Patientinnen akzeptiert werden.

Die **Bewegungstherapie,** besonders in Form der Krankengymnastik, liefert einen entscheidenden Beitrag zur Gesundung der Betroffenen.

Atmungsübungen sollten bereits präoperativ erlernt werden. Sie beugen thromboembolischen Ereignissen sowie pulmonalen Infekten vor und verbessern die Thoraxmobilität.

Postoperative Bewegungseinschränkungen des ipsilateralen Schultergelenkes lassen sich nach axillärer Lymphonodektomie, auch bei schonender Operationstechnik, nicht immer vermeiden. Wichtig ist der frühzeitige Beginn mit einer besonders das Schultergelenk der betroffenen Seite nicht traumatisierenden Bewegungstherapie. Atmungstherapie, insbesondere mit stufenweiser Dehnung des Schultergelenkes in Exspiration sowie mit passiver Vordehnung der Brustmuskulatur, kann vorbereitend und ergänzend für eine krankengymnastische und lymphtherapeutische Behandlung sein. Bei anfangs limitiertem Bewegungsausmaß wird im weiteren Verlauf der Wundheilung die Intensität der Gymnastik gesteigert. Zu Beginn einer Radiatio sollte z. B. die Abduktion bereits bis 90° möglich sein.

Zentral ist die Prophylaxe einer Schultersteife bzw. deren Therapie. Ergänzend können durch Reflexzonenmassagen und detonisierende Elektrotherapie (z.B. diadynamische Ströme, Interferenzstrom) muskuläre Verspannungen gelockert sowie durch Eis- bzw. Wärmepackungen analgetische bzw. regenerationsfördernde Reize gesetzt werden.

Zur Verbesserung und Erhaltung der Beweglichkeit müssen Übungen in alle Grundrichtungen des Schultergelenkes durchgeführt werden. Krankengymnastische Einzelbehandlungen sind nötig, um, je nach Operationstechnik und Narbenverhalten, die ventrale Muskulatur zu dehnen, die dorsalen Muskelgruppen zu kräftigen und so die gesamte Schulter-Nacken-Muskulatur in ein ausgeglichenes Spannungsverhältnis zu bringen.

Nach intensiver Dehnung und Kräftigung folgen Phasen der Lockerung und Entspannung. Dafür ist die Behandlung im Schlingentisch eine geeignete Methode, um gerade ängstlichen Patientinnen das Gefühl von „Entspannung" zu vermitteln.

Zur weiteren Behandlung ist es sinnvoll, Patientinnen in Gruppen an einer Schulter-Arm-Gymnastik teilnehmen zu lassen. Mit der korrekten Sitzhaltung auf einem Hocker lassen sich Schonhaltungen vermeiden. Alle Übungen sollten gleichzeitig mit beiden Armen durchgeführt werden, um eine Bewegungssymmetrie zu erreichen.

Anfangs werden leichte Übungen durchgeführt, um keine „Bewegungsfrustration" aufkommen zu lassen. Komplexe koordinative Bewegungsabläufe können das gesamte Bewegungs- und Körpergefühl verbessern und Freude an der Bewegung vermitteln.

Das Üben mit verschiedenen Geräten, wie Bällen, Stäben, Keulen oder dem Schwungtuch, bietet der Gruppe viel Spaß und Freude an der Bewegung und vor allem Abwechslung in den einzelnen Übungsstunden, aber sollte jedoch erst im Rahmen der Rehabilitationsmaßnahme eingesetzt werden.

Zur Motivation und Kommunikation der Patientinnen sollten auch Partnerübungen und Spiele zum Einsatz kommen, um evtl. ängstliche Patientinnen oder schwächere Gruppenmitglieder besser zu integrieren.

Bei Übungen im Bewegungsbad sollte die Wassertemperatur nicht mehr als 30°C betragen und die Übungsdauer 20–25 Minuten nicht überschreiten. Dadurch, daß das Gewicht der Arme im Wasser kaum eine Rolle spielt, sich andererseits jedoch der Wasserwiderstand besonders für Kräftigungsübungen eignet, ist das Üben im Wasser geradezu ideal. Auch hier können Geräte wie Stäbe, Schwimmbretter und Bälle eingesetzt werden. Freude und Spaß an der Bewegung im Wasser stehen neben den funktionellen Übungs-effekten im Vordergrund.

Liegen bereits Kontrakturen vor, sind spezielle Anwendungen aus dem Bereich der Manualtherapie sinnvoll.

Die Ziele der Bewegungstherapie nach einer Mamma-Amputation oder „nur" lokalen Tumorexzision sind in Tabelle 8-22 dargestellt.

Tabelle 8-22: Ziele der Bewegungstherapie nach Brustoperationen

- Thrombose-, Embolie-, Pneumonie-prophylaxe
- Kontrakturprophylaxe
- Vermeidung von Schon- und Fehlhaltungen sowie von asymmetrischen Bewegungsabläufen
- Schulung des Körpergefühls mit Haltungs- und Gangschulung
- Förderung des venösen und lymphatischen Rückflusses
- Beratung für alltägliche Verhaltensweisen in bezug auf die oben genannten Ziele

Verständnis über die Wirkungen der Übungen helfen der Patientin, diese motiviert durchzuführen. Dies ist in vielen örtlichen „Frauenselbsthilfe nach Krebs"-Einrichtungen bundesweit möglich. Ein spezielles Angebot bieten die Landessportbünde in Form der Krebsnachsorge-Sportgruppen an. In Nordrhein-Westfalen existieren bereits ca. 180 Gruppen. Die Behandlungserfolge am Wohnort können dadurch verbessert werden. Im physischen, psychischen und sozialen Bereich werden die Betroffenen mit der Bewegungstherapie angesprochen und erhalten dadurch die Möglichkeit der Verbesserung ihrer Lebensqualität, der Stärkung des Immunsystems, des Herz-Kreislauf-Systems etc.

Durch eine ausgewogene vollwertige **Ernährung** soll der gesamte Organismus in seinen Grundfunktionen regulierend beeinflußt werden. Rohkost, je nach Verträglichkeit, kann empfohlen werden, besonders wenn zusätzlich Darmträgheit vorliegt.

Im einzelnen ist die Normalisierung eines gestörten Stoffwechsels, die Regulierung der Darmtätigkeit, die Stabilisierung biologischer Abwehrfunktionen durch Vitamingaben und die Normalisierung des Körpergewichts anzustreben.

Der Therapie einer Adipositas kommt eine besondere Bedeutung zu. Die Fettleibigkeit ist nicht nur ein Risikofaktor für eine Reihe von Erkrankungen – im Fettgewebe findet via Aromatisierung die Östrogenbiosynthese statt, was man bei rezeptorpositiven Karzinomen berücksichtigen muß.

In Einzel- und Gruppenberatungen sollten die Patientinnen mit einer sinnvollen Ernährung vertraut gemacht werden, wobei es nach unserer Erfahrung sinnvoll ist, das Erlernte z. B. in einer Lehrküche auch gemeinsam anzuwenden.

Für die ärztliche Praxis bedeutet die **Ordnungstherapie** die Hinführung der Patientin zu einer entsprechenden Lebensweise mit selbständiger Gesundheitspflege sowie aktiver Mitarbeit bei der Konzeption und Durchführung des onkologischen Therapiekonzepts.

Die Psychotherapie, einschließlich Paar- und Gruppengesprächen, hilft bei der Verarbeitung des Krankheitsgeschehens und der Akzeptanz der durch Operation und ggf. durch Chemotherapie veränderten körperlichen Realität.

Die Patientinnen sollten über Rekonstruktionsverfahren und Hilfsmittel, wie Spezialbüstenhalter oder Kompressionsstrumpf, beraten werden. In Kosmetikkursen erlernen die Patientinnen die Optimierung des Erscheinungsbildes. Krankheits- und Therapiefolgen werden kaschiert, so daß diesbezüglich keine Veranlassung mehr besteht, sich vom gesellschaftlichen Leben zurückzuziehen. Eine sinnvolle Ergänzung stellen Entspannungsverfahren wie die Atmungstherapie, Autogenes Training, Progressive Muskelrelaxation nach Jacobson, Hypnose, Bibliotherapie, Musiktherapie oder kreatives Malen dar.

Alle genannten Verfahren ermöglichen der Patientin, ihre Selbstheilungskräfte zu aktivieren. Bei der Bewältigung des Doppeltraumas aus Karzinomerkrankung und Verstümmelung helfen sie, einen Zugang zur Gefühlssphäre zu finden, und schaffen eine Balance zwischen Gefühl und Verstand.

Die Wiederherstellung und Erhaltung der gesundheitsbezogenen Lebensqualität ist dabei das Entscheidende.

Als relevant haben sich für die Krankheitsverarbeitung die lebensgeschichtlichen Prägungen und Vorerfahrungen, die aktuelle Lebenssituation, die subjektiven Krankheitstheorien und die Tragfähigkeit der sozialen Beziehungen der Patientinnen erwiesen.

Die konsequente psychosoziale und psychotherapeutische Betreuung der Patientinnen ist selbstverständlich. Die Patientinnen werden durch entsprechend geschulte Mitarbeiter, das Pflegepersonal und den Physiotherapeuten in einer realistischen Körperwahrnehmung, in der Akzeptanz von Verlust und Beschädigung, in der Wahrnehmung gesunder Anteile und Funktionen, in dem Erleben positiver Körpererfahrungen und Aktivitäten gefördert. Es werden ihnen Orientierung, Information, Aufklärung und Mitbeteiligung bei Therapieentscheidungen von seiten medizinischer und psychosozialer Mitarbeiter gegeben, die realistische Hoffnung, Vertrauen in eigene Fähigkeiten und Zukunftsperspektiven ermöglichen. Unterstützung von realistischer Selbstwahrnehmung, Umorientierung und Neudefinition von Wertvorstellungen und die Förderung emotionaler Kommunikation werden von den psychologischen Mitarbeitern geleistet.

Die Krankheitsverarbeitung verläuft phasenhaft und zeigt Ähnlichkeit mit einem Trauerprozeß.

Nach Mitteilung der Diagnose tritt eine emotionale und motorische Erstarrung ein (Schock).

In ihr lassen die Patientinnen die Therapie über sich ergehen und leugnen gleichzeitig die Diagnose. Die Phase der Leugnung hat eine Schutzfunktion und dauert in der Regel einige Stunden bis eine Woche.

Die zweite Phase ist durch aufbrechende Gefühle wie Wut, Furcht, Trauer, Verzweiflung bis hin zu Suizidalität gekennzeichnet. Zuweilen wird versucht, dem „Gefühlschaos" mit Medikamenten und Alkohol zu begegnen, um die Gefühle zu betäuben. Eine andere Möglichkeit besteht im kreativen Ausleben der Gefühle: Malen, Schreiben, Bewegen, Gespräche u. a. Diese Phase, in der sich Gefühlsausbrüche und Verleugnung abwechseln, wird als eigentliche Trauerphase bezeichnet.

In der dritten Phase wird ein realistisches Selbstbild aufgebaut. Das Aussehen des Körpers wird als weniger wichtig eingestuft, und die neuen Grenzen und Beeinträchtigungen werden zugelassen.

Ähnlich den einzelnen Phasen werden bei der Brustkrebserkrankung vier unterschiedliche Reaktionsweisen unterschieden.

- Leugnung: Die Patientinnen zeigen keine emotionale Reaktion auf den drohenden oder bereits erfolgten Verlust der Brust.
- Kampf: Die Patientinnen suchen nach Informationen und Auseinandersetzungen mit Ärzten und Freunden. Sie zeigen einen grenzenlosen Optimismus ohne Gefühlsäußerungen und sind bereit, gegen die Krankheit anzugehen.
- Stoisches Akzeptieren: Die Patientinnen wissen um die Diagnose, suchen aber keine weiteren Informationen; sie ignorieren die Symptome der Krankheit und wollen ihr Leben so wie bisher weiterführen.
- Hilf- und Hoffnungslosigkeit: Die Patientinnen sind von der Krankheit überwältigt, fühlen sich krank und sterbend, stehen unter starker innerer Anspannung.

Die individuelle Form der Reaktion hängt ab von der persönlichen Lebenseinstellung und -erfahrung, von bereits vor der Krankheit erworbenen sozialen Kompetenzen, von der möglichen Veränderungsfähigkeit und der sozialen Einbindung jeder einzelnen Frau.

Das Spektrum der psychoonkologischen Unterstützung umfaßt psychologisch-therapeutische Einzelgespräche und Gruppentherapie durch problem- und verhaltensorientierte Verfahren sowie die Krisenintervention.

Patientinnen, die zur Nachbehandlung kommen, finden Unterstützung in der Bewältigung von Verlusterleben, das durch erfolgte Amputation der Brust oder durch Gebärmutterentfernung entstehen kann. Das meist veränderte Körpererleben und Körperselbstbild, der mögliche Verlust von Autonomie, Gefühle von Hilf- und Hoffnungslosigkeit, ein verändertes Selbstwerterleben, drohende Isolation, Rückzug und Entfremdung sind zentrale Themen, die infolge einer Krebserkrankung das Erleben, Denken und Verhalten der Patientinnen prägen.

❐ **Lymphödem.** Eine Komplikation nach Brust- oder Genitalkrebsoperation stellt das sekundäre Lymphödem dar.

Die **bewegungstherapeutische** Kombination von manueller Lymphdrainage mit Krankengymnastik und Bandagierung, auch als komplexe physikalische Entstauungstherapie (KPE) bezeichnet, gilt als kausale Behandlung. Die manuelle Lymphdrainage ist, je nach Schwere des Befundes, täglich oder nach Absprache mit dem behandelnden Arzt 2–3 x/Woche durchzuführen. Besonders in lymphologischen Spezialkliniken und gynäkologischen Rehabilitationseinrichtungen sind die personellen und zeitlichen Voraussetzungen zur intensiven Lymphtherapie gegeben. Die aktiven Bewegungen im Rahmen der Gymnastik regen Kreislauf und Muskelpumpe an, was die Arbeit des Lymphtherapeuten unterstützt. Entstauende Lagerungen und Hautpflegemaßnahmen sind unerläßlich.

Die **Phytotherapie** umfaßt im engeren Sinne keine Lymphtherapeutika. Traditionell werden Pflanzen wie der Sonnenhut, der Löwenzahn, der Steinklee, die Königskerze, die Schafgarbe und u. a. die Mariendistel zur Anregung des Lymphflusses eingesetzt.

Die **Ernährungstherapie** hält eine kochsalzarme Variante der vollwertigen Grunddiät bereit. Fastentherapien sind kontraindiziert. Die Trinkmenge sollte 1,5 Liter nicht übersteigen, auch die Trinkkur sollte zurückhaltend eingesetzt werden.

◻ **Onkologische Schmerzen.** Die ineffektive Schmerztherapie von akuten Schmerzen führt zur Chronifizierung des Krankheitsbildes. Die Entwicklung der chronischen Schmerzkrankheit ist zu verhüten. Sie führt zu körperlichen und seelischen Belastungen, und die Wahrnehmung zentriert sich auf den Schmerz und beeinflußt das Tagesgeschehen.

Schmerzen werden unterschiedlich toleriert und bewertet. So gibt es beobachtete ethnologische Unterschiede. Die Schmerzreize und die Physiologie der Schmerzweiterleitung sind bei allen Menschen identisch. Die trotzdem zu beobachteten Unterschiede führen in das Gebiet der Psychologie. Die Beteiligung verschiedenster Mechanismen der Schmerzwahrnehmung und Schmerzbewertung ist ein deutliches Votum für ein ganzheitliches und multidisziplinäres Vorgehen in der Schmerztherapie.

Schmerz ist besonders in der Onkologie ein sehr häufiges Symptom. Mit dem Fortschreiten der Krebserkrankung nehmen die Schmerzen im allgemeinen auch zu. So leiden 30–50% aller Krebspatienten und im fortgeschrittenen Erkrankungsstadium 60–90% an Schmerzen. Durch den Schmerz werden viele Funktionen beeinträchtigt, wie z. B. die körperliche Leistungsfähigkeit und der Antrieb, die Planung und aktive Umsetzung von Aktivitäten im Alltag. Angesprochen ist damit auch die Lebensqualität, denn chronische Schmerzen beeinflussen auch das Empfinden und die Krankheitsverarbeitung und zeigen dem Patienten immer wieder, daß er an einer potentiell tödlichen Krankheit leidet.

In der Folge kann Schmerz zu einer Beeinträchtigung des sozialen Lebens und damit zu einer Verstärkung der Isolation und Vereinsamung führen. Damit hat der körperliche Schmerz auch eine psychoonkologische Dimension.

Sollte keine kausale Therapie möglich sein, muß eine symptomatische Therapie erfolgen. Dazu wird der Patient über die Wirkungsweise und die möglichen Nebenwirkungen der Therapie aufgeklärt.

Die systemische medikamentöse Therapie wird heute leider noch oft nach dem starren Stufenplan der WHO durchgeführt: Peripher wirksame nichtsteroidale Analgetika, zentral wirksame Analgetika, Kombinationen mit Neuroleptika oder Antidepressiva, Carbamazepine, Bisphosphonate etc. werden eingesetzt.

Wenn die medikamentöse Therapie nicht ausreicht, sind weiterführende Therapieverfahren wie die Leitungsanästhesie erforderlich. In besonders schweren Fällen kann auch eine rückenmarknahe Opiatanalgesie mit einem implantierbaren Pumpensystem indiziert sein. Neuraltherapeutische Verfahren können zur Anwendung kommen.

Die **Hydro-Thermo-Therapie** (Balneogynäkologie) bietet Methoden zur Wärme- und Kälteapplikation, die zur Schmerzreduktion führen.

Schmerztherapie im engeren Sinne kann **phytotherapeutisch** nicht geleistet werden. Es gibt jedoch eine Reihe spasmolytisch wirkender Pflanzen. Phytotherapeutika können unterstützend eingesetzt werden.

Krampfartige Beschwerden im Gastrointestinaltrakt können mit Schöllkrautextrakten, Auszügen aus frischen Belladonnablättern und mit Trockenextrakt aus dem Glockenbilsenkrautwurzelstock behandelt werden. Der Preßsaft aus unreifen Fruchtkapseln vom Papaver somniferum kann bei spastischen Schmerzen im Magen-Darm-Trakt eingesetzt werden. Neben den

Spasmolytika gelten als pflanzliche Analgetika insbesondere die Brennessel, die Teufelskralle, das Guajakholz, das Mistelkraut und die Weidenrinde, die jedoch vor allem bei rheumatischen Beschwerden eingesetzt werden.

Krampfartige Beschwerden im Gastrointestinaltrakt können auch mit Schöllkraut (Chelidonium majus) und mit Curcuma behandelt werden (Aristochol®). Es kann auch bei Lebermetastasierung und entsprechendem Kapselschmerz eingesetzt werden.

Es muß sich noch zeigen, ob Stoffe, wie sie in der Behandlung rheumatischer Erkrankungen eingesetzt werden, auch bei tumorbedingten Schmerzformen nützlich sind. Dazu gehören vor allem die Brennessel, Teufelskralle und der Weihrauch.

Operationslagerungen, vor allem nach vaginalen Eingriffen, können zu lokalen schmerzhaften Verspannungen führen. Es wird dann das ABC® Wärme-Pflaster zur lokalen Schmerztherapie verordnet.

Der Heusack wird über schmerzenden Arealen als physikalisch-wärmendes Prinzip angewendet. Außer bei Schmerzen im Bereich des Abdomens werden Heusack-Auflagen (bis zu 3 x tgl.) auch bei schmerzhaften Knochenmetastasen, insbesondere bei Wirbelsäulen-Filialisierungen bei Brustkrebs, als schmerzlindernd empfohlen. Am einfachsten ist die Verwendung eines gebrauchsfertigen Einmal-Sackes (Kneipp® Heupack Herbatherm). Phytobalneologische Anwendungen zur Muskelrelaxation werden insbesondere mit Wacholderöl, Citronellöl, Heublumenöl usw. durchgeführt.

Die **Bewegungstherapie,** vor allem die Krankengymnastik, richtet sich hier in erster Linie gegen therapiebedingte Funktionsdefizite, z. B. Muskelhypotrophie wegen Immobilisation oder Kontrakturen nach Radiatio bzw. Operationen. Lockerungen des pelvisakralen Bandapparates, des Beckenbodens, der Bauchdecken und des urethralen/analen Sphinktertonus sollten muskulär kompensiert werden. At-

mungsgymnastik verringert das Thromboembolierisiko. Ein durch die Krebsbehandlung möglicherweise verändertes Körpergefühl läßt sich mittels Bewegungstherapie positivieren. Ggf. ist das Tragen von Prothesen zu üben. Die **Massage** lockert schmerzhaft verspannte Muskelgruppen. Die manuelle Lymphdrainage mindert Stauungsschmerzen bei lokalen Ödemen.

Durch Verfahren der Verhaltenstherapie, patientenzentrierte Gesprächstherapie, Schmerzbewältigungstraining in Gruppensitzungen und stützende Einzelpsychotherapie oder Krisenintervention erfährt die Patientin **ordnungstherapeutische** Hilfe. Zusätzlich werden körperorientierte übende Verfahren wie die Muskelentspannung nach Jacobson, die Atmungstherapie und das Autogene Training vermittelt. Diese Therapie stellt bei somatoformen Schmerzstörungen die Hauptanwendung dar, da selbst Opiate sich hier ohne Wirkung zeigen. Psychosomatische Zusammenhänge bezüglich des Schmerzgeschehens werden in den therapeutischen Einzelgesprächen angesprochen und geklärt. Hierdurch kommt es besonders im gynäkologischen Bereich häufig zu einer Linderung der Beschwerden, sobald ein Nutzen der Schmerzen für die Beziehung zum Partner aufgedeckt und durch eine bessere Form der Kommunikation ersetzt worden ist.

Durch die Anwendung von Musik im Rahmen einer ganzheitlichen Therapie kann die Schmerzbewertung verändert werden. Dabei hat die Musik eine ausgleichende und entspannende Wirkung und führt darüber zur Neubewertung des Schmerzes mit einer damit einhergehenden Erhöhung der Lebensqualität.

Unter den verschiedenen Gruppentherapien haben wir gute Erfahrungen mit der Bibliotherapie gemacht. Es werden kurze Texte gelesen und besprochen. Dies bildet den Hintergrund für gruppendynamische Prozesse. In den indikationsbezogenen Gruppen bilden krankheitsspezifische

Themen den Mittelpunkt der Gespräche. So sind z. B. spezielle Streß- und Schmerzbewältigungsgruppen für gynäkologische und onkologische Erkrankungen eingerichtet worden.

Tabelle 8-23: Therapiekonzepte in der gynäkologischen Onkologie, bei Komplikationen und Schmerztherapie

Hydro-Thermo-Therapie
- Moorauflagen
- Vaginale Moortamponaden
- Luvos® Heilerde
- Kneippsche Anwendungen (Waschungen, Wickel, Wassertreten)
- Sauna
- Luftsprudelbäder
- Sole-Vaginalspülungen
- Kohlensäurewasser- und -gasbäder

Phytotherapie
- ABC® Wärme-Pflaster
- Kneipp®-Heupack Herbatherm
- Aristochol®
- Iscador®
- Plenosol®
- Helixor®
- Lektinol®
- Legalon®
- Tannolact®
- Arnica®-Kneipp-Salbe
- Echinacin®
- Individuelle Teerezepturen
- Unguentum lymphaticum®
- Digestivum-Hetterich®
- Remifemin®
- Jarsin®
- Tai Ginseng®
- Eleutheroforce®
- Calendumed®

Bewegungstherapie und Massage
- Atmungstherapie
- Krankengymnastik
- Haltungs- und Gangschulung
- Reflexzonenmassagen
- Klassische Massagen
- Bürstungen
- Schlingentischbehandlungen
- Bewegungsbad
- KPE
- Manuelle Lymphdrainage
- Manualtherapie
- Elektrotherapie

Ernährungstherapie
- Vollwertige Grunddiät
- Vitamin- und mineralstoffreiche, kochsalzarme Variante (Lymphödem)
- Keine spezielle Krebstherapie bekannt!

Ordnungstherapie
- Atmungstherapie
- Bibliotherapie
- Autogenes Training
- Progressive Muskelrelaxation nach Jacobson
- Musik-, Kreativtherapie
- Psychotherapie
- Chronobiologisches Regime
- Hautpflege (Lymphödem, Bestrahlungen)
- Krebsnachsorge-Sportgruppen
- Frauenselbsthilfe nach Krebs
- Kosmetikberatung
- Hilfsmittelberatung
- Gesundheitspflege
- Gesundheitsbildung und -beratung

8.2 Schwangerschaft, Geburt und Wochenbett

Bei der Anwendung von klassischen Naturheilverfahren in Schwangerschaft, Geburt und Wochenbett ist die Kenntnis der Möglichkeiten und Grenzen dieser Verfahren unabdingbar.

8.2.1 Schwangerschaft

Physiologische Änderungen im Verlauf einer Schwangerschaft können zu Beschwerden führen und sollten dann primär mit Naturheilverfahren behandelt werden.

Die Auflockerung von Knorpel- und Knochengewebe, Sehnen und Bändern, die Belastung der Bauchmuskulatur durch die verstärkte Lordosehaltung, die venösen Durchblutungsänderungen und die lymphatische Stauneigung, der veränderte Gewebeturgor, Änderung der Kreislauf- und Atmungsfunktion können zu Beschwerden führen und werden mit **Bewegungstherapie und Massagen** behandelt. So lassen sich z. B. die nicht selten auftretenden fehlstatischen Lumbalsyndrome mit vorsichtiger stabilisierender Krankengymnastik, zusammen mit Wärme- oder Kälteanwendungen **hydro-thermo-therapeutisch** behandeln. Klassische Massagen und Lymphdrainagen bei statischen Beschwerden und Beinstauungen ergänzen die Behandlung.

Eine Teilnahme an der Schwangerschaftsgymnastik und am Schwimmen in der Gruppe erfolgt nicht nur aus gymnastischen Erwägungen, sondern dient dem Erfahrungsaustausch durch Gespräche mit anderen Schwangeren.

Die Schwangere bedarf der seelischen Betreuung, besonders im ersten Trimenon.

Auf körperliche und seelische Hygiene ist im Sinne der **Ordnungstherapie** zu achten.

Das Autogene Training, frühzeitig erlernt, erleichtert durch Entspannung der Beckenbodenmuskulatur die Geburt. Es führt zur Verkürzung der Geburtszeit und Schmerzverringerung. Informationen über den Geburtsverlauf führen zur Entspannung, besonders dann, wenn die Frau erlernt, wie sie selbst bei der Geburt helfen kann, damit eine Geburtsbegleitung stattfindet. Belastende Gespräche zu Komplikationsfragen müssen vermieden werden. Geburtsvorbereitende Kurse gehören heute zum Standard.

Der frühzeitige Einsatz der Atmungstherapie hat zweierlei Funktionen: Entspannung und Einüben der Atmung für die bevorstehende Entbindung. Darüber hinaus wird eine Kräftigung der Beckenbodenmuskulatur und, vor allem bei frühzeitigem Beginn, auch der Bauchmuskulatur erzielt. Die Bewegung im Freien unterstützt die maternale und fetale Sauerstoffversorgung.

Aufgrund des Wachstums des Kindes, der Plazenta und des mütterlichen Gewebes (9–18 kg in der Schwangerschaft insgesamt) besteht **ernährungstherapeutisch** ein erhöhter Energiebedarf von ca. 300 kcal/Tag in der 2. Schwangerschaftshälfte und ca. 1000 kcal/Tag in der Stillzeit. Die Hauptmenge sollte durch Kohlenhydrate (etwa 300 g/Tag) wie Vollkornbrot, Obst, Gemüse, Kartoffeln, Vollreis und Vollkornteigwaren abgedeckt werden. Ballaststoffreiche Ernährung mit ausreichender Flüssigkeit ist wichtig. Der Proteinanteil soll ca. 70–80 g/Tag, der Fettanteil höchstens ca. 70 g/Tag betragen.

Es besteht ein erhöhter Bedarf an Kalzium und Magnesium, wobei eine orale Substitution großzügig verabreicht werden sollte.

Bezüglich des Mehrbedarfs an Vitaminen werden Milch, Vollkornprodukte, Hefe, Fisch, Fleisch, Leber und Gemüse empfohlen. Insgesamt sind häufige kleine Mahlzeiten weniger belastend.

❏ **Orthostatische, hypotone und vegetative Dysregulationen.** Die Zunahme des intravaskulären Volumens führt zu einer Zunahme des Herzminutenvolumens. Der periphere Gesamtwiderstand nimmt im Verlauf der Schwangerschaft ab. Schwangerschaftsspezifische Kreislaufregulationsstörungen, wie das Vena-cava-Kompressionssyndrom, können durch die Seitenlagerung vermieden werden. Andere hypotone Kreislaufregulationsstörungen, bedingt durch die organischen und psychischen Anpassungsvorgänge, sowie vegetative Dysregulationen, die für die Schwangere sehr belastend sein können, erfordern den Einsatz von Naturheilverfahren.

Primär werden **hydro-thermo-therapeutisch** Kneippsche Güsse in zunehmender Intensität verordnet. Die Güsse, aber auch Waschungen oder der abendliche wechselwarme Knie-Waden-Guß können zu Hause durchgeführt werden. Nach dem Guß sollen die Beine und Füße nicht abgetrocknet werden. Es ist jedoch darauf zu achten, daß die Zehenzwischenräume abgetrocknet werden, um die Entstehung von Fußpilz zu vermeiden. Weiterhin muß darauf hingewiesen werden, daß die Füße vor dem Guß warm sein sollen. Entsprechende Anschlüsse für den Kneipp-Schlauch im Badewannen- oder Duschbereich werden im Handel angeboten. Unterarmbäder, wenn möglich wechselwarm, können auch von Berufstätigen am Arbeitsplatz 2 xl tgl. und bei Bedarf durchgeführt werden.

Bei habituellem Abort oder Abortus imminens sind wechselwarme Güsse zurückhaltend zu verordnen. Rückenblitzgüsse sind kontraindiziert.

Besonders die **Phytobalneotherapie** steht mit der Verabreichung von Kräuterbädern mit Rosmarin und Fichtennadeln im Vordergrund. Ein kreislaufstabilisierender Tee und der Einsatz von sog. Nervina (= Phytosedativa) können zur inneren Anwendung verordnet werden.

Bewegungstherapeutisch ist eine langsam in der Belastung steigernde Übungstherapie angezeigt. Schwimmen und Atmungstherapie stehen dabei an erster Stelle.

Klassische **Massagen** im Sinne einer „Behandlung" sind angezeigt, wobei den roborierenden Bürstenmassagen der Vorzug zu geben ist.

❏ **Emesis gravidarum** beginnt mit Übelkeit, Brechreiz und Erbrechen in der Frühschwangerschaft und dauert maximal 3–4 Monate. Die Emesis gravidarum kann ambulant mit Naturheilverfahren behandelt werden.

Die **Hyperemesis gravidarum** kann zur Exsikkose, starker Gewichtsabnahme und Ikterus führen und muß somit häufig unter stationären Bedingungen mit Infusionstherapie, mit oder ohne Vitaminzusätze, behandelt werden. Die Infusionstherapie wird so lange fortgesetzt, bis Aceton im Urin nicht mehr nachgewiesen werden kann. Elektrolyte werden entsprechend den Ergebnissen der serumchemischen Befunde hinzugegeben.

Hydro-thermo-therapeutisch sind leichte ableitende Kneippsche Güsse oder Teilbäder täglich zu empfehlen.

In der Schwangerschaft ist auch beim Verabreichen von **Phytotherapeutika** allgemeine Vorsicht geboten.

Eine stark antiemetische Wirkung haben die Pfefferminze, zerstoßener Kalmuswurzelstock und Ingwerprodukte (Zintona®).

Auch im Rahmen der stationären Behandlung kann die Phytotherapie eingesetzt werden. Bei der Hyperemesis gravidarum steht meist eine Hyperazidität im Vordergrund. Zur Behandlung der Magenschleimhautentzündung wird Kamille verwendet. Es empfiehlt sich die Verwendung als Tee.

Bei der Gastritis oder Gastroduodenitis in der Schwangerschaft bietet Leinsamen der Schleimhaut Schutz. Man nimmt 1–2 Eßlöffel gemahlenen Leinsamen auf eine Tasse kaltes Wasser oder Kamillentee und weicht ihn ein. Am nächsten Tag wird dies lauwarm getrunken. Bei schweren Formen der Magenschleimhautentzündung kann auch die Süßholzwurzel als Tee (2 x tgl. 1 Tasse) eingesetzt werden. Bei zusätzlichen Blähungen können Karminativa angewendet werden.

Seitens der **Ernährungstherapie** werden häufigere und kleinere Mahlzeiten empfohlen.

Bei Sodbrennen wird zu einer Prophylaxe mit Magnesium geraten.

Die in der Frühschwangerschaft einsetzende Atmungstherapie kann **ordnungstherapeutisch** wirksam den Symptomen einer Hyperemesis gravidarum entgegenwirken, vor allem durch ihre physisch und psychisch entspannende Wirkung.

❐ **Vorzeitige Wehentätigkeit, drohender Abort und Plazentainsuffizienz** können nur bedingt mit Naturheilverfahren behandelt werden.

Bei mehr oder weniger ausgeprägter uteroplazentarer Unterversorgung des Feten in utero muß eine engmaschige diagnostische Überwachung erfolgen. Die Tokolyse führt neben anderen Maßnahmen zur Steigerung der uterinen Perfusion. Entspannungstechniken wie das Autogene Training und die Atmungstherapie sind additiv einsetzbar.

Die **Hydro-Thermo-Therapie** kann unterstützend verordnet werden. Bei der Plazentainsuffizienz kommen regelmäßige Anwendungen von Kohlensäurewasserbädern und CO_2-Gasbädern im täglichen Wechsel zur Anwendung und sollen die Durchblutung im inneren Genitale und besonders der Plazenta verbessern.

Die organbezogene Wirkung der **Bindegewebsmassage** und die regelmäßige Sport-

und **Bewegungstherapie** sind zu empfehlen.

❐ **Gestosen.** Bei der leichten Gestose haben Naturheilverfahren ihren Platz. Die schwangerschaftsinduzierte Hypertonie, die drohende Eklampsie und die Eklampsie müssen pharmakotherapeutisch und ggf. operativ behandelt werden.

Hinsichtlich der Ätiologie steht neben der genetischen Komponente, dem Magnesiummangel und der immunologischen Inkompatibilität auch das Ungleichgewicht von Eicosanoiden im Vordergrund. Das Wissen um die Störung der Eicosanoid-Produktion im Rahmen der Schwangerschaft spielt hinsichtlich des Verständnisses der Ernährung eine wesentliche Rolle. Schwangere mit Präeklampsie weisen im Gegensatz zu gesunden Schwangeren deutlich erniedrigte Prostaglandin-E_2-Werte (PGE_2) auf. Neuere Untersuchungen konnten zeigen, daß eine gestörte PGE_2-Synthese und die Erhöhung von $PGF_2\alpha$ eine pathophysiologische Ursache für die Entstehung der Präeklampsie darstellen. Die defekte PGE_2-Synthese ist vermutlich ursächlich verantwortlich für die Verringerung der gefäßerweiternden Wirkung und damit auch für die Herabsetzung des antagonistischen Effektes gegenüber dem Angiotensin-Renin-System.

Die Folge dieser Störung ist die Gefäßverengung mit Durchblutungseinschränkung – der Hochdruck. Während die Prostaglandine eine Gefäßerweiterung bewirken und die Thrombozytenaggregation hemmen, verursacht das Thromboxan eine Gefäßverengung und eine Thrombozytenaggregation. Normalerweise befinden sich diese beiden Systeme im Gleichgewicht. Die Thromboxankonzentration ist bei der Gestose in der Plazenta 5–7fach höher als die der Prostaglandine.

Bei der leichten Gestose kommen regelmäßige **hydro- und thermotherapeutische** Anwendungen von Kohlensäurewasserbädern und CO_2-Gasbädern im täg-

lichen Wechsel zur Anwendung. Die Vollbäder sowie auch Gasbäder dienen u. a.
der Ausschwemmung von Ödemen und
der Senkung des Grenzwerthypertonus.
Die Bäder führen u. a. zu einer Vasodilatation und einer besseren Durchblutung im
Bereich der Plazenta und werden täglich
durchgeführt.

Hinsichtlich der **Phytotherapie** ist darauf
hinzuweisen, daß bei der Präeklampsie
weder pflanzliche Diuretika noch pflanzliche Antihypertensiva (Mistel) sinnvoll
sind.

Bei Ödemen erfolgt der Einsatz der manuellen **Lymphdrainage** täglich oder jeden
zweiten Tag (je nach Stauneigung). Leichte
Sport- und **Bewegungsübungen** können
empfohlen werden.

Grundsätzlich ist auf eine ausgeglichene
Ernährung im Sinne der vollwertigen
Grunddiät zu achten. Das Anraten von
Obst-Reis-Tagen sowie einer kochsalz-
armen Kost gilt heute als obsolet, da dabei
eher die Tendenz zu einer unerwünschten
Hämokonzentration besteht.

Das oben beschriebene notwendige
Gleichgewicht der Eicosanoide ist Voraussetzung zum Verständnis des Ernährungs-
einflusses ungesättigter Fettsäuren in der
Schwangerschaft. Dazu liegen nur wenige
Untersuchungen vor. Die Ernährung mit
u. a. Omega-3-Fettsäuren soll das Geburtsgewicht erhöhen und die Frühgeburten-
rate senken. Darüber hinaus soll diese
Ernährung einen verstärkten Einbau von
ungesättigten Fettsäuren in die Erythrozyten bewirken. Die Ergebnisse der vorliegenden Untersuchungen reichen unserer
Meinung nach noch nicht aus, um eine
grundsätzliche Ernährungsumstellung mit
ungesättigten Fettsäuren zu empfehlen.
Kaltwasserfische sollten jedoch weiterhin
auf dem Speiseplan stehen.

Das **Autogene Training** und die Atmungstherapie können durch die entspan-

nende Wirkung zu einer Senkung des Blutdruckes beitragen. Weiterhin kann durch
die Diaphragmaauslenkung im Rahmen
einer Atmungstherapie der venöse und
lymphatische Rückstrom aus den unteren
Extremitäten verbessert werden.

❏ **Kopfschmerzen** können Zeichen eines
drohenden eklamptischen Anfalles sein
und können dann nicht mit Naturheilverfahren behandelt werden.

Kopfschmerzen und Migräne ohne organische Ursache, z. B. bei Wetterfühligkeit
oder Spannungskopfschmerzen, sind mit
Naturheilverfahren zu behandeln. Eine
manifeste Migräne muß jedoch schmerz-
therapeutisch behandelt werden. Naturheilverfahren reichen zur Behandlung
nicht aus.

Hydro-thermo-therapeutisch ist meist
nur längerfristig eine Behandlung sinnvoll.
Ein ableitendes kaltes Armbad kann er-
leichternd wirken.

Phytotherapeutisch kann der warme
Heublumensack im Rücken/Nacken versucht werden. Lokale Einreibungen mit
Pfefferminzöl im Schläfen-, Stirn- oder
Nackenbereich können ohne Risiko vorgenommen werden. Im Sinne der Aromatherapie kann eine Anregung, insbesondere
mit Rosmarinöl, versucht werden.

Bewegungstherapeutisch können Spa-
ziergänge an der frischen Luft oder der
Aufenthalt in einem abgedunkelten Raum
Erleichterung bringen.

Klassische **Massagen** im Nacken- und
Kopfbereich sind vor allem bei Spannungskopfschmerzen hilfreich.

Ernährungstherapeutisch ist auf eine ba-
senreiche Kost und auf das Vermeiden von
Lebensmitteln, die anfallsbegünstigend
wirken können, zu achten.

Die **Ordnungstherapie** muß die Regelung
der Biorhythmen einbeziehen. Auf regel-

mäßigen Stuhlgang ist dabei ebenso zu achten wie auf die Einhaltung des Schlaf-Wach-Rhythmus.

Entspannungsverfahren, die individuell empfohlen werden müssen, sind obligater Bestandteil der Therapie bei Kopfschmerzen und Migräne.

❑ **Zystitis/Urethritis** treten in der Schwangerschaft häufig auf.

Der Harnwegsinfekt zählt zu den häufigsten Krankheitsbildern in der Schwangerschaft (vgl. Kap. 8.1.2 Gynäkologische Urologie).

❑ **Cholestase** kann ebenfalls mit pflanzlichen Stoffen unterstützend behandelt werden. In der Schwangerschaft sind Cholagoga nützlich, die den Gallenfluß in den ableitenden Gallenwegen fördern, in erster Linie durch Förderung der Gallenblasenkontraktion.

Cholagog wirken folgende Pflanzen, die möglichst als Tee oder Saft einzunehmen sind, damit der ausgeprägte Geschmack schon auf die Rezeptoren im Mundbereich wirken kann: Löwenzahn, Schöllkraut, Pfefferminze und u. a. Wermut. Wer Tee nicht selbst rezeptieren möchte, kann Leber-Galle-Tee Kräutertee Nr. 18 von Salus® oder Kneipp® Leber- und Galle-Tee verordnen.

❑ **Grippale Infekte** in der Schwangerschaft und im Wochenbett können mit Naturheilverfahren behandelt werden.

Hydro-thermo-therapeutisch sind bei bestehendem Fieber serielle Ganzwaschungen und kalte Wadenwickel angezeigt. Dabei muß Bettruhe eingehalten werden.

Besteht kein Fieber, können temperaturansteigende Arm- und Fußbäder sowie Kopfdampfbäder erfolgen.

Phytotherapeutisch können hierzu Minzölinhalationen eingesetzt werden, die befreiend auf den verstopften Nasennebenhöhlenbereich wirken. Die fortgeschrittene

Erkältung mit Bronchitis wird mit Mucilaginosa, Expektorantien/Sekretolytika und Antitussiva behandelt. Bei der akuten Bronchitis ziehen wir stets die Teeverabreichung vor, da Flüssigkeit benötigt wird. Als Lutschpastillen eignen sich zur Schleimlösung Isla-Moos-Pastillen®. Zu den pflanzlichen Expektoranzien/Sekretolytika zählen u. a. Thymian, Eukalyptus, Pfefferminz, Fenchel, Anis und Koniferen. In der Schwangerschaft sollte vorsichtshalber ätherisches Öl nicht pur und in größeren Mengen eingenommen werden. Es wird die Verwendung der Drogen als Tee bevorzugt, bei dem keine zu hohen ätherischen Ölmengen zugeführt werden. Als Badezusatz und zur Inhalation können dagegen entsprechende ätherische Öle verwendet werden. Sind die Nasennebenhöhlen besonders betroffen, kann Sinupret® empfohlen werden. Zur Inhalation und zur Akutentlastung raten wir zu Retterspitz® Aerosol Inhalationslösung. Zur äußerlichen Einreibung bieten sich Mischungen mit Eukalyptusöl und Menthol an. Kneipp® Erkältungs-Balsam kann mehrmals täglich, besonders abends, im Brust- und Halsbereich eingerieben werden.

Ernährungstherapeutisch ist die Grunddiät-Vollwertnahrung überwiegend vitaminreich und laktovegetabil auszurichten.

Ordnungstherapeutisch ist darauf hinzuweisen, daß besonders in der Schwangerschaft stets auf warme Füße zu achten ist und zur Prophylaxe roborierende Kneippsche Anwendungen durchgeführt werden sollen. Auf ausreichende Bewegung an der frischen Luft ist zu achten.

❑ **Ischialgiforme Beschwerden** können mit einer Ölkombination aus Eukalyptus, Kiefernadeln, Pfefferminze und Rosmarin äußerlich behandelt werden. Gute Erfahrungen wurden auch mit Eucafluid® und Franzbranntwein® gemacht, der auch für

Umschläge unverdünnt oder 1 : 1 mit Wasser verdünnt anzuwenden ist.

8.2.2
Geburt

Die Geburt ist ein natürlicher Vorgang und bedarf nur bedingt der unterstützenden Therapie, vor allem im Rahmen des Schmerzgeschehens. Im Zentrum der Überlegungen steht der Angst-Spannungs-Kreis nach Read. Das Hauptanliegen des Geburtshelfers ist die rasche Eröffnung des Muttermundes. Alle Maßnahmen der Eröffnungsperiode, die den Angst-Spannungs-Kreis zu unterbrechen helfen, sind hierzu geeignet. Angefangen von der Betreuung der Kreißenden durch Begleitpersonen, durch die Hebamme, die sich Zeit nimmt, sich an das Bett zu setzen und geduldig mit der werdenden Mutter die Wehen zu veratmen, bis hin zu Bädern mit unterschiedlichen Zusätzen und anderen Therapieformen.

In diesem Sinne ist der Einsatz von Naturheilverfahren unter der Geburt zu verstehen.

Unter Geburt bieten sich **hydro-thermotherapeutisch** Vollbäder mit unterschiedlichen Zusätzen an. Dabei kommen nicht nur die Wirkungen der Wasserimmersion zum Tragen, sondern auch eine Unterbrechung des Angst-Spannungs-Kreises. Auch Peloidpackungen, die auf die Lendenwirbelsäule und den Kreuzbeinbereich aufgetragen werden, können Schmerzen in der Eröffnungsperiode lindern.

Phytotherapeutisch eigenen sich in der Eröffnungsperiode Vollbäder mit Pflanzenzusätzen, wie Rosmarinöl zur Anregung. Heublumenbäder oder Heusäcke sind bei Schmerzen unter Geburt angezeigt. Citronellöl- oder Baldrianbäder dienen der Beruhigung. Ein für Wöchnerinnen, jedoch nicht für Schwangere (außer zur Förderung der Geburt) geeignetes Abführmittel ist das Rizinusöl (1–2 Tee- bis Eßlöffel pro Dosis). Die Anwendung erfolgt am besten in heißer Milch, heißem Kaffee oder Tee.

Atmungs- und Entspannungstechniken werden als **ordnungstherapeutische Basistherapie** zur Geburtserleichterung eingesetzt. In der Nachgeburtsperiode kann bei notwendiger manueller Plazentalösung die medikamentöse Analgesie unterstützt, evtl. auch ersetzt werden.

Unter der Geburt ist besonders die Musiktherapie ein Verfahren, das sinnvoll eingesetzt werden kann. Die Möglichkeit, mit Angst und Schmerzen besser umgehen zu können, sollte standardmäßig zur Einführung eines medizinischen Musikprogrammes im Kreißsaal führen.

8.2.3
Wochenbett

Das Wochenbett dauert etwa 6–8 Wochen und ist bestimmt durch Rückbildungsvorgänge, Heilungsprozesse, Laktationsvorgänge und die Wiederaufnahme der Ovarialtätigkeit. Naturheilverfahren können diese Vorgänge in geeigneter Form unterstützen.

Die **Wochenbettgymnastik** verkürzt die Zeit, die der Körper benötigt, um den Zustand vor der Schwangerschaft zu erreichen. Die Mindestzeit der Rückbildung beträgt etwa 12 Wochen. Krankengymnastische Übungen, immer in Kombination mit Atmungstherapie, kräftigen den Körper, korrigieren die Körperhaltung, unterstützen die Rückbildungsvorgänge des Uterus und fördern sowohl die regelmäßige Darmfunktion als auch die Kontraktilität der Blasenmuskulatur. Sie stabilisieren den Kreislauf und tonisieren Beckenboden- und Bauchmuskulatur (Thromboseprophylaxe, Senkungsprophylaxe). Insbesondere durch die Atmungstherapie wird im Wochenbett eine Verminderung des

Residualvolumens und eine Erhöhung der Vitalkapazität erreicht.

In der Stillzeit gelten im wesentlichen dieselben **Ernährungsrichtlinien** wie in der Schwangerschaft. Keine ungezielte Subsitution von Vitaminen und Mineralstoffen! Bei ca. 3000 kcal/Tag sind Milch, Käse, Eier, Obst und Vollkornbrot zur Verhinderung von Mangelerscheinungen anzuraten.

❑ **Schlecht heilende Episiotomiewunden** können **hydro-thermo-therapeutisch** mit Sitzbädern – mit und ohne Zusätze – behandelt werden. Das tägliche Sitzbad sollte nicht länger als 5–10 Minuten dauern. Die Temperatur beträgt 37°C. Voraussetzung ist ein gut durchwärmter Raum, in dem gebadet wird.

Phytotherapeutisch können äußerlich Hamamelis (Posterine®) oder Kamillensalben (Kamillensalbe® Robugen) eingesetzt werden.
  Bäder und Spülungen im Anal- und Genitalbereich nach Episiotomie oder Darmrissen können auch mit Kamillenextrakt behandelt werden. Kamillenextrakte (Kamillenbad Robugen®) werden für Sitzbäder folgendermaßen aufbereitet: 2 Eßlöffel auf 1 l Wasser. Damit wird ein- bis mehrmals täglich ein Sitzbad durchgeführt. Die Narben nach Episiotomie oder Dammriß können weiterhin mit Rotöl® Jukunda eingerieben werden. Bei Entzündungen mit Ödemen können Enzympräparate wie Traumanase forte® innerlich unterstützen.

❑ **Chronisch venöse Insuffizienzen, Phlebitiden und Thrombosen** erfordern in der Schwangerschaft und im Wochenbett besondere therapeutische Aufmerksamkeit.
  Aufgrund einer veränderten Venenstruktur durch Stauung und übersteigerten Dehnbarkeit kann es zum Zusammenbruch der Venenklappen kommen. Bei gleichzeitiger Insuffizienz der umgebenden muskulären Pumpmechanismen bilden sich Varizen. Der verlangsamte Blutfluß führt zu Thrombosen und entzündlichen Veränderungen, ein gesteigerter Druck im Kapillargebiet zum Austritt von Wasser und Elektrolyten ins Gewebe. Folge der beginnenden Varizenbildung ist ein Ödem mit den Symptomen der Müdigkeit, Schmerzen und Schweregefühl in den blutgestauten Gliedmaßen. Durch den verminderten Blutrückfluß können leichte entzündliche Gewebeveränderungen sowie eine Venenthrombose entstehen. Dies führt zu irreversiblen Schäden und zum Verlust von Elastizität und Kontraktilität der Venen. Zur Behandlung der venösen Insuffizienz (Status varicosus, Neigung zu Phlebitis und Thrombose) bieten sich sowohl physikalisch-therapeutische als auch balneologische und phytotherapeutische Maßnahmen an.

Die **Hydro-Thermo-Therapie** (Balneotherapie) ermöglicht eine Vasogymnastik durch kalt-warme Wasseranwendungen in Form von Güssen. Wechselwarme Knie- und Schenkelgüsse (10°–2°C und 36°–38°C) sind neben aufsteigenden Fußbädern von besonderem Nutzen. Zur Behandlung von Hämorrhoiden eignen sich kalte Analduschen.

Phytotherapeutisch hat die Roßkastanie als Kombinationspräparat sowohl diuretische als auch antiphlogistische Effekte (Essaven®, Vasotonin®, Venostasin® retard) in oraler oder lokaler Anwendung.
  Die Roßkastanie kann auch bei Hämorrhoiden eingesetzt werden (Hametum® Zäpfchen). Buchweizentee (Fagorutin®) ist eine mögliche Alternative. Die Roßkastanie wird häufig kombiniert mit Hamamelisrinde, Arnikablüten und Steinkleekraut. Durch diuretisch wirkende Tees kann der Effekt des häufig bestehenden Lokalödems verbessert werden.
  Bei beginnender Phlebitis können lokale Quarkauflagen vorgenommen werden

sowie Auflagen von feuchten Leinenläppchen. Zur äußerlichen Pflege von entzündeten Krampfadern wird Hamamelis (Hamasana®) eingesetzt.

Auch Arnika in Form von Arnica-Kneipp®-Salbe oder -Gel ist zur äußerlichen Anwendung sinnvoll. Die Salbe bzw. das Gel wird morgens und abends auf die Haut aufgetragen und einmassiert. Auch Salbenumschläge können hiermit durchgeführt werden. Arnika scheint dabei nicht nur entzündungshemmend zu wirken, sondern wirkt auch stauungsbedingten Ödemen entgegen.

Ist die Veränderung nach 2 Tagen nicht abgeklungen, sondern besteht Neigung zur Verschlechterung des Krankheitsbildes, so ist eine intensive Therapie mit Antibiotika notwendig.

Immer wieder sollte die Empfehlung gegeben werden, die Beine hochzulagern, so daß die Füße oberhalb der Herzebene zu liegen kommen. Möglichst ist eine linke Körperlage einzuhalten – durch **Bewegung** der Füße und Umhergehen kann der Blutfluß in den Beinvenen durch die Muskelpumpe aktiviert werden. Bei ausgeprägter venöser Insuffizienz empfiehlt sich das Tragen von Kompressionsstrumpfhosen oder mehrfaches tägliches Wickeln der Beine.

❑ **Obstipation** ist im Wochenbett als physiologisch anzusehen. Der Darmtonus ist vermindert, Bauch- und Beckenbodenmuskulatur sind noch erschlafft, der Darm ist bedingt durch die Uterusrückbildung verlagert. Am zweiten postpartalen Tag sollte der erste Stuhlgang erfolgt sein.

Im Wochenbett kann die Gabe von Eisenpräparaten die Obstipationsneigung unterstützen. Abführende Salzlösungen sowie Glyzerineinläufe sollten nicht angewendet werden, da eine Verminderung der Milchsekretion und abnorme Vagusreizungen zu erwarten sind.

In der Schwangerschaft besteht bereits häufig eine Verstopfung, die sich dann im Wochenbett fortsetzt. Der verminderte Tonus und die verminderte Motilität der Muskulatur bereits in der Schwangerschaft sowie die erhöhte Aldosteron- und Angiotensinbildung führen zu erhöhter Natriumrückresorption und entziehen dem Darm zusätzlich Flüssigkeit.

Die Obstipation ist **hydro-thermo-therapeutisch** unterstützend behandelbar.

Warme Moor- oder Fangoapplikationen auf das Abdomen können im Wochenbett nur mit Vorsicht, in der Schwangerschaft nicht appliziert werden. Wechselsitzbäder, Teilgüsse und die abendliche Teilwaschung sind angezeigt

In der **Phytotherapie** werden Ballaststoffe wie Leinsamen (1–3 Eßlöffel Leinsamen/Tag; am besten unmittelbar vor Einnahme frisch gemahlen oder zerstoßen – wird schnell ranzig) oder die noch wirksameren Quellmittel wie Agar, Apfelpektin und Flohsamenschalen bevorzugt eingesetzt.

Agar-Agar, die Japanische Algengelatine, wird teelöffelweise oder als Gelatine eingesetzt. Flohsamenschalen, z. B. Kneipp® Abführ Herbagran Granulat-Psyllium, oder Apfelpektim, sind angenehm schmeckende Präparate.

Sennesblätter können evtl. unter strenger Indikationsstellung außerhalb des 1. Trimenons eingesetzt werden, jedoch nur, wenn andere Maßnahmen nicht wirken. (Ein bekanntes Fertigpräparat ist Agiolax®, bei dem Sennesblätterextrakt in Kombination mit Flohsamenschalen vorliegt.)

Die **Bewegungstherapie** erfolgt im Rahmen der Wochenbettgymnastik und sollte durch eine Atmungstherapie ergänzt werden. Viel Bewegung ist angezeigt.

Die Kolonbehandlung und **Bindegewebsmassagen** werden verordnet.

Ernährungstherapeutisch wird eine Variante der vollwertigen Grunddiät verordnet. Entlastungsdiäten, z. B. nach F. X. Mayr, sind im Wochenbett kontraindiziert. Eine Obstipationsneigung kann mit ballaststoffreicher Kost wie Obst, Gemüse, Vollkornbrot, Dörrfrüchten sowie reichlicher Flüssigkeitszufuhr gebessert werden. Zusätzlich ist eine Magnesiumzufuhr günstig.

Es ist darauf zu achten, daß Fruchtsäfte nicht pur getrunken werden, da die Säuren die Darmwände reizen und bei stillenden Wöchnerinnen die Säuglinge wund werden können.

❒ **Mastitis puerperalis** tritt im Wochenbett besonders bei stillenden Wöchnerinnen auf.

Die Infektion durch den Staphylococcus aureus haemolyticus (> 90%) führt in den meisten Fällen über den Lymphweg zur Symptomentrias mit Schmerzen, Fieber und Rötung der Brust. Naturheilverfahren können beim Vollbild der Mastitis puerperalis nur bedingt zum Einsatz kommen. Die Brust wird ruhiggestellt, und es erfolgen Kälteanwendungen, wie kalte Alkoholumschläge oder Eisblase. Ggf. müssen pharmakotherapeutische oder operative Maßnahmen ergriffen werden.

Phytotherapeutisch kann eine zu hohe Milchproduktion mit Salbeitee behandelt werden. Es sollten über den Tag verteilt bis zu 3 Tassen Salbeitee getrunken werden. Entweder kommen Salbeiblätter allein oder in einer Teemischung zur Anwendung. In dieser sind neben Salbeiblättern häufig Walnußblätter und Fruchtzapfen des Hopfens enthalten. Für beide Anwendungsmöglichkeiten gilt als Dosierung: 2 Teelöffel auf 1 Tasse Wasser, heiß überbrühen und 10 Minuten ziehen lassen. Dabei kommt es nicht etwa, wie häufig befürchtet, zum Versiegen der Milch, sondern nur zu einer Reduktion.

Zur weiteren Behandlung eignen sich Zinnkrautabkochung, der Einsatz von Kamille und Johanniskraut. Das adstringierend wirkende Zinnkraut hilft insbesondere, wenn zusätzlich Fissuren oder Rhagaden an der Brust bestehen. Eine entzündete Brustwarze kann mit Ringelblumensalbe behandelt oder durch mehrmals tägliches Betupfen mit Johanniskrautöl gepflegt werden.

❒ **Depressive Verstimmungen** können mit Naturheilverfahren sinnvoll therapeutisch unterstützt werden. **Wochenbettpsychosen** stellen keine Indikation für den Einsatz von Naturheilverfahren dar (vgl. 8.1.6).

Hydro-thermo-therapeutisch finden CO_2-Gasbäder vornehmlich Anwendung. Sie wirken relaxierend, ausschwemmend und bewirken eine vegetative Regulierung.

Kneippsche Anwendungen eignen sich zur Besserung der Stimmung in den sog. Heultagen des Wochenbettes und zur Behandlung bei übermäßigem Schwitzen, bei Schlafstörungen und sonstigen vegetativen Symptomen.

Harmonisierende tänzerische **Gymnastik** sowie die Terraintherapie bieten sich als begleitende Maßnahmen an.

Die **Ordnungstherapie** richtet sich auf die psychische Verfassung und Wiederherstellung der inneren Ordnung nach der Geburt. Die Erschöpfung führt häufig zu Verstimmungszuständen. Aufklärende Gespräche durch den Arzt, die Zuwendung des Partners und das Zusammensein mit dem Kind lassen diese Zeit erträglich werden. Entspannungstechniken wie die Atmungstherapie oder das Autogene Training können wesentlich zur Stabilisierung des seelischen Zustandes der Patientin beitragen.

Ordnungstherapeutisches Regime dient der Herstellung eines psycho-physischen gelösten Zustandes und der Schulung der Körperwahrnehmung durch Atmungstherapie mit dem Ziel der psychischen Stabilisierung und Stimmungsaufhellung.

Tabelle 8-24: Therapiekonzepte bei Schwangerschaft, Geburt und Wochenbett

Hydro-Thermo-Therapie
- Kneippsche Anwendungen (Ganzwaschungen, Wadenwickel, Güsse)
- Peloidauflagen
- Kohlensäurewasser- und -gasbäder
- Teilbäder
- Sitzbäder
- Quarkauflagen
- Heliotherapie
- Freiluftliegekuren
- Spülungen

Phytotherapie
- Zintona®
- Individuelle Teerezepturen
- Venostasin®
- Fagorutin®
- Arnica-Kneipp®-Salbe
- Salus® Leber-Galle Tee
- Isla-Moos Pastillen®
- Kneipp® Erkältungs-Balsam
- Agiolax®
- Kneipp® Abführ Herbagram Granulat-Psyllium
- Quellmittel
- Eucafluid®
- Traumanase forte®
- Echinacin®
- Leber-Galle-Tee Kräutertee Nr. 18 von Salus®
- Kneipp® Leber- und Galle-Tee
- Sinupret®
- Retterspitz® Aerosol
- Rotöl®
- Agnolyt®

- Posterin®
- Kamillenbad Robugen®
- Kamillensalbe Robugen®
- Franzbranntwein®
- Rizinusöl
- Essaven®
- Vasotonin®
- Venostasin® ret.
- Hametum®
- Hamasana®
- Zinnkrautabkochungen

Bewegungstherapie und Massage
- Terraintherapie
- Atmungstherapie
- Schwimmen
- Bürstungen
- Leichte Gymnastik (Schwangerschafts- und Wochenbettgymnastik)
- Bewegungstherapie im Freien
- Lymphdrainagen (Gestose)
- Klassische Massagen
- Bindegewebsmassagen
- Musiktherapie

Ernährungstherapie
- Vollwertige Grunddiät
- Ballaststoffreiche Ernährung mit Kohlenhydratzufuhr
- Ausreichende Flüssigkeitszufuhr
- Kalzium-, magnesium-, vitaminreiche Ernährung
- Zwischenmahlzeiten

Ordnungstherapie
- Entspannungsverfahren
- Beinhochlagerung
- Spaziergänge
- Auf warme Füße achten
- Gesundheitsbildung und -beratung
- Schwangerschaftsvorsorge

Literaturverzeichnis

Kapitel 1

[1] ABELE, J.: Propädeutik der Humoralpathologie. Karl F. Haug, Heidelberg 1992
[2] ANEMUELLER, H.: Das Grunddiät-System. Leitfaden der Ernährungstherapie. 4. Aufl., Hippokrates, Stuttgart 1993
[3] Ärztezeitung 15.09.1995
[4] ASCHNER, B.: Technik der Konstitutionstherapie. 6. Aufl., Karl F. Haug, Heidelberg 1984
[5] BAATZ, H, J. DIETRICH: Spezielle Balneo- und Klimatotherapie der Frauenkrankheiten. In: GUTENBRUNNER, Chr., G. HILDEBRANDT: Handbuch der Balneologie und medizinischen Klimatologie. Springer, Berlin 1997
[6] BECKMANN, G., RÜFFER, A., SONNENSCHEIN, B.: Wiederaufforstung – Symbioselenkung – Substitution der Darmflora. Naturheilpraxis **5** (1997) 780–785
[7] BEER, A.-M., C. GOECKE: Kneipp-Therapie in der Rehabilitation und Heilung gynäkologischer Erkrankungen. I.S.M.H. Verlag, Geretsried 1997
[8] Deutsches Ärzteblatt **94**, Heft 39, 26. September (1997) 13
[9] DIETRICH, J.: Endokrinologische Veränderungen nach Moortherapie. Health Resort Medicine. I.S.M.H. Verlag, Geretsried 1995
[10] DOSCH, P.: Lehrbuch der Neuraltherapie nach Huneke. 14.Aufl., Karl F. Haug, Heidelberg 1995
[11] GOECKE, H.: Über Erfahrungen mit der Neuraltherapie in der Gynäkologie und Geburtshilfe. Hippokrates, Stuttgart **33** (1962) 153–156
[12] HENTSCHEL, H.-D.: Naturheilverfahren in der ärztlichen Praxis. 2. Aufl., Deutscher Ärzte-Verlag, Köln 1996
[13] KLEIN, H.O.: Die Vitamine in der Geburtshilfe und Gynäkologie. In: KÜHNAU, J., WENDT, H. (Hrsg): Grundlagen und Ergebnisse der Vitamintherapie in Einzeldarstellungen. Hippokrates, Marquardt & Cie, Stuttgart 1944
[14] KRAUSS, H.: Anstehende Fragen und Regelungen im wiedervereinten Deutschland. Ärztezeitschr. f. Naturheilverf. **31** (1990) 11
[15] PISCHINGER, A.: Das System der Grundregulation. 7. Aufl., Karl F. Haug, Heidelberg 1989
[16] Psychrembel Klinisches Wörterbuch, 61. bis 84. und 256. Aufl., de Gryter, Berlin 1944, 1989
[17] ROTHSCHUH, K.E.: Prinzipien der Medizin. Urban & Schwarzenberg, München 1965
[18] SCHMIDT-SCHÖNBEIN, H.: Exempla Hämorheologica. Das strömende Blut. Albert Roussel Pharma 1980
[19] SCHRÖPS, W.: Neuraltherapie. Ärzte Ztg. 22. 11. (1988) 15
[20] Die zitierte Begutachtungsanleitung wurde auf Empfehlung des Vorstandes des MDS vom Beschlußgremium nach § 213 SGB V am 29. Mai 1995 als Richtlinie nach § 282 Satz 3 SGB V beschlossen.

Kapitel 2

[1] ARTNER, J: Die vegetative Rhythmik der geschlechtsreifen Frau und ihre Störungen. 2 Aufl., Facultas, Wien (1972) 61–65
[2] BEER, A.-M., R. KOVARIK: Vaginale Moortherapie bei gynäkologischen Erkrankungen. Erfahrungsheilkunde Acta medica empirica, Haug (1995) 540–544
[3] BEER, A.-M., E. TUSCHEN: Permeation von Torfinhaltsstoffen durch die Haut. Heilbad und Kurort **10** (1990) 316–317
[4] BEER, A.-M., G. GRUSS, K. MOTTAGHY: Zur Wirksamkeit der geschlossenen CO_2-Gasbehandlung. Thieme, Stuttgart, Phys Rehab Kur Med (1994) 44–48
[5] BEER, A.-M., R. KOVARIK, M. MÜNSTERMANN: Vaginale Moortherapie bei chronischer Salpingitis. Thieme, Stuttgart, Phys Rehab Kur Med **4** (1994) 110–112
[6] BEER, A.-M., J. LUKANOV: Peat-Extract Effects on the Activity of Smooth-Muscle Fibre Stripes of the Guinea Pig Stomach. Forsch Komplementärmedizin **3** (1996) 313
[7] BRÜGGEMANN, W.: Kneipp-Therapie. Springer, Berlin 1986
[8] DIETRICH, J.: Endokrinologische Veränderungen nach Moortherapie. In: PRATZEL, H.G. (ed): Health Resort Medicine. Weltkongreß der International Society of Medical Hydrology and Climatology (I.S.M.H) Bad Wörishofen, Geretsried 1995
[9] FLAIG, W., C. GOECKE, W. KAUFFELS: Moortherapie – Grundlagen und Anwendungen. Ueberreuter, Wien 1988
[10] GOECKE, C., R. KOVARIK: Frauenheilkunde. In: SCHNEIDER J., GOECKE C. u. ZYSNO E. (ed): Praxis der gynäkologischen Balneo- und Physiotherapie. Hippokrates, Stuttgart 1988

[11] GRUBER, R., M. PENZ, P. BIEGER: Immunologie der Abhärtungsreaktion nach Hydrotherapie – Sofortreaktion nach einmaligem Kaltreiz. Thieme, Stuttgart, Phys Rehab Kur Med **6** (1996) 72–79

[12] HOSEMANN, H.: Der Östrogengehalt der organischen Badetorfe und dessen therapeutische Bedeutung. Archiv physik. Therapie **12** (1960) 471–482

[13] KAUFFELS, W.: Untersuchungen über die Wirkung von Moorinhaltsstoffen („Huminstoffe") auf die Kontraktilität der Tubenmuskulatur. Eine Invitro-Studie an menschlichen Eileitern. Dissertationsschrift, Med. Fak. Univ. Hannover 1990

[14] KLEINSCHMIDT, J.G., J.TH. KLEINSCHMIDT, R. ERDL, L. BRUNNER: Wärmetherapie mit Peloiden. Z. Phys. Med. Baln. Med. Klim. **14** (1985) 365–373

[15] KLÖCKING, R.: Huminstoffe als Hautschutzfaktoren, membranprotektive HS-Eigenschaften. 10. Neydhartinger Rundtischgespräch 1996

[16] LOSCHEN, G.: Beeinflussung der Arachidonsäurekaskade durch pflanzliche Inhaltsstoffe und Torfbestandteile. Referat auf der 33. Tagung des Arbeitskreises „Gynäkologische Balneotherapie", Bad Waldsee 1989

[17] NAGLITSCH, F.: Antibakterielle Wirkung und Wiederverwendung von Badetorfen. Z. Physiother. **35** (1983) 39–44

[18] NAUCKE, W.: Unterschiede zwischen Hochmoor- und Niedermoortorfen sowie Charakterisierung der einzelnen Fraktionen. In: FLAIG W., C. GOECKE, W. KAUFFELS (ed): Moortherapie. UeberreuterWissenschaft, Wien 1988

[19] PRATZEL, H.: Aufnahme, Abgabe und Stoffwechsel von CO_2 beim Kohlensäurebad. Z. Phys. Med. Baln. Med. Klim. (Sonderheft 2) **13** (1984) 25–32

[20] QUENTIN, K.E., W. SCHNIZER: Balneotherapie mit Peloiden. Wiss. Reihe des Deutschen Bäderverbandes, Bonn 1986

[21] RATZKE, D.: Versuche über intermediäre Wirkungen von Bademoor. Inaug. Dissertationsschrift, Tierärztliche Hochschule Hannover 1984

[22] RIEDE, N., C. GOECKE: Biochemische Wirkungen von Mooranwendungen. Vortrag, Kongreß der Deutschen Gesellschaft für Gynäkologie und Geburtshilfe, Berlin 1992

[23] SCHNIZER, W.: Das Bad – ein interessantes Modell zum Studium der Regulation von Blutvolumen und Salz-Wasser-Haushalt am Beispiel des atrialen natriuretischen Faktors (ANF). Z. Phys. Med. Baln. Med. Klim. **18** (1988) 123–128

[24] SCHULTZ, H.: Die viruzide Wirkung der Huminsäuren in Torfmull auf das Virus der Maul- und Klauenseuche. Dtsch. Tierärztl. Wochensch. **63** (1962) 613–616

[25] SCHUH, A.: Angewandte medizinische Klimatologie. Sonntag Verlag, Stuttgart 1995

[26] Sturm, R.: Beeinflussung der Arteria-Uterina-Durchblutung durch balneologische Maßnahmen. In: FLAIG. W., C. GOECKE, W. KAUFFELS (ed): Ueberreuter, Wien 1988

[27] TUSCHEN, E.: Permeation von Moorinhaltsstoffen durch die Haut und deren biologische Wirkung auf die glatte Muskulatur. Dissertation, Med. Fak., Julius-Maximilians-Universität Würzburg 1994

[28] ZIECHMANN, W.: Huminstoffe. Verlag Chemie, Weinheim 1980

[29] ZIECHMANN, W.: Torfinhaltsstoffe, Aufbereitung des Badetorfs und biochemische Wirkungen. In: SCHNEIDER, J., C. GOECKE, E.A. ZYSNO (ed.): Praxis der gynäkologischen Balneo- und Physiotherapie. Hippokrates, Stuttgart 1988

Kapitel 3

[1] BEER, A.-M.: Cimicifuga racemosa (Traubensilberkerze, Wanzenkraut). In: BÜHRING, M., F.H. KEMPER: Naturheilverfahren und unkonventionelle medizinische Richtungen. Springer LoseblattSysteme, 7, 1997

[2] BEER, A.-M. et al.: Gynäkologische Krebsnachsorge (In Vorbereitung)

[3] BEUSCHER, N.: Cimicifuga racemosa – Die Traubensilberkerze, Portrait einer Arzneipflanze. Zeitschrift für Phytotherapie **16** (1995) 301–310

[4] BEUTH, J., H. L. KO, L. TUNGGAL, G. BUSS, J. JELJASZEWICZ, G. PULVERER: Immunaktive Wirkung von Mistellektin (ML) – 1. in Abhängigkeit der Dosierung. Arzneim.-Forsch./Drug Res. **44** (II) (1994) 1255–1258

[5] GABIUS, S., K. KAISER, H.-J. GABIUS: Analytische, immunologische und tierexperimentelle Voraussetzungen für die klinische Prüfung der auf Lektingehalt standardisierten Misteltherapie. Dtsch. Zschr. Onkol. **23** (1991) 113–119

[6] LOEW, D.: Vitex agnus castus L. (Keuschlamm, Mönchspfeffer). In: BÜHRING, M., F.H. KEMPER: Naturheilverfahren und unkonventionelle medizinische Richtungen. Springer LoseblattSysteme, 11, 1996

[7] UEHLEKE, B.: Phytobalneologie. Zeitschrift für Phytotherapie, Hippokrates Stuttgart, 17 (1996) 26–43

[8] WEISS, R. F.: Lehrbuch der Phytotherapie. 7. Aufl., Hippokrates, Stuttgart 1991

Kapitel 4

[1] ASDONK, J., C. BARTETZKO-ASDONK: Diagnostik und Richtlinien zur physikalischen Therapie beim postmastektomisch, chronisch progredienten Armlymphödem. Lymphol, Schattauer, Stuttgart **4**, 2 (1980) 51–66

[2] BLUM, B.: Die atmungsaktive Massage. Physikalische Therapie **6** (1987) 10–12

[3] BUCK, M., D. BECKERS, S.S. ADLER: PNF in der Praxis. Springer, Berlin 1996

[4] BRUNKOW, R.: Stemmführung nach R. Brunkow. Ferdinand Enke, Stuttgart 1987

[5] DSThB (Deutscher Sporttherapeutenbund): Definition zur Bewegungs- und Sporttherapie. Herz Sport & Gesundheit **3**, 1 (1986) 56

[6] DICKE, E.: Meine Bindegewebsmassage. 4. Aufl., Hippokrates, Stuttgart 1962

[7] DOGS, C.P., M. KERN: Massage und Psychosomatik. Physikalische Therapie **18**, 6 (1997) 342–344

[8] ENDERLEIN, K.: Bindegewebsmassage. Physikalische Therapie **10** (1986) 578–586

[9] FELDENKRAIS, M.: Bewußtsein durch Bewegung. Suhrkamp, Frankfurt a.M. 1977

[10] FÖLDI, M.: Das chronische Gliedmaßen Lymphödem. Urologe B, Springer, **31** (1991) 66–67

[11] FÖLDI, M.: Lymphödem, Phlebödem, zyklisch idiopathisches Ödem und Kombinationsformen. Z. Allg. Med. Hippokrates, Stuttgart **66** (1990) 149–155

[12] GÜTHLIN, C., H. WALACH: Berührung als Therapie – über den neuen Wert der Massage. Physikalische Therapie **18**, 1 (1997) 9–12

[13] HELMRICH H.E.: Die Bindegewebsmassage. 4. Aufl., Karl F. Haug, Heidelberg 1985

[14] HENTSCHEL, H.-D.: Bei welchen Erkrankungen sind Massagen medizinisch erforderlich? Physikalische Therapie **16** (1995) 424–426

[15] HERPERTZ, U.: Armödeme. Nur die Kompressionstherapie garantiert den dauerhaften Behandlungserfolg. Verlag Perfusion, Nürnberg **12** (1996) 440–445

[16] HERMANN, U., W. AUDRETSCH: Praxis der Brust-Operationen. Springer, Berlin 1996

[17] KNAUT, K., B. REIMERS, R. HUHN: Physiotherapeutisches Rezeptierbuch. 5. Aufl., Verlag Gesundheit GmbH Berlin Steinkopf Verlag, Darmstadt 1991

[18] KUHNKE, E.: Möglichkeiten und Erfordernisse jeder Lymphödem-Therapie. Lymphol, Schattauer, Stuttgart **7**, 1 (1983) 33–37

[19] LÖTZERICH, H., C. PETERS: Krebs und Sport – Einfluß eines moderaten Ausdauertrainings auf Psyche und Immunsystem. Sport und Buch. Strauß, Köln 1997

[20] MARNITZ, H.: Ungenutzte Wege der manuellen Behandlung. 2. Aufl., Karl F. Haug, Heidelberg 1978

[21] MARQUARDT, H.: Reflexzonenarbeit am Fuß. 3. Aufl., Karl F. Haug, Heidelberg 1976

[22] OLDHAFER, M.: Physiotherapie in der Gynäkologie und Geburtshilfe. Physikalische Therapie **18**, 7 (1997) 404–409

[23] REICHEL, H.S.: Indikationen für Bewegungstherapie/Krankengymnastik. Praxis-Ratgeber. So hilft die Physikalische Therapie. Gesundheits Dialog GmbH, Oberhaching (1993) 17–22

[24] RULFFS, W.: Massage. In: SCHMIDT, K.L., H. DREXEL, K.A. JOCHHEIM (Hrsg.): Lehrbuch der physikalischen Medizin und Rehabilitation. Gustav Fischer, Stuttgart 1995

[25] SCHÜLE, K.: Sport und Bewegungstherapie als psychosoziale Unterstützung bei Mammakarzinom-Patienten. In: MUTHHY, F.A., G. HAAG (Hrsg.): Onkologie im psychosozialen Kontext: Spektrum psychologischer Forschung, zentrale Ergebnisse und klinische Bedeutung. Asanger, Heidelberg 1993

[26] UHLENBRUCK, G.: Sporttreiben nach einer Krebserkrankung aus medizinischer Sicht – Gegenindikation für das Sporttreiben. In: Landessportbund Nordrhein-Westfalen e.V. (Hrsg.): Bewegung und Sport in der Krebsnachsorge. Duisburg 1997

Kapitel 5

[1] ANEMUELLER, H.: Das Grunddiät-System. Leitfaden der Ernährungstherapie. 4. Aufl., Hippokrates, Stuttgart 1993

Kapitel 6

[1] BEER, A.-M.: Sauerstoffaufnahmeuntersuchungen unter Rheologischen Bedingungen bei Schwangeren und Neugeborenen. Dissertation, RWTH Aachen 1991

[2] BRÜNE, L.: Reflektorische Atemtherapie. 3. Aufl., Thieme, Stuttgart 1994

[3] DERBOLOWSKY, U., R. DERBOLOWSKY: Atem ist Leben. Jungfermann, Paderborn 1996

[4] DICK-READ, G.: Mutterwerden ohne Schmerz. Hoffmann und Campe, Hamburg 1981

[5] EDEL, H., K. KNAUTH: Atemtherapie. 5. Aufl., Ullstein-Mosby-Verlag 1993

[6] FUCHS, M.: Funktionelle Entspannung. 4. Aufl., Hippokrates, Heidelberg 1989

[7] GOECKE, C.: Die Reizung der vorderen Bauchdeckennerven – Ibrahim-Syndrom. Zentralblatt für Gynäkologie, Johann Ambrosius Barth (1992)

[8] HERRMANN, U., W. AUDRETSCH: Praxis der Brustoperationen. Springer 1996

[9] KLEIN-VOGELBACH, S.: Ballgymnastik zur funktionellen Bewegungslehre, 3. Aufl., Springer 1990

[10] LEHNERT-SCHROTH, Ch.: Dreidimensionale Skoliosebehandlung. 3. Aufl., Fischer, Stuttgart 1986

[11] MIDDENDORF, I.: Der Erfahrbare Atem. 8. Aufl., Jungfermann, Paderborn 1995

[12] MINKER, M.: Naturheilkunde. dtv, München 1995

[13] MOTTAGHY, K., J. CREMER, J.P. PESCARMONA: Rheooxymetrie – ein neues Verfahren zur Bestimmung der O_2-Transporteigenschaften der Erythrozyten unter Scherbedingungen. In: STRAUER, EHRLY, LESCHKE (Hrsg.): Fortschritte in der kardiovaskulären Hämorheologie. Münchner Wissenschaftliche Publikationen 1987

[14] PAROW, J.: Funktionelle Atmungstherapie. 5. Aufl., Haug 1980

[15] SCHAARSCHUCH, A.: Der atmende Mensch. 5. Aufl., Turm 1979

[16] SCHMITT, J. L.: Atemheilkunst. 7. Aufl., Humata Harold S. Blume 1984

[17] WOLF, K.: Integrale Atemschulung. 5. Aufl., Humata Harold S. Blume 1983

Kapitel 7

[1] BAATZ, H., J. DIETRICH: Gynäkologische Erkrankungen. In: GUTENBRUNNER, Chr., G. HILDEBRANDT (Hrsg.): Handbuch der Balneologie und medizinischen Klimatologie. Springer, Berlin 1998

[2] BEER, A.-M.: Balneotherapie. In: Die naturheilkundliche Behandlung der Wechseljahre und des klimakterischen Syndroms. In: BÜHRING, M., F.H. KEMPER (Hrsg.): Naturheilverfahren und unkonventionelle medizinische Richtungen. Springer LoseblattSysteme (1998) 97.02

[3] BEER, A.-M., H.-J. HERZOG: Psychosoziale Aspekte zur Gynäkologischen Rehabilitation. Vortrag und Abstract auf dem 7. Rehabilitationswissenschaftlichen Kolloquium Hamburg, März 1997

[4] BRÜGGEMANN, W.: Ordnungstherapie im Sinne einer Lebensordnung. In: BRÜGGEMANN, W. (Hrsg.): Kneipp-Therapie. 2. Aufl., Springer, Berlin 1980

[5] DERBOLOWSKY, U., J. DERBOLOWSKY: Wer mich nicht liebt, ist selber Schuld. Junfermann, Paderborn 1995

[6] DERBOLOWSKY, U.: Kränkung, Krankheit und Heilung. 3. Aufl., Neuromed. Verlag, Hersfeld 1996

[7] CHERTOK, I., D. LANGEN: Psychosomatik der Geburtshilfe. Hippokrates, Stuttgart 1968

[8] GRODDECK, G.: Das Buch vom Es. Internationaler Psychoanalytischer Verlag, Wien 1923

[9] GUTENBRUNNER, CHR.: Chronobiologie. In: SCHIMMEL, K.-Chr. (Hrsg.): Lehrbuch der Naturheilverfahren. Hippokrates, Stuttgart 1990

[10] HEINZ, M.: Kinder- und Jugendgynäkologie in Sprechstunde und Klinik. Deutscher Ärzte-Verlag, Köln 1994

[11] HENTSCHEL, H.-D.: Naturheilverfahren in der ärztlichen Praxis. 2. Aufl., Deutscher Ärzte-Verlag, Köln 1996

[12] HILARION, P., I. ORTH (Hrsg.): Die neuen Kreativitätstherapien, Handbuch der Kunsttherapie. Jungfermann, Paderborn 1990

[13] HILDEBRANDT, G.: Chronobiologische Grundlagen der Ordnungstherapie. In: BRÜGGEMANN, W. (Hrsg.): Kneipp-Therapie. 2. Aufl., Springer Berlin 1980

[14] HILDEBRANDT, G.: Allgemeine Grundlagen der Physikalischen Medizin und Kurortbehandlung. In: SCHNEIDER, J., C. GOECKE u. E.A. ZYSNO (Hrsg.): Praxis der gynäkologischen Balneo- und Physiotherapie. Hippokrates, Stuttgart 1988

[15] HILDEBRANDT, G.: Therapeutische Physiologie. In: GUTENBRUNNER, Chr., G. HILDEBRANDT (Hrsg.): Handbuch der Balneologie und medizinischen Klimatologie. Springer, Berlin 1998

[16] KAPPAUF, H., W. M. GALLMEIER: Nach der Diagnose Krebs – Leben ist eine Alternative. Hrsg. Deutsche Krebshilfe. 4. Aufl., Herder, Freiburg 1997

[17] KEMPER, J.: Sexualtherapeutische Praxis. Pfeiffer, München Reihe Leben lernen **84** (1992)

[18] KICKBUSCH, I.: Betroffenheit und Beteiligung. Ein soziales Konzept der Gesundheitserziehung. In: Internationales Journal für Gesundheitserziehung. Suppl. Vol. XXIV, 4. Okt.-Dez. (1981)

[19] LAURITZEN, Ch.: Altersgynäkologie: die ältere Frau in der gynäkologischen Praxis; Prävention, Therapie, Beratung. Thieme, Stuttgart 1997

[20] LE SHAN, L.: Diagnose Krebs. Klett-Cotta, Stuttgart 1993

[21] RICHTER, H.-E.: Umgang mit Angst. 1. Aufl., Hoffmann und Campe, Hamburg 1992

[22] SCHUH, A.: Angewandte medizinische Klimatologie. Sonntag Verlag, Stuttgart 1995

[23] WEIERS, H., R. HAASE, W. SCHULZE: Harmonik als Therapiegrundlage. In: Dokumentation der besonderen Therapierichtungen und natürlichen Heilwesen in Europa. Forschungsinstitut Freie Berufe. Im Auftr. des Niedersächsischen Ministeriums für Wirtschaft, Technologie und Verkehr. Essen, VGM-Verlag, Band II, 547–567.

Sachverzeichnis

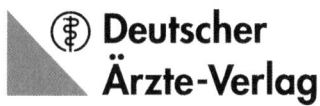